全生命周期健康管理丛书

总 主 编　樊金荣
副总主编　赵绵松　梁建涛

从容变老

主编
樊金荣　曾亚军　张　涛

科学技术文献出版社
SCIENTIFIC AND TECHNICAL DOCUMENTATION PRESS

·北京·

图书在版编目（CIP）数据

从容变老 / 樊金荣，曾亚军，张涛主编. —北京：科学技术文献出版社，2024.1
（全生命周期健康管理丛书 / 樊金荣总主编）
ISBN 978-7-5235-0889-3

Ⅰ. ①从…　Ⅱ. ①樊…　②曾…　③张…　Ⅲ. ①老年病学—研究　Ⅳ. ① R592

中国国家版本馆 CIP 数据核字（2023）第 206345 号

从容变老

策划编辑：王黛君　　责任编辑：吕海茹　　责任校对：张　微　　责任出版：张志平

出　版　者　科学技术文献出版社
地　　　址　北京市复兴路15号　邮编 100038
编　务　部　（010）58882938，58882087（传真）
发　行　部　（010）58882905，58882870
邮　购　部　（010）58882873
官 方 网 址　www.stdp.com.cn
发　行　者　科学技术文献出版社发行　全国各地新华书店经销
印　刷　者　北京地大彩印有限公司
版　　　次　2024 年 1 月第 1 版　2024 年 1 月第 1 次印刷
开　　　本　710×1000　1/16
字　　　数　307千
印　　　张　19
书　　　号　ISBN 978-7-5235-0889-3
定　　　价　49.80元

丛书编委会

总 主 编　樊金荣

副总主编　赵绵松　梁建涛

本书编委会

主　　审　柳凤亭

主　　编　樊金荣　曾亚军　张　涛

副 主 编　张维全　白亮东　李向东　马　莉

编　　委（按姓氏拼音排序）

白俊峰　曹春梅　陈　芳　程雪美　董争艳　樊　艳

郭家拯　郭廷栋　韩雪梅　侯聪明　贾　琼　晋年蕊

李　虹　李　惠　李　霞　李文倩　李秀娟　李志龙

梁裕萍　刘　萍　刘　艳　刘爱国　刘云涛　罗孝斌

吕林英　马　凯　马俊美　司慧斌　杨素娟　张瑞杰

支宗耀

前　言

　　"十三五"期间国家提出了《"健康中国2030"规划纲要》以及健康中国战略，旨在推进健康中国建设，提高人民健康水平。习近平总书记说"人民的幸福生活，一个最重要的指标就是健康。健康是1，其他的都是后边的0，1没有了什么都没有了"。当下，我们比以往任何时代都更加渴望而且更有机会追求全身心的健康，可是，我们却在忙碌的生活中常常忽略了它，总认为健康是明天的事。

　　人的生命就像奔腾不息的黄河，如果我们不加保护，破坏了上游、中游的生态，大量的泥沙都沉积在下游，形成地上悬河，就会威胁健康，甚至威胁生命安全。目前，我国居民的健康管理意识亟待加强。生命的"上游"——儿童青少年，某些健康问题已不容乐观，初中阶段青少年近视率高达71%，6～17岁的儿童青少年超重肥胖接近20%、精神障碍总患病率约17.5%。而生命的"中游""下游"也凸显出一些健康危机。随着生活水平的快速提升以及生活方式的不节制，心脑血管病、糖尿病越来越年轻化。2008年，我国住院率为8.7%。到了2021年，我国居民年住院率已高达17.5%。我国高血压患者2.45亿，糖尿病患者1.41亿，每年新增恶性肿瘤患者450万左右，我国慢性病发病率是亚洲某发达国家的75倍。2021年，我国人均医疗费用已达5348元。

　　2019年，国家卫生健康委在全国800个县（区、市）启动了县域紧密型医共体试点工作，县域作为国家治理的基本单元，各种医疗卫生要素齐全，但医疗资源分散，竞争激烈，医防难以全面形成合力。所以，推进县、乡、村医疗卫生一体化管理，建立医防协同新机制，实现医防融合，践行"以人民健康为中心"的目标，成为县域紧密型医共体的核心价值。介休市作为县域紧密型医共体试点之一，通过整合医疗资源、推进分级诊疗、用信息化为乡村医疗赋能等措施，连续3年实现县域本土内住院率90%以上（百姓看病不用跨县、跨省），基本解决了百姓看病难、看病贵的难题。同时，"不治已病治未病"，我们转身把精力投向了基本公共卫生，尤其是疾病预防和健康教育，努力让人民少得病、不得病。

2021年，介休市被国家卫生健康委遴选为全国基层卫生健康综合试验区，如何打造一个适合中国国情的健康管理模式，成为我们创新的目标。我们把县级医院的医生、乡村医生都动员起来，组建家庭医生库签约团队；把护士培训成健康管理师，发挥管理员的作用，共同为基层老百姓的健康保驾护航，成为每个家庭全生命周期的守护者。我们组织医护人员，定期到乡村为百姓义诊，乡村小路蜿蜒，一位同行的出版社老师形容我们"已将健康管理下沉到无路可走"。

普及健康知识，参与健康行动，提供健康保障，延长健康寿命，是每一位医务工作者的使命。为了提高百姓的健康素养，让县级医院医生的专业特点和乡村医生基础薄弱的现实生动融合，更好地发挥全科医生的水平，早期及时识别各年龄段不同的疾病，我们萌生了出版"全生命周期健康管理丛书"的想法并积极付诸实践。

本丛书以健康中国战略为出发点，以"2030人人健康"为目标，关注人的全生命周期，关爱生命个体从孕育到从容老去的各个阶段。本丛书分为四册，分别是《生命早期1000天》《快乐成长》《健康相伴》《从容变老》，涵盖了生命的全过程，由介休市医疗集团组织市、省、国家级专家编写。本丛书旨在为基层医者提供医疗信息和技术支持，为普通百姓提供疾病防治的医学知识。

我们从开始编写到出版经历了一年多的时间，多次开展线下、线上研讨会，结合当地门诊、住院患者的疾病谱，了解收集民众的健康需求，最终以一问一答的形式呈现给读者。本丛书得以顺利出版，感谢出版社编辑的建言献策和认真细致的工作。本丛书在反复修改和审校的过程中，还得到了樊代明院士的悉心指导和推介，在此深表感谢。

樊金荣

推荐序

樊金荣院长邀我作序，有三方面原因。一是我和他有两面之缘：第一次是在介休市的"西京消化病医院介休整合医学中心"的授牌仪式上，我在上面讲，他在下面听；第二次是在天津，他在上面汇报，我在下面点评，我对介休市紧密型医共体的建设成效印象深刻。二是全生命周期健康管理的理念，是我所倡导的整合医学要义的一部分。三是这套丛书以一问一答的形式，针对生命不同阶段需要关注的疾病和健康问题进行解答，通俗易懂，其专业性可以作为一般医生普及全科医学知识的读物，其科普性适宜普通民众。

全生命周期包括了人类胚胎、儿童、青少年、成年、老年等人生的各个阶段，由于生命不同阶段生理机能的不同，疾病谱和健康管理的重点自然也有所不同。生命过程犹如一个接一个的齿轮在传动，相互联系、互为因果，也恰似飞机从起飞到降落，中间不能停顿，只有做好了前一个生命阶段的健康管理，才能为下一个阶段的健康发展提供良好保障。

全生命周期健康管理是从时间的维度，用整合医学的思维进行健康管理，构建更全面、更系统、更合理、更符合自然规律、更适合人体健康维护、更有利于疾病防控的新的医学体系。作为国内首套医院牵头策划、统筹、组稿的聚焦全生命周期健康管理的科普丛书，我愿意推荐给基层医务工作者、民众和其他读者。

是为序。

樊代明

中国工程院院士

世界整合医学会名誉主席

美国医学科学院外籍院士

法国医学科学院外籍院士

自　序

　　随着我国经济的快速增长、文化科学技术的进步、医疗水平的改善、生活条件的提高，以及社会福利保障制度的完善，人的平均寿命有所延长，老年人口规模逐渐变得庞大，我国社会老龄化进程加快。积极应对人口老龄化，建设老年服务供给体系是一项重大的系统工程，包括了医、养、住、行等各个方面，需要政府、社会、企业等共同努力。对于高龄老年人可能面临的更为严峻的健康问题，卫生部门更多地聚焦于广大老年人身心健康问题的应对。

　　受邀参与编写"全生命周期健康管理丛书"并担任《从容变老》分册的主编，深感荣幸。年轻时候不觉得是问题的"时间"，在中年期开始敏感于时间的流逝。人们也在中年期开始深刻意识到原来生命很有限，自己也将面临衰老和死亡。无论你一生是否顺利，经历了哪些高光和至暗时刻，都将走到生命最后一个阶段——老年期。在编写、校对、审核本书的过程中，更加深入地了解了我国进入老龄化社会的国情、现状，认识到老龄化社会带来的影响和变革；熟悉了国家相关的方针、政策、规划和已经出台的法律法规；同时参阅了大量老年健康研究相关文献，旨在用通俗易懂、简洁明了的文字表述老年人因为生理机能的衰退和社会角色的变化，而面临的身心健康问题与应对策略。

　　本书一方面从身体健康的角度介绍了老年人常见疾病的预防、识别和自我保健；另一方面关注了老年人的心理健康，阐述了老年人在面临退休、新的人际关系、子女独立、婚姻、家庭、疾病、死亡等情况时容易产生的心理问题与心理健康促进基本知识。

　　本书内容不仅适用于生活在社区的老年人，让老年人获得促进自我身心健康的技能，有助于老年人树立积极老龄观，适应和积极面对老年生活，既要养生也要养心，保持身心健康才能享受高品质的晚年生活，从而提高老年群体的获得感、幸福感。本书同时适合老年人照护者阅读，可帮助其了解老年人常见的健康问题，获得系统的身心照护知识，增强维护老年人身心健康的意识。

中年人阅读本书也会受益，一方面，可提醒中年人呵护自己的身心健康，为预防老年期疾病做准备；另一方面，中年人在应对父母衰老的过程中要多一份包容、理解，多一份情感支持。

公众对老年期身心健康的认识理解，会因足够了解而更能直面岁月流逝，尊重与接纳生命的自然规律，内心更有力量，优雅而从容地变老。

纵使落日转瞬即逝，也无法消解它刹那的美。如果说生命的有限性有什么用处，也许就是让你意识到，你所在的每一刻都那么美丽。

感谢生命中的遇见，祝福大家！

张　涛

目 录
Contents

▶▶▶ 第一章

老年常见病

第一节　帕金森病

Q: 什么叫帕金森病？帕金森病有哪些症状？

帕金森病又称原发性帕金森病、震颤麻痹。是一种多发于中老年人的神经系统退行性疾病，我国 60 岁以上人群发病率为 1.7%。目前该病的具体病因尚未明确，无法彻底治愈，但不直接影响寿命，"早发现、早诊断、早治疗"可帮助患者改善症状，提高生活质量。治疗方式包括药物治疗、手术治疗、康复治疗及心理治疗等。当患者和家属发现疾病症状时，应及时前往当地医院神经内科就诊。

帕金森病的症状主要表现有：运动迟缓、静止性震颤、肌强直、平衡和姿势障碍，病情逐渐进展，最终导致生活不能自理。由于帕金森病起病隐匿，进展缓慢，可伴有便秘、睡眠障碍、情绪障碍等非运动症状，需要警惕。

Q: 帕金森病就是手抖吗？

很多帕金森病患者最先出现手抖的症状，但帕金森病不只是手抖。静止性震颤、运动迟缓、肌强直和姿势步态障碍是帕金森病的主要临床表现，同时患者可伴有抑郁、便秘和睡眠障碍等非运动症状。通俗地讲，帕金森病的典型表现就是抖、慢、僵。还可能会出现疲乏、睡眠差、便秘、情绪不好、记性差、脑子反应慢等。手抖不一定是帕金森。情绪激动、其他神经系统疾病（如脑卒中、特发性震颤等）、甲状腺疾病、肝脏疾病、遗传性疾病等都有可能出现肢体震颤的表现。如果出现了手抖的情况，需要请专业的医生进行鉴别。

Q: 怎么知道得了帕金森病？

帕金森病发病的年龄大部分是在 60 岁左右，随着年龄的增加发病率会逐渐增高。帕金森病是神经系统处于病态的表现，确诊帕金森病需要到医院的专业科室（通常为神经科、神经内科）。帕金森病的诊断主要依靠病史、临床症状及体征。目前还没有办法通过特异性的脑扫描或是实验室检查来确诊帕金森病。诊断是基于临床，需要神经科医生通过对患者进行完整的临床病史询问和详细的神经系统查体来进行综合诊断，有时需要做一些必要的检查来排除可以引起帕金森样症状的其他病因或疾病。对左旋多巴制剂治疗有效则更加支持诊断。血常规、脑脊液检查多无异常，CT、磁共振成像检查也无特征性改变。

Q: 帕金森病能治愈吗？

帕金森病本质上是退行性疾病，目前帕金森病不管是通过内科治疗，还是外科治疗，还是内科、外科加上康复科综合治疗，包括目前进行干细胞治疗等，都没办法对这个疾病进行根治性治疗。但是，全世界各个国家这个领域的研究者们都在广泛地开展研究，期望可以寻找到病因和治愈帕金森病的方法。目前帕金森病治疗，特别通过内科药物治疗，加上外科手术治疗、康复治疗这种综合治疗，患者运动功能障碍有极大改善，有 90% 左右的患者做完手术，加上药物治疗，基本上接近正常生活。所以帕金森病患者也不要悲观，虽然不能根治，但是能够通过科学的综合治疗，使患者接近正常生活。

Q: 帕金森病有哪些非运动表现？不宁腿综合征是什么？

帕金森病非运动症状包括帕金森病抑郁、帕金森病焦虑、认知障碍、冲动控制障碍、淡漠、幻觉和妄想、体位性低血压、出汗异常、慢性便秘、吞咽障碍、泌尿功能障碍、性功能障碍、失眠、嗜睡、快速眼球运动、睡眠期行为障碍、不宁腿综合征等。

不宁腿综合征大多数为夜间卧床时下肢有一种令人不快的感觉，这种感觉会随着腿部移动而改善，这种下肢不适感可能是烧灼、刺痛或虫爬感，甚至是无法描述的难受，双臂偶尔也可能受到影响。不宁腿综合征通常在夜间休息时发生，因此可能使患者难以入睡，严重时白天躺下或长时间坐立都可能发生。由于睡眠不良，患者可能出现白天嗜睡，精力不集中，烦躁不安和情绪低落。不宁腿综合征病因可能涉及基因、多巴胺能系统紊乱、铁代谢异常等。帕金森病患者常合并有不宁腿综合征等，会严重影响睡眠和情绪。

Q: 帕金森病抑郁表现有哪些?

抑郁是帕金森病患者常见的非运动症状,主要表现为情绪低落、工作和生活兴趣丧失、睡眠障碍、疲劳或注意力不集中等。帕金森病患者的抑郁症状常常被忽视,疲劳感是早期帕金森病患者抑郁的重要表现,当帕金森病患者出现抑郁时,首先应明确抑郁症状是否只发生在早期,如果是,调整抗帕金森病药物可以缓解症状,在排除了早期相关性抑郁后可进行抗抑郁治疗;干预措施包括心理咨询、药物干预和重复经颅磁刺激(rTMS)等。如果怀疑患上了帕金森病抑郁,应咨询帕金森病专科医生,以得到及时的诊断和治疗。

Q: 帕金森病如何治疗?

帕金森病的治疗是综合的长期治疗。药物治疗为首选,并且是整个治疗过程中的主要治疗手段,手术治疗则是药物治疗疗效减退以后的一种有效的补充手段,整个治疗过程中需要辅以康复治疗、心理治疗及护理等。不同治疗方案相互辅助,以达到最佳的疗效,同时最大限度减轻患者的痛苦。对于帕金森病的治疗,遵循以达到有效改善症状、提高生活质量为目标,坚持"计量滴定""以最小剂量达到满意效果"的一般原则。同时,也注意个体化特点,不同患者的用药选择不仅要考虑病情特点,还有患者个人的实际情况等因素。在使用药物治疗时尽量避免或减少药物的不良反应和并发症。

Q: 治疗帕金森病的药物有哪些?

常用治疗帕金森病的药物如下。

左旋多巴:左旋多巴是由酪氨酸形成的儿茶酚胺的中间产物,即多巴胺的前体物质。多巴胺不能通过血脑屏障,对帕金森病无治疗效应,对脑部多巴胺缺乏的替代疗法需应用其前体左旋多巴。左旋多巴口服后经组织吸收可在纹状体转换为多巴胺,是治疗帕金森病的标准疗法,也是帕金森病药物治疗中最有效的对症治疗药物。

多巴胺受体激动剂:能直接激活多巴胺受体,产生和多巴胺相同作用的药物,弥补了帕金森病患者内源性多巴胺等不足,从而减少和推迟运动并发症的发生。分为两种类型:麦角类DAs和非麦角类DAs,其中麦角类DAs由于可能引起瓣膜病变的严重不良反应,临床已不主张使用,而主要推崇采用非麦角类DAs,并作为早发型患者病程初期的首选药物,包括普拉克索、罗匹尼罗等。

Q: 帕金森病患者该怎样停药及调药？

帕金森病患者在治疗过程中，若服用的药物已经达到治疗预期，停止服用后相应病症则不再复发，此时应该在专业医生的评估下考虑停药；或者患者继续服用相应药物时已经无法发挥作用，也可以考虑停药。停止服用治疗药物需要听从医生的嘱咐，再进行详尽的检查后才能停药，以免引起撤药综合征等危险情况。帕金森病患者在药物治疗中，某些药物由于不良反应过大或者是无法达到治疗的预期效果，可以更换药物。调药需要在医生做完详尽的检查后综合判断给出科学的建议方案后才能执行。自行调药可能会加重病情，严重时危及生命。

Q: 帕金森病患者怎样进行放松训练？

放松训练是指机体从紧张状态松弛下来的一种练习过程，可大致分为两种：一种是身体上的放松训练，即松弛肌肉；一种是精神上的放松训练，即缓解压力，消除紧张，常用深呼吸法和想象放松法。帕金森病患者存在动作缓慢、震颤等问题，在公共场所由于周围环境紧蹙、运动表现不佳、心理紧张、更加重了行动不便的问题，两者问题相互叠加，进而影响日常出行，生活质量下降，形成不良循环。放松和深呼吸锻炼有助于减轻这种感觉，从而提高运动表现，改善生活质量。帕金森病患者可以在亲人的陪护下，从两大方面进行放松训练：①进行有节奏的躯干旋转和推拿按摩等方法改善僵硬的肌群。②穿着舒适，随着舒缓的音乐配合缓慢的呼吸，将身体的姿势尽可能地舒展，使身心放松。通过放松训练，减少心理紧张，形成运动-心理两方面放松的良性循环。

第二节　　阿尔茨海默病

Q: 阿尔茨海默病究竟是一种什么病?

阿尔茨海默病英文简写为 AD,老百姓也常常将其叫作"老年痴呆症",是我们生活中最常见的一种痴呆类型。因为是德国精神科医生、神经病理学家爱罗斯·阿尔茨海默首先发现并详细描述记载了这样一种特殊的疾病,所以后来就以他的名字命名为阿尔茨海默病。它是一种神经系统退行性疾病("退行性"可以理解为"老化",就像是塑料在户外长期遭受风吹日晒所发生的改变一样),以高级神经功能逐渐减退为主要特征。临床上常常表现为记忆力下降,尤其是以近记忆下降为主,记不住事情或东西,说话表达能力减退,不会使用工具,不认识家人或常见的熟人,思维能力、计算能力减退等。得了这种病的患者和家属往往不知道是从什么时候开始发病的,所以说在疾病的早期有较长的无症状期,而当出现临床症状时大多数没有缓解好转的过程。该病可分为家族性和散发性,治疗相对困难,目前几乎没有药物可以有效地控制该病的发展。

Q: 阿尔茨海默病对人有什么危害呢?

阿尔茨海默病是最常见的老年慢性病之一,世界卫生组织估计,全世界 65 岁以上老年人群中阿尔茨海默病的患病率为 5% 左右,而在 85 岁以上的老年人群中患病率为 25% 左右。这种疾病造成老年人不同程度失去日常生活能力,会非常需要家人的照料,也是导致老年人死亡的第五位病因,这不仅给患者本人带来巨大的痛苦,同时也给家庭和社会带来沉重的精神压力和医疗、照料和康复负担。目前,我国阿尔茨海默病患者数量在快速增长,而患者家庭经济负担也在快速增长。据统计,目前我国约有 1000 万阿尔茨海默病患者,数量居全球之首。随着人口老龄化加速,患者数量呈上升趋势,预计到 2050 年我国阿尔茨海默病患者将超过 4000 万人。

Q: 阿尔茨海默病在早期有哪些临床表现？能不能在早期被发现呢？

能不能早期发现阿尔茨海默病，主要是在早期看能不能捕捉到它的一些蛛丝马迹，也就是说，在发生痴呆前阶段，能不能发现一些异常的表现。因为疾病的发生、发展过程是一个从量变到质变的过程，所以在痴呆前阶段可能仅仅有极其轻微的记忆力减退，表现为学习和保存新知识的能力下降，注意力下降，执行能力下降，但不影响基本的日常生活能力，达不到痴呆的程度。由于大多数是发生在老年人身上，所以这些类似"衰老"的表现常常被人忽视。

Q: 阿尔茨海默病发展到痴呆阶段有哪些表现呢？

阿尔茨海默病发展到痴呆阶段才是传统意义上的阿尔茨海默病，这个时候，基本的日常生活就出现了不同程度的影响，根据损害的严重程度，可分为轻、中、重三度。

轻度：最主要的临床表现就是记忆力的下降，最先出现的是近期记忆下降，常常将日常生活中要做的事和经常使用的一些物品遗忘。随着病情的进一步发展，也可出现远记忆能力的下降，也就是回忆不起过去的一些事情和以往的一些人物，单独外出后经常找不到回家的路，面对生疏和复杂的事物表现出焦虑、不耐烦、逃避的情绪，也可出现变得不爱干净，不换洗衣服，不洗漱，脾气暴躁，疑神疑鬼，自私自利，心胸狭窄，爱较真抬杠，任性，以自我为中心。

中度：在这个阶段，除了记忆力和日常生活能力进一步下降外，工作和学习新知识及社会适应能力也开始下降，特别是原来已经熟练掌握的知识和技术、技巧出现了明显衰退，给旁人的感觉好像是在"故意出错"或者"假装不会"，比如在家中找不到自己的房间，找不到去楼道的门，反复"藏匿-寻找"自己的心爱之物，反复数钱币，反复翻看、核查银行卡，当众脱裤子，随地大小便，性格变化比较大，情绪常常在"兴奋欣快""沉默寡言"之间转换。

重度：到了这个阶段，除了上述症状进行性加重外，通常已经不能完成日常简单的生活事项，如穿衣、吃饭、上厕所、洗澡、刷牙、洗漱，往往卧床不起，不言不语无表情，仿佛"植物人"一般，常常因肺部感染、泌尿系统感染、下肢深静脉血栓、肺栓塞、营养不良、贫血、全身器官功能衰竭而死亡。

Q: 得了阿尔茨海默病以后，大脑究竟出现了什么改变呢？

科学家研究发现，得了阿尔茨海默病的人的大脑体积缩小，重量减轻，脑沟加深增宽，脑室扩大，脑回萎缩，特别是颞叶海马区萎缩明显。那么海马是个什么东西呢？海马又叫海马回、海马体、海马区，主要负责短时记忆、近期记忆的存储转换功能，所以说海马区发生了病变，就会影响人的记忆功能，尤其是近记忆功能。该结构因为形状和海马相似而得名。

Q: 阿尔茨海默病有哪些治疗药物呢？

对于本病目前还没有特别有效的药物可以治疗，只能通过一些有限的治疗手段减轻症状和延缓病情的发展，可以在医生的指导下选择一些合适的药物，例如，多奈哌齐、卡巴拉汀、美金刚、奥拉西坦、甘露特钠等，如果出现精神症状时可选用氟西汀、帕罗西汀、草酸艾司西酞普兰、舍曲林、奥氮平、喹硫平等，另外可以给予一些音乐治疗、地中海饮食等帮助缓解认知功能的快速下降。

地中海饮食是指地中海地区居民的一种饮食方式，这种饮食习惯很有利于健康，其以简单、清淡及富含营养而较少加工或者简单加工为主。这种特殊的饮食结构强调多吃蔬菜、水果、鱼、海鲜、豆类、坚果类食物，其次才是谷类，并且烹饪时要用植物油来代替动物油，尤其提倡用橄榄油。地中海饮食是以自然的营养物质为基础，加上适量的红酒和大蒜，再辅以独特调料，是一种特殊的饮食方式。

Q: 我们对得了阿尔茨海默病的患者能做哪些事儿呢？

虽然目前阿尔茨海默病没有什么特效药可控制它的发展进程，但也不是对它就束手无策，也不是破罐子破摔，更不应该直接"躺平"。

在家庭生活中应注意以下细节：①地板不能太滑，也不能太涩，以避免摔倒，家具的棱角要安装保护角套，避免磕碰伤害。②要把药物放到安全的地方，以免患者吃错药，重复吃药。③家中镜子的数量应尽量减少，尤其是大面积的立式镜子更应该更换，而且摆放要合理，以免镜面效应引起意外发生。④钥匙、钱包、手机等贵重物品要放在固定的同一地方，以方便寻找。⑤要让患者身上携带身份证明、联系电话，佩戴定位手表或手环，一旦走失方便寻找联系。⑥应帮助患者记录每天的日程，流水账即可。⑦家人应提醒并帮助患者按时进食，要有耐心，不要催促。⑧应鼓励患者积极参加一些社交活动，比如唱歌、跳舞、书画、扑克、麻将、手工制作、剪纸、折纸、陶艺、养花等园艺劳动，并坚持每天户外活动，这样有助于改善情绪，保持健康。

通过这些手段和措施让患者既获得长寿，又要生活得有质量。

Q: 阿尔茨海默病可以预防吗？

阿尔茨海默病是一种起病隐匿的进行性发展的神经系统退行性疾病。对以阿尔茨海默病为代表的痴呆症普遍存在认知程度低、就诊率低、接受治疗比例更低的普遍现象，但其发病率高，大部分研究报道阿尔茨海默病的发病率在 2% ～ 5%，目前尚无特效药物能达到治愈效果，所以早期识别和干预尤为重要。推动预防关口前移，增强全社会的阿尔茨海默病预防意识，降低阿尔茨海默病患病率。通过认知功能评估可早期发现阿尔茨海默病，健康的生活方式有助于预防阿尔茨海默病，提高老年人的健康水平。

Q: 预防阿尔茨海默病的核心策略有哪些？

2019 年国家卫生健康委印发了《阿尔茨海默病预防与干预核心信息》主要内容如下。

形成健康生活方式。培养运动习惯和兴趣爱好，健康饮食，戒烟限酒，多学习，多用脑，多参加社交活动，保持乐观的心态，避免与社会隔离。

降低患病风险。中年肥胖、高血压、糖尿病、卒中、抑郁症、听力损失、有阿尔茨海默病家族史者，更应当控制体重，矫正听力，保持健康血压、胆固醇和血糖水平。

知晓阿尔茨海默病早期迹象。包括：很快忘掉刚刚发生的事情；完成原本熟悉的事务变得困难；对所处的时间、地点判断混乱；说话、书写困难；变得不爱社交，对原来的爱好失去兴趣；性格或行为出现变化等。

及时就医。老年人若出现阿尔茨海默病早期迹象，家人应当及时陪同到综合医院的老年病科、神经内科、精神 / 心理科、记忆门诊或精神卫生专科医院就诊。

积极治疗。药物治疗和非药物治疗可以帮助患者改善认知功能，减少并发症，提高生活质量，减轻照护人员负担。可在专业人员指导下，开展感官刺激、身体和智能锻炼、音乐疗法、环境疗法等非药物治疗。

做好家庭照护。家人掌握沟通技巧、照护技能及不良情绪的调试方法，在日常生活中协助而不包办，有助于维持患者现有功能。应当为患者提供安全的生活环境，佩戴防走失设备，预防伤害。

维护患者的尊严与基本权利。注重情感支持，不伤其自尊心，沟通时态度和蔼，不轻易否定其要求。尊重患者，在保障安全的前提下，尽可能给予患者自主自由。

关爱照护人员。患者的照护人员身心压力大，要向照护人员提供专业照护培训和支持服务，维护照护人员身心健康。

营造友善的社会氛围。加强社会宣传，减少对患者的歧视，关爱患者及其家庭，建设友好的社会环境。

第三节　颈椎病

Q: 什么是颈椎病?

颈椎病又称颈椎综合征,是颈椎多种疾病如颈椎骨关节炎、增生性颈椎炎、颈神经根综合征、颈椎间盘突出症的总称,是一种以退行性病理改变为基础的疾病。本病主要是由颈椎长期劳损、骨质增生或脱出、韧带增厚,致使颈椎脊髓、神经根或椎动脉受压,出现一系列功能障碍的临床综合征。表现为颈椎椎间失稳、松动;椎间盘髓核突出或脱出;周围骨刺形成;韧带肥厚和继发的椎管狭窄等,刺激或压迫了邻近的神经根、脊髓、椎动脉及颈部交感神经等组织,引起一系列症状和体征。随着年龄增长颈椎发生退行性改变导致颈椎及周围组织退化引起的一系列改变。说得通俗一些,大脑是人体的司令部,它所发出的指令需要通过脊髓和神经到达人体的各个靶点,才能完成一系列动作,颈椎就是大脑发出指令后通过的第一道关卡,如果这里出了问题,比如椎间盘突出了、颈椎管狭窄了、后纵韧带钙化了、黄韧带增生了、神经根牵拉了,那么指令就不能全部或者完全无法到达靶点,所以人体就要出问题,随之也会出现颈椎病的症状。

Q: 颈椎病的病因有哪些?

颈椎的退行性改变:颈椎退行性改变是颈椎病发病的主要原因,其中椎间盘的退变是最主要的因素,它会引起一系列的改变,比如椎间盘的变性,其中以水分减少为主要改变;韧带—椎间盘间隙的钙化或小的血肿;椎体边缘骨刺形成;颈椎其他部位的退变;椎管矢状径及容积减小。

椎管的发育性狭窄:颈椎管内径,尤其是矢状径,不仅与颈椎病的发生与发展有关,而且与颈椎病的诊断、治疗、手术方法选择及预后判定均有着十分密切的关系。有些人颈椎退变严重,骨赘增生明显,但并不发病,其主要原因是颈椎管矢状径较宽，椎管内有较大的代偿间隙。而有些患者颈椎退变并不十分严重，但症状出现早而且比较严重。

慢性劳损：不良的睡眠体位容易造成椎旁肌肉、韧带及关节的平衡失调。不当的工作姿势尤其是低头工作者的颈椎病发病率特高，包括家务劳动者、刺绣女工、办公室人员、打字抄写者、仪表流水线上的装配工等。不适当的体育锻炼，超过颈部耐量的活动或运动，如以头颈部为负重支撑点的人体倒立或翻筋斗等，均可加重颈椎的负荷，尤其在缺乏正确指导的情况下。

颈椎的先天性畸形。

Q: 颈椎病是如何进行分类的呢？

通常将颈椎病分为六大类，分别是：神经根型颈椎病、脊髓型颈椎病、椎动脉型颈椎病、交感神经型颈椎病、食管压迫型颈椎病、颈型颈椎病。这六类临床表现不一样，诊断也不一样，差别也很大，需要和很多其他疾病鉴别。

Q: 颈椎病有哪些临床表现呢？

颈椎病的临床表现较为复杂，主要表现为以下几点。

神经根型颈椎病：具有较典型的根性症状，比如四肢的麻木、疼痛，呈放射痛。常常为一侧的肢体，且范围与颈脊神经所支配的区域相一致。压头试验或臂丛牵拉试验阳性，且痛点封闭无显著疗效。但是需要除外颈椎外病变如胸廓出口综合征、腕管综合征、肘管综合征、肩周炎等所致以上肢疼痛为主的疾病。

脊髓型颈椎病：临床上出现颈段脊髓损害的表现。多数患者首先出现一侧或双侧下肢肢体麻木、无力，行走有沉重感，不能快走，甚至容易摔跤，双下肢足部感觉像踩在了棉花上，上肢精细动作不能完成，如握笔写字、扣衣服、握筷子等。胸腹部有压迫束带感，下肢有冰凉感。大小便功能障碍、性功能减退等。

椎动脉型颈椎病：主要有发作性眩晕、复视、眼球震颤，伴有恶心、呕吐、耳鸣或听力下降、下肢突然无力及有一过性瘫痪，这些均与颈部位置改变有关。

交感神经型颈椎病：临床表现为头晕、眼花、耳鸣、手麻、心动过速、心前区疼痛等一系列交感神经症状，还有胃肠道症状，如恶心、呕吐、便秘、消化不良、嗳气等。某一肢体或头面部多汗、怕冷、麻木疼痛，但又不按神经节段或走行分布。颈部活动多，长时间低头、劳累时容易发生，休息后好转。

食管压迫型颈椎病：由颈椎椎体前鸟嘴样增生压迫食管引起吞咽困难（经食管钡剂检查证实）等。

颈型颈椎病：颈型颈椎病也称局部型颈椎病，是指具有头、肩、颈、臂的疼痛及相应的压痛点，X线片上没有椎间隙狭窄等明显的退行性改变，但可以有颈椎生理曲线的改变、椎体间不稳定及轻度骨质增生等变化。

Q: 颈椎病有哪些检查手段呢？

主要分为体格检查及辅助检查。体格检查有前屈旋颈试验、椎间孔挤压试验（压顶试验）、臂丛牵拉试验、上肢后伸试验等。辅助检查有X线检查、CT检查、磁共振成像检查，其中磁共振成像检查有重要的意义，当然其他两项也是必不可少的，对颈椎病的诊断、治疗及预后有决定意义。其他还有肌电图、血管造影等辅助手段。

Q: 颈椎病的治疗有哪些方法呢？

颈椎病的治疗分为手术治疗和非手术治疗两大类，其中非手术治疗占绝大多数，有文献报道大约90%的患者经过严格的保守治疗能达到痊愈或症状缓解，所以大家不必害怕，毕竟需要手术治疗的患者是少数。非手术治疗包括中医、西医、中西医结合、康复治疗等。

Q: 中医中药治疗颈椎病有哪些方法呢？

常用的方剂有桂枝加葛根汤、身痛逐瘀汤、当归拈痛汤、补阳还五汤、血府逐瘀汤、温胆汤、益气聪明汤、复元活血汤、合圣愈汤等；还有中成药如颈复康颗粒等；外敷的膏药起到活血化瘀、疏通经络、行气散瘀、温经通络的作用；针灸与推拿结合，起到调整内脏功能、平衡阴阳、促进气血生成、促进组织代谢、解除肌肉痉挛、理筋复位的功能。切记推拿需要专业人员进行，而且椎动脉型颈椎病及脊髓型颈椎病不宜用后关节整复法，不然会起到反作用。在诊断不明的情况下更忌使用任何推拿及整复手法，以免加重病情，甚至导致高位截瘫，严重者可以猝死。

Q: **颈椎牵引有哪些需要注意的呢?**

颈椎牵引时需要注意牵引的力度、方向、时间及年龄等问题。牵引一般采用坐位,使用枕颌布带牵引,有特殊疾病时也可以采用卧位。牵引力度一般为体重的 10% 左右,视患者舒适度调整,一般初始重量较轻,为 6 千克左右,适当加量。方向与颈椎曲度呈 15° 左右,视患者情况调整,时间一般为 30 分钟,一天 2 次,15 天为一个疗程。牵引时要适当考虑个体差异,年轻力壮者可以牵引重些、时间长些,年老体弱者要轻些、时间短些,牵引过程如有不适,要及时减轻重量或停止牵引。牵引后无症状改善者,年老体弱者,椎管明显狭窄、节段不稳、韧带及关节囊钙化严重者,是颈椎牵引的禁忌证。

Q: **颈椎病什么时候需要手术治疗?手术方法有哪些?**

颈椎病的分类中,只有脊髓型颈椎病、神经根型颈椎病两种常常需要手术治疗,而且也是经过严格的非手术治疗无效后才考虑手术治疗,毕竟是需要开刀的,所以要严格掌握其适应证。需要手术治疗的患者大概占所有患者的 10%。

颈椎病常见的手术分为经前路(图 1–1)和经后路(图 1–2)两种。颈椎是一个圆形结构,两侧布满神经血管,手术时一般不选择从两侧进入,从前方或者后方进入相对安全。其治疗原则都一样,解除脊髓及神经根的压迫,为神经功能的恢复创造条件。常用术式有经前路椎间盘摘除椎体间植骨融合内固定术、经前路椎体全切或次全切除植骨融合内固定术、经后路单开门或双开门椎管扩大成形术。所有的手术如果掌握好手术适应证,术后效果都比较明显,术后麻醉清醒后就会感觉到疗效。现代麻醉技术的发展日新月异,为各类手术提供了安全的保障,所以不需要害怕。患者就是睡一觉,手术就在无痛中完成了,没有那么可怕,大家尽可放心。

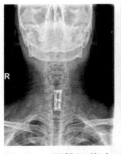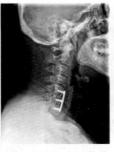

图 1-1　颈椎经前路手术后 DR 正侧位图像

（介休市人民医院病例　影像科提供）

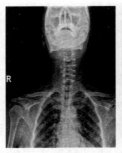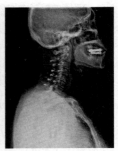

图 1-2　颈椎经后路手术后 DR 正侧位图像

（介休市人民医院病例　影像科提供）

Q: 手术后需要注意哪些问题？手术以后还能不能正常工作？

首先是术后至拔除引流管的这几天，需要绝对卧床休息，加强四肢各个关节的活动，佩戴颈托。拔除引流管后可以适当下床活动，但是仅仅限于进食、如厕。伤口要定期换药。因为术中要剥离颈椎周围的软组织，所以保证软组织的一期愈合至关重要，而且也为今后的康复做准备。2 周拆线后，可以佩戴颈托适当增加功能锻炼，完成基本的日常生活。术后 6 周可以撤除颈托，开始锻炼颈椎活动度。一般半年后就接近正常生活了。注意记得每 2 ~ 3 个月需要复查 1 次，直至痊愈。

只要治疗及时，大部分颈椎病经过手术治疗后其预后都不错，对将来的生活、工作影响极小。所以贵在及时、及早正确治疗。

Q: 颈椎病的手法治疗有哪些？

颈椎病的手法治疗也很多，除了中医手法推拿以外，西医也有推拿治疗。其目的与牵引治疗一样，也是起到松解颈部肌肉痉挛，松解椎小关节紧张，松解粘连，改善或恢复颈椎曲度，使椎间孔增大，解除神经根的压迫或牵拉，减轻椎间盘的压力，使关节崁顿的滑膜或关节突关节的错位得到复位。中医有骨关节复位法、软组织按摩法；西医的手法有麦肯基法、关节松动法、脊椎矫正术等，中医、西医各有所长，手法治疗也应视个体而言，尽量控制力度柔和，切忌暴力。其效果也是众说纷纭。

Q: 康复治疗有哪些方法呢?

常用的康复治疗有:①物理因子治疗:包括直流电离子导入疗法、低频调制的中频电疗法、超短波疗法、超声波疗法、高电位疗法、磁疗、蜡疗等,这些疗法的使用还未普及,效果也众说纷纭,大家可以到有条件的医院试一试。②牵引疗法:颈椎牵引是治疗颈椎病常用且最有效的方法,已经被载入《中国颈椎病诊治与康复指南》。需要说明的是,颈椎牵引也是有适应证及禁忌证的,需要在专业医生的指导下进行。

Q: 颈椎病可以运动治疗吗?

可以的,运动治疗可以增强肩背部肌肉的力量,使颈椎各个关节稳定,改善关节功能,增加活动度,减轻肌肉痉挛,消除疼痛。常见的有徒手操、棍操、哑铃操,跑步、游泳、羽毛球也是不错的选择,但是需要量力而行,逐渐适应。还有就是平日纠正不良姿势也是很重要的,挺胸抬头,肩部后伸,避免长期弯腰,这样有助于改善颈椎的压力结构,使颈椎的重力均匀分布,椎间盘及周围软组织对脊髓、神经根刺激就会慢慢改善,从而达到治疗效果。

Q: 怎么预防颈椎病?

随着年龄的增长,全身各个器官都会发生退变,颈椎也不例外,只是年龄的早晚不同,轻重差别各异。生活及工作中注意避免导致颈椎退变的不良生活习惯,可以缓解甚至避免退变的发生与发展。首先要准确认识颈椎病,可以看些有关的正规科普文章,因为颈椎病病程长,症状时好时坏,所以要消除恐惧心理,但也不能轻视,该治疗时就要正规治疗。急性期要注意休息,卧床是一个不错的选择,充足的睡眠对颈椎病的康复意义重大。适当的锻炼也是必不可少的,特别是颈部的适度活动。有些专业人士要避免长时间低头动作,最好1个小时活动一下,可减缓颈部肌肉的紧张。改变不良的生活和工作习惯,如躺在床上看书、看电视。再就是俗称的高枕无忧其实并不可取,有研究证实,成人颈部垫高约 10 cm 比较合适,低枕反而有益颈椎。尽量避免颈部外伤,出现症状后按摩时要轻柔操作,避免人为造成损伤。防寒保暖也是必不可少的,空调、风扇要尽量避免直吹,特别是出汗后更要注意,容易落枕。

Q: 什么是腰椎病?

腰椎病是由腰段脊柱及脊柱周围软组织急慢性损伤或腰椎间盘退变、腰椎骨质增生等引起,在临床上表现为以腰痛、腰部活动受限和腰腿痛为主要症状。医学上所讲的腰椎病,涵盖了腰部软组织劳损、腰部肌筋膜炎、腰椎退行性骨关节病、腰三横突综合征、腰椎间盘突出症、腰椎管狭窄症、急性腰扭伤、梨状肌综合征、腰椎结核等疾病。通俗点说就是随着年龄的增加,腰椎及附属的软组织也会出现退变,表现为多种多样的退变、增生,从而引起一系列的症状。腰椎有五个节段,每一个节段出现问题表现都不一样。现在常说的腰椎病,主要是腰椎间盘突出症和腰椎管狭窄症两种。

Q: 腰椎病的病因有哪些?

腰椎是一个由椎体、椎弓根、椎板、横突、棘突围成的骨性结构,中间叫椎管,可容纳分管下肢感觉运动的中枢神经,也就是脊髓。椎间孔是中枢神经发出的掌管分段感觉运动的神经根的通道,而周围的好多韧带、椎间盘、小关节,将上述的这些结构联结在一起,与周围的肌肉共同维持腰椎的稳定和运动。这些骨性结构和软组织发生病变,如退化、增生或损伤时,会压迫中枢神经也就是脊髓和神经根,从而出现腰疼、腿疼、下肢麻木无力等一系列症状。所以腰椎病的原因多样,但是基本离不开退变因素,也就是说,随着人的正常衰老导致的腰椎退变是引起腰椎病的主要因素。

Q: 腰椎间盘突出有哪些分类呢?

根据椎间盘髓核突出的部位,将腰椎间盘突出症分为:①中央型,通常腰背部疼痛明显,可以有马尾神经综合征的表现,比如会阴部麻木、大小便障碍、失禁、性功能障碍等。②旁中央型，这型比较常见，突出的椎间盘压迫了神经根，表现出该神经根所支配区域的感觉运动障碍。③椎间孔型，相对常见。该型下肢疼痛程度较严重，常常夜不能寐，坐卧不宁。④腋下型。根据解剖分型，分为：a.膨出型，就是髓核还没有完全突出于椎管，纤维环尚完整，只是有周围韧带阻挡，向椎间隙四周均匀膨出，脊髓轻度受压；b.突出型，椎间盘内容物，髓核通过破裂的纤维环及后纵韧带，进入椎管内压迫了脊髓或者神经根出现症状；c.游离脱垂型，髓核完全与椎间盘脱离，掉进椎管内压迫脊髓或神经根，该型手术也较难做。有报道部分患者脱垂的髓核可自行吸收。

Q: 腰椎病有哪些表现？

腰椎间盘突出症的典型症状是腰痛及腿部放射性疼痛。但是不同患者的临床表现有一定的差别。

腰痛：大部分的腰椎间盘突出症患者有此症状。患者自觉腰部持续性钝痛，躺下减轻，站起来就加重，一般情况下可以忍受，腰部也能活动、行走，但是不能快走。另一种为突发的腰部痉挛样剧痛，就和拧麻绳一样，非常难受，需卧床休息，严重影响生活和工作。

下肢放射痛：大约80%的患者出现此症，常在腰痛减轻或消失后出现。表现为由腰部、臀部至大腿及小腿后侧的放射性刺激或麻木感，直达脚底部。严重的表现为电击样剧痛，且伴有麻木感。疼痛轻者可行走，呈跛行状态；重者需卧床休息，而且必须把下肢屈起来比较舒服。

下肢麻木、发冷及间歇性跛行：即走的时间长了就出现跛行，蹲下休息后缓解。下肢麻木多与疼痛伴发，少数患者可表现为单纯麻木，有少数患者自觉下肢发冷、发凉。主要是由椎管内的交感神经纤维受到刺激所致。间歇性跛行的产生机理及临床表现与腰椎管狭窄相似，主要是由于髓核突出的情况下可出现继发性腰椎管狭窄症的病理和生理学症状。

马尾神经症状：主要见于中央型髓核脱出症，临床上较少见。可出现会阴部麻木、刺痛，大小便功能障碍。女性可出现尿失禁，男性可出现阳痿。严重者可出现大小便失禁及双下肢不全性瘫痪，那就需要急诊手术了。

腰椎管狭窄症的典型表现就是间歇性跛行，也就是行走后出现下肢的跛行，呈间歇性。行走一段距离后即出现症状，患者喜欢下蹲，休息后约十分钟就会好转。行走的距离越来越短，由两三千米，直至几十米，严重者甚至走几米远就需要休息。

Q: 腰椎病的体格检查应注意哪些方面？

体格检查有运动功能及反射，可以凭借体格检查大致判断出受压的神经根及节段，为以后进一步诊治提供依据。激发试验让患者仰卧，伸直下肢，检查者手扶脚腕，抬高患者一侧下肢，观察下肢和地面的角度。在30° ~ 70° 时出现下肢的放射痛，即有临床意义，因为正常人是可以抬高到90° 甚至更高的；神经根受压后无法经受牵拉，所以大体可以判断有椎间盘突出的可能。双下肢交替检查以判断椎间盘突出在哪一侧。通过以上的各种检查，加上患者的描述，可以初步确定是否有腰椎间盘突出症，可进一步行必要的影像学检查。

Q: 腰椎病有哪些检查手段呢？

主要为影像学检查。

X 线片检查：这是最基本的检查，通过基本的 X 线片检查可以发现椎间隙变窄及椎体边缘是否有增生出现，这中间可以帮助患者排除一些其他疾病，如脊椎滑脱等。

CT 检查：这种 CT 扫描可以帮助诊断腰部的突出部位，可以了解椎间孔有无狭小，椎板有无肥厚，椎管内有无骨化等。

磁共振成像检查：这种检查是人类影像史上的一大进步，比 CT 检查更详细和准确，对人体组织机构有一个较清晰的影像图显示，帮助脊柱疾病得到诊断。此检查对各类组织显影都明显，无论是骨头、韧带，还是脑脊液、脊髓神经、椎间盘组织，都有很好的显示。而且通过不同层面的影像资料，可以清晰地观察出腰椎部位的形态及与周围神经根组织之间的关系（图 1-3）。

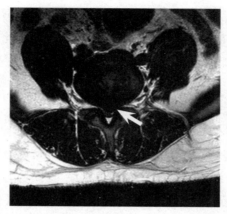

图 1-3　腰椎间盘突出磁共振成像检查（标注位置为突出间盘）

（介休市人民医院病例　影像科提供）

Q: 西医中非手术治疗方法有哪些呢？

首先就是绝对的卧床休息，减轻椎间盘的压力，可以使用脱水药物、激素类药物，减轻神经根的水肿，同时口服非甾体类抗炎药，适当做腰背肌后伸锻炼，放松心态。1 周左右就可见效。也可以做腰椎牵引，重量是体重的 1/3，逐渐加大重量，每日 1 ~ 2 次，非常有效。这些都有适应证，需要在专业医生指导下完成。西医还有整脊手法治疗，较少见。随着现代医学技术的进步，疼痛科逐渐兴起。疼痛科医生可以在超声引导下准确地找到神经根的位置，从而可以做选择性的神经根或硬膜外的药物阻滞，起到治疗和诊断的作用。该方法简单、创伤小、副作用少、费用少，还可以做三氧注射治疗，治愈了大量的患者。该方法在基层医院已经广泛开展，非常方便。

Q: 中医有哪些治疗方法呢？

中医包括按摩、推拿、针灸、电疗、拔罐、激光、超声波、石蜡疗法等，此类疗法也主要以消炎止痛、活血化瘀为主，有很好的治疗效果。由于腰椎病患者多数有慢性腰肌劳损，梨状肌肌肉紧张，腰腿等部位放射痛，一般医院会用理疗、推拿、针灸等治疗手段来缓解肌肉的紧张和痉挛。佩戴腰围是一个很好的治疗手段，可以起到缓解腰椎周围肌肉组织紧张，增强腰肌收缩力的作用，稳定脊柱，可有效支撑脊柱和腰椎，更好地治疗由腰椎疾病导致的腰痛，可以长期佩戴。再有就是中药治疗：中医认为，腰椎病为风寒湿邪所致，治疗腰椎病是以祛风散寒、活血化瘀为目的，遵循中医通则不痛的原理，效果也不错。传统膏药代表方剂有：景氏千金膏、素元黑膏等。此外，保暖防寒也是非常必要的，腰背部保暖，防止肌肉痉挛，促进血液流动，可以减少罹患腰椎病的风险。

Q: 手术治疗有哪些方法呢？

手术的目的都是摘除椎间盘，扩大椎管容积，解除脊髓和神经的压迫，通过手术把两个或多个椎体经过手术融合生长成一体稳定脊柱（图1-4）。现代手术技术大体分为微创手术和开放手术两大类，又可以分为融合和非融合两类，其目的基本一致。近年来随着技术的进步，脊柱内镜下微创手术越来越普及，在一个或者两个很小的切口下，医生使用可视内镜技术，摘除椎间盘，扩大椎管，解除狭窄，做椎体间的融合，效果非常明显，大部分患者术后下手术台即可感受到确切的疗效。好处是切口小，对周围组织损伤小，恢复快，失血量小，感染率低；弊端就是费用相对高，手术时间相对长，术中有时需要反复透视。开放手术的好处是费用相对低，终板处理干净，融合率高，椎间盘摘除完全；弊端就是切口大，出血多，恢复相对慢一些。但是每一种手术方式都有其适应证，需要专业的脊柱外科医生来确定。有些椎间盘突出的患者两种方法都适合，权衡选择一种。

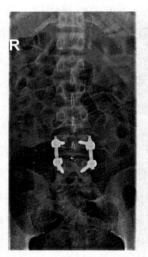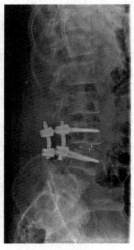

图1-4　腰椎后路椎间盘切除术后正侧位X线片

（介休市人民医院病例　影像科提供）

Q: 腰椎手术有什么风险？

主要风险有出血、感染、硬膜损伤、术后复发、融合失败、内固定断裂、术后效果欠佳，甚至症状加重，出现慢性疼痛等。一旦决定手术，麻醉师和主治医生会与患者沟通，会把每一个风险和预防措施向患者讲清楚。任何风险或并发症的发生都是有概率的，医师可以统计出概率，但是无法判断哪位患者会发生，只能尽量减少此概率。所以任何手术都需要患者和医生相互配合，减少并发症的发生。

Q: 腰椎手术后需要注意什么呢？

术后两周伤口拆线，期间需要卧床休养，保证伤口愈合，可以适当下床活动。微创单纯摘除椎间盘术后 2 个月可以正常工作和生活。加做融合术后需要更长时间的恢复，至少要 3 个月甚至更长时间。要佩戴腰围，同时需要定期到医院复查，直至完全融合。

Q: 腰椎病患者的饮食有哪些需要注意的呢？

以下是一些常用的饮食疗法，适用于腰椎病患者，大家可以试一下。①杜仲羊肾：杜仲 50 g，羊肾 4 个。羊肾去筋膜，切开洗净，将杜仲焙研细末，放羊肾内，外用荷叶包住，再包 2 ~ 3 层湿纸，慢火煨熟。用少许白酒佐食。此方补肾阳，疏通经络。②黑豆核桃猪肾汤：黑豆 90 g，核桃仁 60 g，猪肾 1 副，共煮熟后食用，有益肾填精，滋养椎间盘的作用。③腰花粥：猪肾 1 副，粳米 100 g，葱白、味精、姜、盐、黄酒适量，粳米洗净，加水适量小火熬成粥，加入猪肾及上述佐料，煮沸后食用。此方适于腰椎间盘突出兼有腰膝软弱、步履艰难的患者。④芝麻 15 g，淘净，轻微炒黄后研成泥状，加大米 100 g 煮熟。每日早餐食用。⑤淡菜 300 g 焙干研末，与黑芝麻 150 g 炒熟，拌匀，早晚各服 1 匙。

Q: 预防腰椎病有哪些好的建议呢？

首先，要加强腰背肌锻炼，经常进行腰椎各个方向的锻炼，保持脊柱的生理曲度，防止早期发生退变。其次，睡床要软硬适中，避免睡床过硬或过软，使腰肌得到充分休息；腰部注意保暖，避免受到风、寒、湿的侵袭，避免腰部长时间处于一种姿势，因肌力不平衡而造成腰的劳损。再次，体育锻炼要适度，腰椎最怕的外力就是扭转、直接冲击、垂直挤压、前屈。所以，明白了以上几点后，大家对以后的锻炼也会注意了。推荐游泳、太极拳、八段锦。

Q: 突出的椎间盘还能复位吗？

大多数情况下，突出的椎间盘是不能回去的，因为椎间盘在人体的结构中比较特殊，不是人们所想的在皮下或肌肉下，很难凭外力把突出的椎间盘给复回去。一些别有用心的人吹嘘可以把突出的椎间盘经手法复回去，大家千万不能相信，不当的手法，非但不能达到目的，反而会加重病情，甚至导致瘫痪。在发生急性腰椎间盘挤压外伤时，纤维环出现裂缝，但是没有明显的变形，只有髓核从破裂口挤出来，因为纤维环没有较大的变形，而突出的髓核因为血供受限，容易被人体吸收；经过 3 ~ 6 个月的休息静养，保守治疗，随着髓核吸收殆尽，纤维环有可能逐渐愈合。这个过程其实可能经历比较严重的腰痛和下肢放射痛。想要确定椎间盘能不能复回或吸收，需要做磁共振成像才能确定，切忌听从非专业人士的建议，使自己经济和身体都受损。

Q: 老年人经常腰疼该怎么办呢？如何避免腰部疼痛？腰疼可以按摩吗？

我们要看疼痛的程度和原因，排除有没有骨质疏松和椎间盘突出。如果是因为一些不良习惯造成的，建议要及时休息，近期不宜过度负重劳累。不睡软沙发及软床，以防加重腰疼。

要注意腰部姿势，不宜久坐、久站、跷二郎腿，要保持正确的坐、立、行姿势：坐位时选择高度合适、有扶手的靠背椅，保持身体与桌子距离适当，膝与髋保持同一水平，身体靠向椅背，并在腰部衬垫一软枕；站立时尽量使腰部平坦伸直、收腰、提臀；行走时抬头、挺胸、收腹，利用腹肌收缩支持腰部。按摩存在一定隐患，如果操作不当会造成严重不良后果，所以不能随便按摩，要根据自己的实际情况，及时找出原因，在医生的指导下进行。

在发作期间避免提抬重物，以缓解疼痛；局部给予热敷或者按摩，促进局部血液循环，缓解肌肉痉挛，减轻疼痛，平时关注天气变化，注意护腰保暖。夏季使用空调，勿使空调直对疼痛部位，以防着凉。

第五节　肩周炎

Q: 肩周炎是什么病？

肩周炎属于慢性运动损伤疾病，也称粘连性肩关节囊炎，顾名思义，其疾病的核心本质是粘连，主要是由多种原因导致的肩关节囊及其周围韧带、肌腱和滑囊损伤，损伤后瘢痕愈合，组织间发生粘连，以至肩关节周围组织疼痛，活动受限，俗称冻结肩、五十肩。

Q: 什么原因会导致肩周炎？

导致肩周炎的原因主要分为两大因素：①肩部因素。老年患者肩部周围软组织老化退变，承力作用减弱，长期的慢性损伤导致肩关节周围组织发生机化、粘连；急性的肩部损伤治疗不当亦可导致。②肩外因素。颈椎病、心肺系统疾病导致肩部肌肉持续性痉挛、缺血，进而机化形成炎性病灶，发展成为肩周炎。

Q: 怎样确定自己就是肩周炎呢？

肩周炎诊断包括以下几个方面。

年龄：50 岁以上中老年，女性多于男性，此年龄段肩关节周围组织张力下降，慢性损伤容易粘连，因此肩周炎也称为五十肩或冻结肩，左侧多于右侧。

临床表现：疼痛和肩关节活动受限，肩关节各个方向的主动、被动活动均受限，以外旋外展、内旋后伸活动受限为主。严重时患肢不能做梳头动作、夜间翻身因触及疼点而痛醒。肩周炎会引起相邻侧颈部或者是肩部的肌肉酸胀、绷紧感觉，但头晕、耳鸣一般和肩周炎是没有关系的。

肩关节磁共振成像（MRI）可见关节囊增厚，肩关节滑囊有渗出，对于肩袖损伤、肩峰下撞击综合征鉴别意义重大。

Q: 肩周炎诊断的误区有哪些？

肩袖损伤：肩周炎导致肩关节疼痛的占比不到 20%，很多人一说肩关节疼痛活动受限，就一定是肩周炎，其实是误区，更常见的是肩袖损伤。一定要完善肩关节磁共振成像检查，排除肩袖损伤及肩关节撞击综合征，肩袖损伤往往呈被动活动不受限，主动活动受限，磁共振成像检查可以看到肩袖的撕裂（冈上肌、冈下肌、小圆肌、肩胛下肌）。

肩关节撞击综合征：是因为肩峰发育异常、增生或是肱骨大结节增生，导致肩关节骨性结构卡顿，患者出现抬举、外展活动受限，肩关节疼痛，拍摄 X 线片可发现。肩周炎、肩袖损伤、肩关节撞击综合征三者的治疗方法完全不一样，肩袖损伤、肩关节撞击综合征一般需要手术治疗，如果诊断错误，会影响治疗的效果。

肩关节不稳：多有外伤史，肩周无力，影像学可见肱骨头或关节盂缺失，关节镜可见骨或者关节囊损伤征象。

Q: 怀疑患有肩周炎如何就诊？肩周炎能自愈吗？如何用药？

肩周炎是一种临床常见的骨科疾病，在正规医院的骨科挂号看病即可。

肩周炎是自限性的疾病，它是可以自愈的，但如果得不到有效治疗，肩周炎逐渐加重，肩关节周围僵硬，肌肉挛缩，肩关节功能不能恢复到正常水平，会影响日常生活。

肩周炎属于慢性的无菌性炎症，肩部持续疼痛，夜间难以入睡，可以口服非甾体类抗炎药物，临床使用塞来昔布、洛索洛芬等，合并胃溃疡等疾病的患者不建议使用。

Q: 肩周炎封闭针的位置在哪里？

封闭针常用药物为醋酸泼尼松龙，通常注入肩峰下间隙及关节腔效果最佳，是在肩峰后外侧或肩关节外侧进行注射，注意封闭针不能超过喙突安全区，更不能注射到肌肉组织，其容易导致肌肉组织坏死、退变。也不能注射到骨组织内，会增加骨坏死风险。

Q: 肩周炎应该是冰敷还是热敷？

急性损伤，在受伤的 48 小时内冰敷，切勿热敷，否则会让出血和肿胀加重。短时间冰敷，可以让血管收缩，减少炎症渗出。但是冰敷时间过长，反而会导致血管反射性扩张，渗出增多，加重水肿。

肩周炎属于慢性损伤，应当酌情选择热敷，其热敷也是有条件的。①热敷时，不是越热越好，只要有温暖的感觉就好，好多门诊患者热敷时，温度会非常高，且热敷的时间长，易造成皮肤烫伤。②热敷一般不超过 20 分钟。③热敷后，休息 10 分钟再活动。

Q: **肩周炎可以做手术吗？**

病程时间长、症状重的患者，得不到有效的治疗，会出现顽固性的肩关节僵硬（图 1-5），通过康复治疗、吃药、打针都没有效果时，推荐做微创的手术——肩关节镜。肩周炎患者可以进行手术治疗，一般是由于患者出现了明显的肩关节功能受限，出现了肩关节周围粘连的情况，一般患者要进行肩关节周围松解手术，恢复患者正常的肩关节活动功能。如果患者出现了肩周炎的情况，要不要做手术主要是看患者肩周炎轻重的程度。

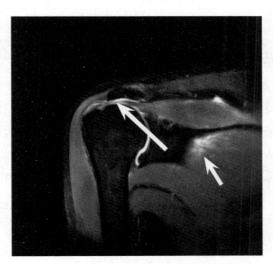

图 1-5　肩周炎磁共振成像检查

（介休市人民医院病例　影像科提供）

Q: **肩周炎疼痛发作时尽量不活动，这种观点对吗？**

这其实是一种误区，无论病程长短，疼痛程度，均应进行肩关节的主动锻炼，以不引起剧烈疼痛为限，加强肩关节的自我康复训练是肩周炎的主要治疗手段，贵在坚持，如不坚持，肩关节功能难以恢复到正常。

Q: 肩周炎的锻炼方法是什么?

主动锻炼包括上臂上抬、上臂外旋活动、双手抱头双臂屈伸、爬墙练习，不要强行拉扯，以免加重肩周炎的症状，还可以加强上臂外展、平举和后伸三大运动。每天锻炼 2 ~ 3 次，为了达到最佳的锻炼效果，每次需要 15 ~ 30 分钟。

Q: 推拿按摩可以代替肩关节锻炼吗? 肩周炎会复发吗?

肩周炎患者出现肩痛时，很多人习惯借助推拿按摩代替肩关节锻炼，以舒缓肩周炎疼痛。在推拿和按摩过程当中，对肌肉粘连、松解会有好处，可以起到缓解疼痛的作用，但并不能根除肩周炎。需要提醒的是手法过重也可能会导致肩关节周围韧带的损伤。推拿和按摩对于肩关节是被动锻炼的一种手段，不能代替肩关节主动锻炼。治愈后保持正确的生活方式，在治愈肩周炎后一般不会复发。

Q: 肩周炎患者在日常生活中有哪些需要强调的吗?

肩周炎明确诊断后，一定要尽早缓解疼痛，可以理疗、针灸，适度按摩，痛点封闭，出现持续性的疼痛建议服用非甾体类抗炎药物，症状严重、非手术治疗无效时可以采用麻醉下关节镜下粘连松解，关节腔药物注射，无论病程长短，疼痛轻重，所要强调的是肩关节每日都要进行主动活动，活动的力度以不导致剧痛为限，并强调不能使用三角巾悬吊上肢来局限肩关节活动。

第六节　　泌尿系结石

Q: **什么是泌尿系结石?**

泌尿系结石也称为尿石症，包括肾结石、输尿管结石、膀胱结石、尿道结石，最常见的是肾结石与输尿管结石。大多数尿结石含有钙，所以在 X 线片上能看到，叫阳性结石；少数结石是尿酸结石，在 X 线片上看不到，就叫阴性结石。

Q: **泌尿系结石有什么危害?**

结石很小时不易察觉，随着结石体积的增大，引起尿路梗阻，继而会引起肾脏积水、肾功能受损、尿路感染，严重者可导致尿毒症。患者可能会出现肾绞痛、血尿、发热等症状。

Q: **在结石早期，患者可能没有任何不适感，怎样才能知道自己是否患有泌尿系结石呢?**

泌尿系结石可以损害肾功能，因此，建议大家每年都要进行体检，泌尿系统彩超检查是发现泌尿系结石简便又实用的方法。

Q: **泌尿系结石和什么有关?**

饮食与泌尿系结石的发病有一定关系，但不是决定性因素。泌尿系结石发病主要和地域水质、生活习惯、泌尿系本身的解剖结构有关，还和患者自身的感染因素或者创伤性因素有关。如果想通过饮食来控制泌尿系结石，最好是杂食、营养均衡，但最关键的还是要多喝水，多喝水是预防结石的最有效方式。

Q: 输尿管的三个狭窄分别在什么部位?

输尿管的三个狭窄分别位于肾盂和输尿管连接部、跨髂动脉处、输尿管末端,常因结石梗阻出现疼痛症状。

Q: 哪些泌尿系结石需要碎石治疗?

一般直径小于 0.4 cm 的结石大多可以自己排出来,不需要碎石。如果结石直径大于 0.6 cm,自己排出来的可能性较小,一般都需要进行体外冲击波碎石治疗或腔内碎石治疗。

Q: 目前治疗泌尿系结石都有哪些方法?

治疗泌尿系结石的方法主要有:①饮食治疗,如多饮水、少吃海鲜及动物内脏、减少补钙量等;②运动、体位治疗,如跳绳、跳楼梯、练倒立等;③药物治疗,如利尿剂、扩张输尿管药物、溶石药物等。这些保守治疗措施主要适用于较小的结石或者作为碎石的辅助治疗。

Q: 体外碎石可以治疗哪些结石?

体外冲击波碎石是目前广大患者熟知的一种治疗,痛苦小,治疗效果好。但是一般针对小结石,大结石要么效果不好,要么有形成"石街"堵塞输尿管的危险。

Q: 腔内碎石治疗有哪些?

包括经皮肾镜、输尿管镜、膀胱镜下的碎石治疗,是目前治疗大结石、体外碎石无效时的主要治疗方法。

Q: 泌尿系结石可以行开放手术治疗吗?

可以,开放手术就是传统的开刀手术,不过因为创伤很大,现在已经逐步淘汰。

Q: 什么是钬激光碎石治疗?

钬激光是一种稀有元素钬激发的激光,是目前外科领域尤其是泌尿外科领域应用较多的激光,可以通过光纤将其引入体内将结石击碎。

Q: 钬激光碎石治疗的优势?

适用于各种结石,不论是硬的还是软的,含钙的还是不含钙的。

结石击碎后呈粉末状或者细沙粒状,易于排出。

光纤细,大概几根头发丝粗细,可以通过微创的方式进行治疗,对人体组织损伤小,治疗后恢复快。

Q: 钬激光碎石是通过哪些手术方式进行的?

钬激光碎石必须通过经皮肾镜、输尿管镜、膀胱尿道镜等进行,使用大概几根头发丝一般细的光纤,将钬激光导入体内,击碎结石。经皮肾镜是在皮肤上打个洞,建立从皮肤到肾脏的通道,然后用钬激光击碎肾结石及输尿管上端结石;而经输尿管镜和经膀胱镜则是通过尿道、输尿管这样的自然通道来碎石。

Q: 哪些患者不适合经皮肾镜、输尿管镜、膀胱尿道镜行碎石手术?

①有未控制的心脏病、高血压、糖尿病、脑梗死、心肌梗死等内科疾病的患者;②有严重出血性疾病的患者;③正在急性感染期的患者;④因为精神问题不能配合的患者。具体需综合病情评估后再行决定。

Q: 得了结石应该怎么办?

如果有泌尿系结石、肾绞痛可以就医,给予解痉、止痛治疗。可采取拇指压向患者骶棘肌外缘,第三腰椎横突处指压止痛,或是中医针刺肾俞、志室、三阴交穴位治疗。非手术治疗方法包括大量饮水,口服中草药治疗,加强运动排石以及体外冲击波碎石治疗。如以上非手术治疗方法无效,应考虑手术治疗。

Q: 肾结石能通过手术取干净吗?

现在手术治疗的肾结石多采用两种或三种技术联合治疗,可提高结石的清除率,但所有的体内微创碎石技术均无法完全避免结石残留,部分患者需要二次手术进一步清除残石。

Q: 经皮肾镜手术有哪些风险呢?

经皮肾镜手术虽然属于微创手术,但由于需要穿刺扩张血管丰富的肾脏,手术中和手术后存在出血的风险，出血严重者需要行介入栓塞止血，必要时需要开放手术探查止血。另外，还有感染、内脏损伤等风险。

Q: 泌尿系结石能引起肿瘤吗？

结石的长期刺激可诱发肿瘤，且多为恶性程度很高的鳞状细胞癌，有时结石手术过程中也会发现肿瘤，可以及时治疗。

Q: 结石治疗后容易复发吗，怎样预防？

结石虽然容易治愈，但也容易复发。结石成分分析对预防结石复发至关重要，可为结石患者提供生活习惯和饮食结构方面的个性化指导，从而达到预防和减少结石复发的目的。

预防措施主要是大量饮水、多运动，少吃海鲜、动物内脏，不过量补钙，部分患者还需要治疗原发病，如痛风会引起尿酸结石，甲状旁腺功能亢进会引起尿钙过高，代谢性疾病引起胱氨酸结石。

Q: 梗阻性泌尿系结石的原因及治疗？

梗阻性泌尿系结石可能是因为结石比较大，或者位于特殊部位，导致排尿不畅，引起肾积水，从而影响肾功能。一般通过体外碎石或者腔镜激光碎石取石治疗。

Q: 泌尿系结石患者日常注意事项有哪些？

泌尿系结石患者应该避免辛辣刺激性食品，多吃一些富含维生素的食品，平时要多饮水，保持每日尿量在 2000 mL 以上。易患结石的患者，根据术后结石成分的不同，接受不同的饮食指导。

Q: 草酸钙结石患者要注意什么？

草酸钙结石患者要少吃萝卜、菠菜、苋菜、芹菜、莴苣、竹笋、土豆、豆制品、可可、巧克力、红茶、酸梅汤、可乐、啤酒，以及维生素 C 含量高的食物如柑橘、柠檬、西红柿、草莓等。

Q: 含钙结石患者要注意什么?

尿路结石约 70% 为单独草酸钙或和其他钙盐为共同主要成分,但研究发现普遍推荐的限制饮食中钙含量的做法,不能减少结石的发生,反而促进肠道草酸盐的吸收和引起高草酸尿,从而促进结石形成。患者应减少高草酸食物,如菠菜、豆类、葡萄、可乐、茶叶、橘子、番茄、土豆、李子、竹笋等摄入,养成多喝水的习惯以增加尿量,平时多活动,可以进行散步、慢跑、原地跳跃,帮助预防结石复发。

Q: 尿酸结石患者要注意什么?

患者应少吃蛋白质含量高的食物,如猪肉、牛肉、鸭肉、鹅肉、动物内脏、盐渍或油炸食品、青鱼、沙丁鱼、带鱼、肉干、蛤、蟹等;少吃菠菜、各种豆类、菜花、龙须菜及薹类等蔬菜;少摄入酒、浓茶、咖啡、可可等;强烈的香料及调味品尽量不用。

Q: 泌尿系结石的治疗和预防应注意哪些?

泌尿系结石是常见病、多发病,且发病率逐年增加,早发现、早治疗,切勿错过最佳治疗时机,才能获得良好的治疗效果。另外,有针对性地进行饮食、药物及生活习惯等方面的预防,规律复查,防患于未然同样重要。

第七节　前列腺增生症

Q: 什么是前列腺？

前列腺是男性身体较为脆弱的部位之一，位于盆腔，膀胱出口的下面，像哨兵一样守卫着膀胱，这也决定了前列腺的重要性，它与日常排尿关系密切，同时是男性特有的腺体，大小、形状像胡桃，大约重 20 g。

前列腺的主要功能如下：①具有外分泌功能。它可分泌前列腺液，是精液的重要组成成分，对维持精子正常功能具有重要作用，对生育非常重要。前列腺液的分泌受雄激素的调控。②具有内分泌功能。前列腺内具有丰富的 5α–还原酶，可将睾酮转化为更有生理活性的双氢睾酮。双氢睾酮在良性前列腺增生症的发病过程中起重要作用，通过阻断 5α–还原酶，可减少双氢睾酮的产生，从而使增生的前列腺组织萎缩。③具有控制排尿功能。前列腺包绕尿道，与膀胱颈贴近，构成近端尿道壁，其环状平滑肌纤维围绕尿道前列腺部，参与构成尿道内括约肌，当发生排尿冲动时产生排尿过程。④具有运输功能。前列腺实质内有尿道和两条射精管穿过，当射精时，前列腺和精囊腺的肌肉收缩，可将输精管和精囊腺中的内容物经射精管压入后尿道，进而排出体外。

Q: 前列腺有多大？

前列腺有五叶、三带，五叶分为前叶、中叶、后叶、左叶、右叶，其中中叶和左右两个侧叶的临床意义大。中叶呈楔形，上宽下窄，位于尿道后面，在两侧叶、射精管和后叶之间，老年人往往中叶增大，将尿道后黏膜顶起，同时中叶更容易突入膀胱，成为排尿过程中的"拦路石"，引起排尿费力。左、右叶位于尿道的两侧，增大时从两侧挤压后尿道，当中叶、左右两侧叶增大时可使后尿道延长、变细、迂曲，排尿阻力增加，引起排尿困难。前叶为尿道与侧叶间狭小区域，相当于钟表 12 点区域，此叶多退化，临床上无重要性。后叶位于中叶后面、两射精管之间，后叶中央有一生理性中央沟，直肠指检可根据中央沟是否变浅或消失来判断前列腺是否增大，同时指诊也可筛查前列腺癌。行内窥镜检查看到的是中叶和两侧叶，前叶、后叶因解剖位置不容易看到。三带包括移动带、中央带、外周带，外周带是癌肿好发部位。

Q: 前列腺肥大是前列腺炎吗？

前列腺肥大是良性前列腺增生症，也是中老年男性排尿困难最常见的原因。前列腺随年龄增长逐渐增大，可压迫、延长、扭曲后尿道导致排尿困难；前列腺炎是由于前列腺受到微生物等病原体感染或某些非感染因素刺激而发生的炎症反应，可有前列腺区域不适或疼痛、排尿异常、尿道异常分泌物、性功能障碍等临床表现。

Q: 前列腺增生伴钙化怎么回事？

前列腺钙化是男性常见的前列腺病变之一，多发生在 20 ~ 40 岁。所谓钙化，在病理学上指局部组织中有钙盐沉积，可以是正常生理现象，也可以见于某些病理情况，如前列腺炎，通常认为前列腺钙化是前列腺损伤后瘢痕愈合的影像学表现。前列腺钙化应与前列腺结石相鉴别。前列腺结石多发生于 50 岁以上老年患者，结石多位于前列腺腺管内及腺泡中。

Q: 为什么前列腺会随年龄增长而增大，而不是萎缩？

在人的一生中，随着年龄的变化，前列腺也发生各种各样的变化，其中男性 10 岁以前，前列腺很小，腺体组织尚未完全发育；10 岁以后的青春期，前列腺腺泡随着睾丸发育形成，24 岁时达高峰；45 ~ 50 岁开始，由于尿道周围的前列腺腺体开始增生，压迫外周区形成前列腺外科包膜，当增生到一定程度，压迫了尿道，引起排尿困难的一系列症状。

Q: 前列腺液有什么功能？

前列腺液为精液的一部分，约占精液的 15% ~ 30%。前列腺液具有保护、增强精子活动及润滑尿道等作用。如慢性前列腺炎时前列腺液增加，使单位精液中的精子数减少，导致不育。同时，前列腺液中液化因子、前列腺液酸碱度、前列腺液质量均可导致男性不育。

Q: 前列腺增生症有哪些临床表现？

前列腺增生症的临床表现可分为三大类：一是储尿期症状，包括尿频、尿急、夜尿、急迫性尿失禁；二是排尿期症状，包括尿踌躇、尿等待、尿细、排尿困难和尿滴沥等；三是排尿后症状，包括排尿后尿滴沥、排尿不尽感。同时，前列腺增生临床进展后会出现膀胱结石、尿路感染、无张力膀胱、尿失禁、氮质血症（最终损害肾功能）、肉眼血尿、急性尿潴留。

Q: 有哪些原因可以导致排尿困难？

前列腺增生症：前列腺组织增生后压迫后尿道，极易出现排尿困难、尿潴留等现象。

前列腺癌：前列腺占位性病变会压迫后尿道，导致尿道狭窄、尿流阻塞、排尿困难、尿潴留。

膀胱肿瘤：主要表现为无痛性肉眼血尿，血尿严重时容易形成血块，堵塞尿道口时发生排尿困难、尿潴留。

神经源性膀胱：患者因长期卧床或者神经损伤导致膀胱逼尿肌无力，进而出现排尿困难。

尿道损伤：会引起排尿困难、尿潴留等。

其他：主要包括休克、心力衰竭、脱水导致血容量减少，可致无尿。

Q: 如何诊断前列腺增生症？有哪些检查可以帮助诊断？

以下尿路症状为主诉就诊的 50 岁以上男性患者，首先应该考虑良性前列腺增生的可能。但同时需要询问一些特异性的病史，包括血尿、尿路感染、糖尿病、神经系统疾病、尿道狭窄、尿潴留和因感冒或者用药后症状加重的情况。病史询问包括下尿路症状特点、持续时间及其伴随症状；手术史、外伤史，尤其是盆腔手术或外伤史；既往史和性传播疾病、糖尿病、神经系统疾病病史；药物史，可了解患者目前或近期是否服用了影响膀胱出口功能的药物。国际前列腺症状评分标准的测定可以判断前列腺增生患者症状严重程度，结合生活质量指数评分表，了解患者对其目前下尿路症状水平伴随其一生的主观感受。体格检查包括必要的直肠指诊和局部的神经系统检查。辅助检查中尿常规可以确定患者是否有血尿、蛋白尿、脓尿及尿糖等；血清前列腺特异性抗原检测可以鉴别前列腺增生和前列腺癌；超声检查可以了解前列腺形态、大小、有无异常回声、突入膀胱的程度及残余尿量；其他还有压力-流量尿流动力学检查及膀胱尿道镜检查。

Q: 彩超能查出前列腺炎吗？

前列腺炎是男性最常见的疾病，主要发病原因可分为感染因素、化学因素、免疫因素。感染因素中，细菌性前列腺炎最常见的致病菌是大肠埃希菌、葡萄球菌、链球菌。非细菌性前列腺炎可能与支原体、衣原体感染有关，以及尿液逆流导致逆行性泌尿道感染。主要临床表现包括：①疼痛或不适症状，疼痛部位为会阴部睾丸、小腹、后尿道、腰骶部、肛门、腹股沟、阴茎龟头处；②以尿频、尿不尽、尿滴沥、尿痛、尿急、排尿困难为主；③性与生殖症状，晨起或大便时尿道口流出少许稀薄、乳白色分泌物，或伴有遗精、早泄、射精障碍，性欲减退；④精神症状，神疲乏力、精神抑郁、记忆力减退、自信心下降等。出现上述症状时可通过腹部彩超检查出前列腺炎，但仍需经过直肠指诊、前列腺液常规检查明确类型。

Q: 什么程度的前列腺增生需要手术？术后生活中需要注意什么？

①中－重度增生并已明显影响生活质量，尤其是患者药物治疗效果不佳或拒绝接受药物治疗；②反复尿潴留；③反复血尿，药物治疗无效；④反复泌尿系感染；⑤膀胱结石；⑥继发性上尿路积水，伴或不伴有肾功能损害；⑦合并腹股沟疝、严重的痔疮或脱肛，临床判断不解除下尿路梗阻难以达到治疗效果；⑧膀胱憩室的存在并不是绝对手术指征，除非伴有反复尿路感染或渐进的膀胱功能障碍。以上均为手术适应证。

术后给予保留导尿、膀胱冲洗，适当增加营养可以加快患者术后恢复。喝萝卜汤有助于患者通气、通便，使胃肠道尽快恢复；当胃肠道恢复且通气、通便后，可以喝鱼汤等有营养的汤，能增强体质、增加营养，有助于患者的恢复。同时，术后注意避免便秘、强迫排尿，勿久坐，否则会导致前列腺伤口出血、伤口延迟愈合。

Q: 治疗前列腺增生的药物有哪些？前列腺增生手术方式有哪些？

前列腺增生一般是由炎症所引起，所以在治疗的时候可以使用消炎杀菌的药物，比如头孢拉定、头孢拉唑、左氧氟沙星、环丙沙星等；另外，还可以使用坦索罗辛、非那雄胺、多沙唑嗪等药物治疗；前列腺肿瘤患者一般需要使用比卡鲁胺、阿比特龙等抗药物雄激素。目前前列腺增生手术方法有经尿道前列腺切开术、开放性前列腺摘除术、经尿道激光手术、经尿道前列腺电气化术、经尿道前列腺等离子双极电切术、经尿道等离子前列腺剜除术。

Q: 前列腺炎患者能喝药酒吗?

前列腺炎患者是不能喝药酒的，因为药酒没有治疗效果，相反很容易延长或加重病情。感染性前列腺炎患者需要服用消除炎症的中药、西药，还可配合磁疗、水疗等物理疗法。另外，在日常生活中需要注意以下几点：①注意卫生，克服不良的性习惯，适当节制房事；②尽量减少对会阴局部的压迫，如不穿紧身裤、骑自行车时间不宜太久；③戒除烟酒及忌食辛辣刺激性食物；④平时多饮水、多排尿，以利于炎性分泌物的排出；⑤积极参加体育锻炼，增强体质。

Q: 前列腺增生症患者进行性生活会加重病情吗? 小便刺痛是怎么回事?

好多人认为性生活会加重前列腺增生，因此禁欲，但目前没有证据证明性生活与前列腺增生有关。有的人在小便时感觉很痛，其疼痛程度有轻有重，常呈烧灼样，重者如刀割样，轻者如针刺样。小便刺痛指排尿时感到尿道、膀胱和会阴部疼痛，常见于尿道炎、前列腺炎、前列腺增生、精囊炎、膀胱炎、尿路结石、膀胱结核、肾盂肾炎。临床上男性小便刺痛大多数是因生殖系统感染，不注意个人卫生所致。

Q: 小便次数多少为正常? 小便中有白色絮状物是怎么回事?

一般正常情况下，白天排尿4~6次，夜间0~2次，次数明显增多称为尿频。在生理情况下，如大量饮水、吃西瓜、喝啤酒，由于进水量增加，通过肾脏的调节和滤过作用，尿量增加，排尿次数亦增多，便出现尿频；急性膀胱炎、结核性膀胱炎、前列腺增生、前列腺炎、尿路结石、膀胱占位性病变、精神神经性尿频均可导致小便次数增多。如果尿液中有白色絮状物，就很有可能是尿路感染，尿路感染的患者通常伴有排尿困难，同时伴有前列腺炎的症状，但要先除外循环障碍淋巴液从尿液中排出，此时需要及时就医进一步检查。

Q: 腹股沟疝与前列腺增生症有关系吗？

前列腺增生症是一种中老年男性特有的病症，它会使泌尿道发生不同程度的梗阻，影响排尿，不仅给生活带来极大不便，精神上造成痛苦，甚至会直接威胁肾脏功能，给健康带来严重的危害，严重的甚至会危及生命。腹股沟疝是由于老年人肌肉松弛，弹性降低，腹壁肌肉薄弱和（或）腹腔压力大引起的腹腔脏器脱出体表之外。前列腺增生的患者因排尿费力，每次排尿都要增加腹压憋气几次才能排出，故极容易导致疝气反复脱出或嵌顿。故治疗疝气前应先积极治疗前列腺增生、慢性咳嗽、习惯性便秘等疾病。

Q: 做了前列腺肥大的手术后会漏尿是什么原因？

前列腺肥大又称前列腺增生症，是老年男性常见病，保守治疗无效的情况下，通常会选择手术治疗。手术后漏尿一般是暂时性的，1～2周后可自行缓解，也可通过提肛肌和膀胱颈部肌肉的收缩锻炼来恢复正常，但需要一定的时间。同时，想要预防术后漏尿，首先应多饮水，每日建议饮水量为2000～2500 mL，以便冲刷尿道，防止尿路感染；其次是加强会阴部护理，避免压疮的发生；再次可进行提肛肌收缩训练，以协助尿道括约肌功能的恢复；最后可结合电磁物理治疗仪，促进盆底肌功能的恢复。

Q: 因各种原因需长期造瘘或留置导尿管后的注意事项？

前列腺增生症、尿潴留患者及全身基础疾病多、体质差、不能耐受手术创伤的患者需要长期留置导尿管或膀胱造瘘管。要加强对管道的护理，妥善固定导尿管，保持导尿管通畅，卧床患者翻身时注意勿使导尿管脱离、扭曲、压迫、堵塞及尿液逆流；同时注意观察尿道外口或造瘘口处有无血液及其他渗出物，及时更换局部敷料；对尿道外口或膀胱造瘘口清洁消毒，每日2～3次，每周更换引流袋1次，每2～4周在严格无菌技术操作下更换导尿管1次；每日大量饮水以冲洗泌尿道，避免进食辛辣刺激性食物；观察尿液色泽，必要时行膀胱冲洗；定期挤压引流管，防止血块堵塞；留置导尿管期间出现膀胱痉挛、下腹部疼痛、漏尿等症状时，可口服琥珀酸索利那新片对症治疗。

Q: 男性前列腺手术后应该如何进行凯格尔运动训练？

男性的耻骨肌（PC肌）位于阴囊与肛门之间，它可以控制男性的勃起活动。凯格尔运动又叫 PC 肌收缩运动，具体方案如下：①第一节包括三组练习。首先迅速收缩、放松盆底肌肉，每次持续 10 秒，连续做 3 组，每组间隔 10 秒；然后每次持续 5 秒，每组间隔 5 秒；最后紧缩盆底肌肉，维持 30 秒，做 3 组，每组间隔 30 秒。这一套练习应坚持一周，每天都练。②第二节训练首先是收缩盆底肌肉，坚持 5 秒，然后放松，一共做 10 下，每组 10 次，做 3 组；再次不规则地收紧并放松盆底肌肉，每次数 10 下，做 3 组；最后紧收肌肉，尽可能久的坚持，以 2 分钟为上限。这一节训练应坚持一周。③第三节首先是重复收缩、放松盆底肌肉，共 30 组，慢慢增加到 100 组；然后尽可能久的收紧，做 30 组，每组间隔 30 秒。④第四节是巩固练习。首先收紧盆底肌肉，至少坚持 2 分钟，然后放松，组数不限，但最好是尽可能久的练习。以上凯格尔运动训练不受地点、时间限制，站卧位都可以，且动作非常简单，容易掌握。

Q: 男性排尿有讲究吗？

不少人对排尿这件每天都会做的事不屑一顾。但排尿事小，却关系着健康。在 40 岁以上男性中，有 16% 的人有排尿困难、尿频的问题。有研究发现，长期患有尿液排空障碍，尿液中的致癌物质长期积累会侵害膀胱肌肉纤维，破坏细胞，促发其癌变，且膀胱内长期存留尿液，令膀胱压力上升，很可能导致肾功能受损。另外，排尿也要按正确的方法，尤其是男性，不管有无尿意，都应增加排尿次数，建议每小时排尿 1 次，老年男性最好蹲下排尿。

Q: 男性正确的排尿方式是什么？

定时排尿：中老年男性最好每小时排尿 1 次，不管有无尿意，可有效减少发生膀胱癌的危险。同时，浓度偏高的尿液会对前列腺产生刺激，所以男性应多饮水，稀释尿液浓度。

排出余尿：因男性尿道较长，很容易出现排尿不净的情况，以至于造成尿路感染。故男性在小便后应用手指挤压一下阴囊与肛门之间的会阴部位，可排出残余尿液，这对前列腺炎患者颇有好处。

勤做提肛动作：长期坚持做提肛动作会增强会阴部肌肉和尿道肌肉的收缩力，促进残余尿液尽快排出。

蹲位排尿：下蹲排尿可使人体出现一系列的肌肉运动及其相关反射，加速肠道废物排出，缩短粪便在肠道的停留时间，减少肠道对致癌物的吸收，同时，老年男性在晚上起夜时为避免出现排尿性晕厥，也应采取蹲位排尿。

性生活前后都要排尿：有些男性在性兴奋期间，因膀胱括约肌呈高度紧张状态，性交后 6～10 个小时都不排尿，伴有尿潴留的出现，对健康危害大，所以在性生活前最好排尿 1 次，性交后也尽力排尿 1 次，既可预防尿路感染，又可维护括约肌和逼尿肌的功能。

排尿后别立即坐下：因男性解剖结构特殊，排尿后尿道内括约肌会收缩闭合，使前列腺部的尿道形成一个闭合的腔。如果排尿后马上坐下，会加大闭合腔内的压力，造成残余尿液反流，引发前列腺炎，所以建议男性在小便后站立 3～5 分钟，然后再坐下。

第八节 顽固性便秘

Q: 什么是便秘？

便秘是指表现为粪便干燥、排出困难、排便次数减少、排不净感、排便间隔超过 2 天的一个多项目症状群。根据我国流行病学调查，便秘发病率为 9% ~ 15%，其中 28% ~ 50% 为老年人，便秘会影响老年人的身体功能，可诱发心脑血管疾病、粪块梗阻性肠梗阻，增加肠道肿瘤的发病率。

Q: 便秘由哪些因素造成？

从病因学可分为器质性便秘和功能性便秘。

1. 器质性便秘：是指由于脏器的器质性病变，如消化道疾病、内分泌代谢性疾病、药物及化学品中毒、神经系统疾病等所致的便秘，如肠粘连及不完全性肠梗阻的患者均可发生便秘，这种便秘属于器质性便秘。

直肠前突：指女性直肠阴道隔薄弱，排便时在粪便的压迫下向阴道凸出，从而引起便秘。

直肠黏膜内脱垂：又称直肠内套叠，指直肠黏膜松弛下垂堆积在直肠壶腹部，影响粪便顺利通过，通常与直肠前突或盆底肌痉挛综合征同时出现，多见于老年女性。

会阴下降综合征：正常情况下肛管上端在耻骨联合与尾骨连线处，用力排便时肛管高于该线 3 cm 时即影响大便的排出，称为会阴下降综合征。长期过度用力排便，使盆底肌薄弱，张力降低，肛管直肠角度变大，可能是其主要原因。

盆底肌痉挛综合征：耻骨直肠肌出现痉挛，外括约肌不能放松，使肛管直肠角变小，肛管痉挛，造成出口阻塞，引起排便困难，一般认为这是正常肌肉的功能失常所致。

耻骨直肠肌综合征：因耻骨直肠肌痉挛性肥厚，致使盆底出口处梗阻，出现排便障碍。多与局部炎症、滥用泻药有关，以便条细、便次频繁、排便时间长（1 ~ 2 小时）、排便时肛门或骶部疼痛为特征。

孤立性直肠溃疡综合征：直肠内有一个或多个溃疡面，或有息肉样病变，或有局限性炎症，常因缺血、外伤、感染引起。这些症状可致肠管痉挛，产生便秘。

2. 功能性便秘：是指由于生活规律改变、情绪抑郁、不良饮食习惯、不良排便习惯、药物作用等因素所致的便秘。

情绪紧张、忧愁焦虑引起大脑皮层和自主神经功能紊乱，导致便意消失。

肠道运动迟缓，内分泌失调。

肠道运动亢进，副交感神经异常兴奋导致肠道痉挛性收缩。

肠道受到刺激不足，如饮食过少或食物中纤维素和水分不足。

排便动力缺乏，多因年老体弱、久病、产后致使膈肌、腹肌、肛提肌收缩力减弱。

肠壁应激性减弱。因腹泻或久服泻药引起肠壁应激性减弱。

铅、砷、汞、磷中毒。长期使用碳酸钙、氢氧化铝、阿托品药物影响肠蠕动。

水电解质失调，如失血、发热、呕吐、下痢引起脱水。

Q: 便秘有哪些临床表现？

便秘的主要症状是排便次数减少、粪便干结及排便困难，还可能伴有腹部胀痛、食欲减退、疲乏无力等。排便次数减少指一周内排便次数少于 3 次。

Q: 便秘的检查项目有哪些？

现代医学对便秘开展了针对性的检查项目，除了血常规、便常规、隐血试验和必要的生化检查外，常规进行肠镜检查、X 线钡剂灌肠造影检查有助于除外肠道器质性病变。

胃肠传输试验。令患者吞服适量不透 X 线的标志物后，相隔一定时间，间隔拍摄腹部 X 线片，并计算排出百分率。正常情况下，48 ~ 72 小时大部分标志物可排出，24 ~ 48 小时一半的标志物可通过，根据其分布区域可以做出是否是慢传输型便秘的判断。

直肠肛门压力测定。应用多导测压管插入患者肛门，分别测定肛门括约肌的静息压、收缩压和用力排便时的松弛压，同时可以测定有无肛门直肠抑制反射活动等。用于评估肛门括约肌和直肠动力及感觉功能障碍，对出口梗阻型便秘患者诊断有帮助。

气囊排出试验。在直肠内置入一个充满气或水（50 mL）的囊后令受试者排出，无论取什么体位、蹲位、坐位、侧卧等，凡在 5 分钟之内不能将其由肛门排出即为异常。用于量化患者的排便能力，同时也用于区别慢传输型便秘与便秘型肠易激综合征。

排粪造影检查。在患者直肠内注入模拟"粪便"的造影剂，在 X 线下动态观察排便过程中肛门直肠的功能变化，并且拍摄照片，方便测量肛直角变化及盆底下降程度，测量前凸数据等，对出口梗阻型便秘的诊断有重要意义。

其他检查。①盆底肌电图：用于检测有无由肌源性病变影响而造成的便秘。②结肠压力测定：用传感器监测 24 ～ 48 小时结肠动力变化，判定是否有结肠无力，是否构成慢传输及对其定位。③超声内镜：了解肛门括约肌有无病理损害及受损部位。

Q: 什么是正常人体排便？

大家都知道，从食物进入口腔一直到变成粪便排出，大约需要 24 小时。食物的消化和营养物质的吸收在通过小肠时已经基本完成。大肠的主要功能是分泌大肠液，合成维生素，吸收水分、盐类，并将食物残渣形成粪便，排出体外。其中大肠液的主要作用是保护结肠黏膜和润滑粪便。便意和排便动作与结肠反射性蠕动有很大的关系。大肠有一种强烈的蠕动叫集团蠕动，每日发生 3 ～ 4 次，可驱使粪便进入直肠引起排便感觉。人们早晨起床时所产生的起立反射和早饭以后产生的胃肠反射，都可以促进大肠的集团蠕动，从而产生排便反射。因此，每日早饭后定时排便比较符合生理要求，这对于防治肛门直肠疾病，特别是预防痔疮的发生有重要的生理意义。

Q: 便秘用什么药物治疗？

便秘治疗遵循个体化的综合治疗原则，对于功能性便秘，需要特别注意恢复正常的肠动力和排便的生理功能。一般轻度的功能性便秘经过饮食习惯调整、排便指导，多数可以缓解。有一部分患者需要短时间的药物治疗。对于中、重度的便秘患者，药物治疗是重要的手段。对功能性排便障碍的患者，药物治疗也有一定的疗效。

治疗药物包括以下几类。

膳食纤维制剂：能够增加膳食中的纤维素，增加粪便的体积，加快肠道的传输，使排便的次数增加。代表药物有非比麸等。

容积性泻剂（膨松剂）：通过增加粪便中的水含量和固形物发挥通便作用。代表药物有聚乙二醇（福松）、舒泰清、乳果糖等。

渗透性泻剂：如不被吸收的糖类、盐类及聚乙二醇。盐类泻药在肠道内不能完全被吸收，聚乙二醇在肠道内不能被吸收，这些药物使水分渗入肠腔，增加粪便容量。

刺激性泻剂：通过刺激肠蠕动增加肠动力，减少吸收，达到治疗目的。化学刺激性泻药有蓖麻油、大黄、番泻叶、酚酞、双醋酚汀等，机械刺激性泻药（盐类泻药）有硫酸镁、硫酸钠（芒硝）。

促动力剂：作用于肠神经末梢，释放运动神经递质，拮抗抑制性的神经递质，或者直接作用于平滑肌，增加肠道动力，对慢传输型便秘有效。代表药物有 5-HT4 受体激动剂，如西沙必利等。

中成药：与刺激性泻剂类似。患者容易出现药物依赖、电解质紊乱等不良反应。长期使用可致黑变病，增加发生肠肿瘤的危险，应该避免长期使用。

滑润性泻药：如液状石蜡，是一种不被吸收消化的矿物油，只对肠壁和粪便起单纯润滑作用，因此能软化大便，服后随正常排便时间排出成形便。有时患者大便仅仅前端干时也可以应用液状石蜡加少量水作保留灌肠，在直肠乙状结肠的远端起到润滑作用。

便秘如何手术治疗？

目前多数学者认为便秘的手术治疗要十分慎重，必须认真分析患者的症状及需求。手术前尽量完善检查，得出明确的诊断后方可实施，如果盲目手术，不但不能取得良好的效果，还会造成不少后遗症。慢传输型便秘的手术方式为经腹部分结肠切除术；出口梗阻型便秘根据病变部位不同，分为以下三类。

直肠前突：手术方式有经直肠柱状缝合术、经阴道修补术、经直肠吻合器黏膜切除术（Starr 手术）。

直肠内脱垂：手术时做直肠黏膜下注射、直肠内固定术或经腹做直肠脱垂修复手术有助于固定松弛的直肠黏膜和盆底组织，消除因此引起的排便不畅及排便后肛门坠胀感。

其他可以通过手术治疗的引起出口梗阻型便秘的疾病还有肛裂、肛门狭窄、短节段性巨结肠、直肠子宫陷凹滑动痛等。

Q: 便秘患者的日常饮食有哪些需要注意？

过食葱蒜椒姜、烟酒等辛热之物可耗伤津液；常食油炸、爆炒、香脆之品易使大便干结。应停止偏嗜，配食适量水果，必要时服青麟丸早晚各 10 g，能清泻火毒、通利肠腑。

饮水过少。正常人每日饮水量在 1000 mL 左右，有些人整日不喝水，又无水果补充，因而大便燥结，出现便秘。

过食水果。一般水果含有果糖、果酸及维生素等物质，适量食用有补养身体、润肠通便之功。大量进食时因鞣酸相应增多（特别是柿子、桃子、枇杷等），反生收敛固涩作用。此时可用麻油 15 g，冲开水服下，即可缓解。

过食豆类，如蚕豆、扁豆、赤豆等。豆类有较好的健脾利湿作用，易生便秘者应少食或与其他润肠滑利之品配合食用。

Q: 便秘与精神心理因素有关系吗？

精神心理因素能够影响人的胃肠生理功能，自尊心强、性格外向的人排便频繁，便量较多，而便秘患者较正常人存在有更多的心理问题，其中焦虑和抑郁表现更为突出，而且生活质量也比健康人差。

精神心理问题不仅影响患者的生活，还会导致生理功能的变化，从而加重便秘的症状。这类患者可能会出现反常的耻骨直肠肌收缩，引起排便困难。一般工作压力大、紧张、焦虑和睡眠不足都会增加盆底肌群的紧张度，导致排便时肛管直肠的矛盾运动，从而引起便秘。便秘患者的心理治疗是很重要的一方面，通常以指导、劝解、安慰、鼓励、支持为主要内容，使患者正确对待情感困惑和心理问题。

医生应与患者建立良好的医患关系，取得患者的信任，帮助患者恢复信心，这样往往会取得良好的疗效。通过认知行为的治疗，让患者找出不良情绪产生的原因，并得到改善。指导患者多饮水、进食富含纤维的食物、多运动、养成定时排便的习惯等。

Q: 如何正确排便？

适机如厕：人类生理排便的时间是早晨起床及早饭后，这是因为起床时体位由平卧变为直立，在结肠产生起立反射，发生肠蠕动波。在早饭后由于食物进入胃肠使结肠产生胃肠反射，也发生肠蠕动波。两个蠕动波结合成为结肠的集团蠕动，也是促使粪便下移排出体外最强有力的蠕动，此时是生理上最佳排便时间。不吃早餐的人容易便秘。选择最佳的排便环境，舒适、安静、自己所熟悉的环境最好。排便时应避免外界的嘈杂、言谈话语的干扰，不要读书看报，应该专心致志。

不要忍便：当粪便进入直肠时，即出现排便急迫感，应恰时如厕，不要忍便，如果错过了最佳排便时机，粪便可随直结肠的逆蠕动返回乙状结肠，从而失去便意，丧失排便时机。

掌握怒挣技巧：一般情况下稀软便无须用力怒挣，稍加腹压即可排出。当粪便干燥、排出困难时，应采取有节律、短时间怒挣，使粪便不断前进入直肠，当便感强烈时，使用一次强力怒挣使之排出体外。每次怒挣的时间不宜超过3秒，过度的长时间怒挣是导致心脑血管疾病发作、出现如厕意外的重要原因。

不要久蹲，遇难则退。

没有便意和排便急迫感时不要如厕，为排便而排便：长时间的久蹲、用力怒挣是造成盆底下降、子宫后倾及出口梗阻型便秘等病、生理改变的重要原因。

蹲便器比坐便器更利于排便：在身体状况允许的情况下可选用，尤其是在肛肠手术后发生排便不畅时。蹲厕可有效利用最大腹压；有利于盆底出口和骨性出口的开放；有利于盆底肌松弛，可使排便的动作加大，有效排便；容易观察粪便的情况，如出血、粪便性状等。

Q: 排便有哪些小技巧？

必要的预备运动，如怒挣前间断的短时间收腹，有利于肠蠕动和粪便下移。

排便前腹部按摩，有助于肠蠕动。如用手掌按于腹部周边，顺时针按摩。

穴位按压，有助于产生排便感，如用右手四指（除小指外）呈矩形在脐周距脐两指的位置分上下左右四个点按压。

分别按压双手手指末端指甲两侧，交替进行，有助于产生排便感。

便前饮用大于 500 mL 的淡盐水，可促进肠蠕动。

久坐少动的办公室工作人员，每日两三千米的慢步行走是防止便秘、增加肠蠕动的最好办法。

　　某些特殊疾病的患者，如盆底下降、子宫后倾、肛门痉挛等患者，当发生排便困难时，适当改变体位对排便有利，如排便时身体前倾、用手指在肛门两侧按压、双手由双侧髂骨向下腹部推压按摩等动作可有助于排便。

　　正确的手抠排便法是解决老年性排便困难和直肠粪块嵌塞的必要手段。操作时应避免暴力，防止肠道组织损伤，排便时患者根据身体情况采用左侧卧位或者是蹲坐位，操作者示指戴上指套，涂油后伸入肛门直肠，必要时可预先向直肠注入少量液状石蜡。手指在直肠内由前向后将粪块驱至患者尾部，指尖稍弯曲固定粪便后稍向左右侧边旋转边向外移动，将粪块带出肛门外，反复多次操作直至直肠排空，操作时患者能够用力配合更好，手抠排便后，休息 1～2 个小时再行温盐水不保留灌肠。

第九节　老年性听力问题

Q: 什么是老年性听力损失?

早在两千多年前,《黄帝内经》即提出"年五十,体重,耳目不聪明矣"。Zwaardemaker 于 1899 年首次报道一例与年龄增加相伴的高频听力下降的患者,老年性听力损失的概念由此开始引用。但机体老化的个体差异极大,仅用年龄增长不能准确反映机体老化程度及听力下降程度。在目前看来,老年性听力损失使用"与年龄相关的听力损失(Age –related hear– ing loss)"一词更为确切,因为这一名词能够更好地表达出听觉敏度变化的主要原因和过程。

Q: 老年性听力下降的发病情况是怎样的呢?

一般 60 岁以后称为老年期,45 ~ 59 岁为老年前期,为预防提前衰老的各种不良因素,老年病学常把老年前期列入研究观测内容。1960 年,北京市耳鼻喉科研究所李琳对北京 576 名 20 ~ 79 名健康人进行听力普查发现,40 岁以下者听力正常,接近零级,40 岁以上者高频听阈随年龄增长而提高,以每年 1 ~ 1.5 dB 速度进展,50 岁以后 1000 Hz 以下低频听阈开始减退。美国国家健康中心统计资料显示,65 岁以上居民听力减退者占 72%。Sataloff 于 1987 年测试了 267 名 57 ~ 91.5 岁无噪声接触史,也无心脏病、糖尿病、全身疾病及用药史的老年人,结果 63 例有不同程度老年性听力下降的改变。Gilhom 于 1991 年报道伦敦和威尔斯两地 70 岁老年人纯音听力,发现在 80 岁以上老年人中,有听力损伤者在伦敦为 82%,威尔斯为 93%,认为老年听力下降与底层的社会经济状况和接触噪音有密切关系。

Q: 老年听障人士在生活中遇到的比较集中的问题和困难有哪些?

听得见,但是听不懂。

听到的声音混杂，不清晰。

辨别声音的方向存在困难。

在安静环境下听力没有任何问题，但是在嘈杂的环境下存在交流困难。

在一对一交谈的情况下交流没有任何问题，但是在几个人共同交谈时存在交流困难。

讲话者的语速太快时难以理解。

丧失参加社交活动的快乐。

Q: 老年人的听力健康需要关注吗？

老年人听力损失常常表现为：叫吃饭，听不见；打电话，听不清；看电视，音量开得很大；说话爱打岔，牛头不对马嘴；听力虽然减退，但非常惧怕噪声，在嘈杂的环境中与人沟通更为困难，有时会变得越来越孤僻。这些都是老年性听力减退的表现。听力障碍严重影响老年人身心健康，不仅直接导致沟通交流障碍，还会引发多种心理问题，极大地损害老年人的生活质量及家庭、社会功能。所以，做好老年人听力保健工作意义十分重大。

Q: 老年人听力受损会导致哪些问题？

很多人认为，老年人听力差是"天经地义"的事情，任其发展，不用管它，这种观点是非常错误的。虽然从生理上说，听力会随着年龄的增长而逐渐减退，大体上60岁后就会出现轻度（主要是高频）的听力减退。但实际上，老年人听力损失的首位原因并非是生理性衰退，而是由遗传和环境两大因素损害听觉系统的病理性变化。因此，我们应当积极防治这些致病因素，而非听之任之，放任不管。

目前对老年性聋的遗传基因已有较多研究，但尚不能用于临床实践，而对避免噪声、合理使用耳毒性药物、积极防治对听力有影响的全身性疾病如糖尿病、高血压、动脉硬化、肾脏病和自身免疫病等却是完全可以做到的。老年性听力减退者及早接受治疗干预可保留残存听力，避免听力进一步受损，保留残存听力对提高老年人的晚年生活质量非常重要。出现早期症状后要及早做耳科、听力和相关的全身检查，以便及时干预治疗。

随着人民生活水平和医疗保健水平的提高，人口老龄化已成为必然趋势。老年人听力减退使得声音信息接收量减少，听觉功能和肌肉的运动功能一样，用进废退。目前正在进行的老年性聋与阿尔茨海默病的相关性研究表明，随着老年性聋的发展、听觉功能的减弱，可能会加重脑萎缩，加速阿尔茨海默病的发生和发展。许多老年人听力下降后不肯倾吐苦衷，不愿意佩戴助听器，怕听不清楚给别人带来不便，怕影响子女的工作与生活，因而更加自闭，不愿与别人交流；因担心听不清别人说话，老年人的心理压力增加，继而出现猜忌、心情郁闷等现象；有的老年人性格也会变得孤僻、古怪，这样就易诱发阿尔茨海默病。

从老年人自身来说，勤学习、勤用脑是预防阿尔茨海默病的好方法。多关心时事，多与他人交流，多参加各类社会活动，都能有效防止阿尔茨海默病的发生。因此，老年人出现听力损失后要及早干预，尽早使用助听器或人工耳蜗等，通过多种手段进行听觉康复，从而享有健康、幸福的晚年。

Q: 老年性听力损失的原因有哪些呢？

老年性听力损失的病因除了人体衰老的原因以外，还有以下几个方面的因素。

遗传因素：遗传基因对于老年性听力损失发生的早晚和进展情况起到主导作用。一般认为具有家族耳聋史的老年人，他们的听力困难可能会出现的更早。

长期噪音接触：无论是工业噪声还是生活中的环境噪声（如鞭炮、吸尘器、除草机、过度放大的音乐等），如果长时间过度接触，都会对内耳的毛细胞造成不同程度的损伤，从而加速老年性听力损失的发生和发展。据相关调查，居住于偏僻地区的居民听力好于城市居民，特别是在65岁以上老年人中，他们大多都能保持较好的高频听力。其主要原因之一就是城市居民长期接触各种噪音。

慢性疾病：一些慢性疾病如冠心病、高血压、糖尿病等，都会影响内耳微循环，从而导致老年性听力损失的加速发展。

不良生活习惯：一些生活中的不良习惯，如吸烟、高脂肪饮食习惯等，会造成内耳血管的痉挛和狭窄，从而造成内耳微循环的障碍。听力损失程度与动脉硬化的轻重程度呈正相关。

性别因素：流行病学的调查发现，男性发生老年性听力损失的百分比要高于女性。同时，男性老年性听力损失的程度也比同龄女性更严重。这种现象可能跟女性组织耐受性较强有关。而且，男性接触噪音环境及沾染不良生活习惯的机会也比女性多。

其他因素：脑部外伤、病毒感染、耳毒性药物的长期服用都会对老年性听力损失的发生和发展进程产生影响。

Q: 老年性听力损失的病理改变是怎样的？

老年性听力损失的病理改变主要是由衰老引起的听觉器官的退行性改变，包括外耳、中耳和内耳的病理改变。其中，内耳的病理改变最明显，其主要病理改变可以归纳为两个方面。

神经方面的改变：包括内耳毛细胞的减少、螺旋神经节萎缩及听神经纤维和神经细胞减少。

代谢方面的改变：由于内耳微循环障碍导致血管纹变性、血小板聚集及红细胞淤滞。另外，代谢中的过氧化脂对听觉感受器中生物膜和毛细胞有直接损害。

除此之外，听觉中枢系统也会发生退行性改变。另外，老年听障人士的蜗神经核细胞数量大约只为青年人细胞数量的一半。

Q: 老年性听力损失有哪些临床表现？

双侧感音神经性耳聋：老年性聋大多是双侧感音神经性耳聋，双侧耳聋程度基本一致，呈缓慢进行性加重。

高频听力下降为主：听力下降多以高频听力下降为主，老年人首先对门铃声、电话铃声、鸟叫声等高频声响不敏感，逐渐对所有声音敏感性都降低。

言语分辨率降低：有些老年人表现为言语分辨率降低，主要症状是虽然听得见声音，但分辨很困难，理解能力下降。这一症状开始仅出现在特殊环境中，如公共场合有很多人同时谈话时，但症状逐渐加重，会导致老年人与他人交谈困难，老年人逐渐不愿讲话，出现孤独现象。

重振现象：部分老年人可出现重振现象，即小声讲话时听不清，大声讲话时又嫌吵。他们对声源的判断能力下降，有时会用视觉进行补偿，如在与他人讲话时会特别注视对方的面部及口型。

耳鸣：多数老年人伴有一定程度的耳鸣，多为高调性，开始仅在夜深人静时出现，以后会逐渐加重，持续终日。

Q: 听力的检查方法有哪些呢？

听力检查的目的是了解听力损失的程度、性质及病变的部位。检查方法甚多，一类是观察患者主观判断后做出反应的检查方法，称主观测听法，如耳语检查、秒表检查、音叉检查、听力计检查等，但此法常可因患者年龄过小、精神心理状态失常等多方面因素而影响正确的测听结论。另一类是不需要患者对声刺激做出主观判断及反应，可以客观地测定听功能情况的检查方法，称客观测听法，其结果较精确可靠，有以下几种。①通过观察声刺激引起的非条件反射来检查听力（如瞬目、转头、肢体活动等）。②通过建立条件反射或习惯反应来检查听力（如皮肤电阻测听、西洋镜测听等）。③利用生物物理学方法检查听力（如声阻抗 - 导纳测听）。④利用神经生物学方法检查听力（如耳蜗电图、听性脑干反应）。

Q: 如何诊断老年性听力损失？

年龄是诊断老年性听力下降的重要依据，症状多始于 50 ～ 60 岁，为双侧进行性听力减退、言语辨别能力差、听觉动态范围缩小，可伴耳鸣。

听力图上早期仅表现为高频下降，逐渐向中低频区扩展。

排除其他致聋原因。

Q: 怎么治疗老年性听力损失？

如果老年人确诊了听力损失，就需要进行及时、有效的干预，可以通过佩戴助听器或者植入人工耳蜗来帮助老年人恢复听力。对于使用助听器的患者，考虑到老年人可能存在手部灵活度下降、视力下降等情况，建议选择体积稍大、操作简单的助听器，如耳背式助听器，以便日常使用方便。对于重度及以上听力损失的老年人，韩德民建议，可以选择植入人工耳蜗。人工耳蜗包括电极、语言处理器、语言接收器 3 个部分，通过将电极植入耳蜗，将语言信号转化成电信号，电信号将刺激耳蜗中的毛细胞来帮助听力损失人群恢复听力。相比助听器，人工耳蜗的声音质量及灵敏度更具有优势。

老年性听力损失是可防、可控的，"早发现、早诊断、早干预"十分重要。韩德民院士强调：55 岁以上的老年人群需要定期进行听力筛查，如果出现轻度听力损失，可以通过健康生活方式、针对原发疾病治疗、康复训练及药物治疗等形式控制或者减缓听力损失的发展速度。此外，高血压、高血脂、脂肪肝、内分泌环境不稳定及肾脏功能不佳都是引起和加重老年性听力损失的因素，预防非常重要，可以通过定期体检了解自身健康状况，及时控制引发老年性听力损失的高危因素。老年性听力损失患者的家属需要关注老年人群的心理，在日常生活中给予其更多关注，在专业医生的指导下，早期进行有效的干预治疗。

Q: 怎样预防或是缓解听力下降呢?

养成良好的饮食习惯：老年人要特别注意营养，多补充锌、铁、钙等微量元素，尤其是锌元素，这些微量元素对预防老年性聋有显著效果。富含锌的食物主要有海鱼、鲜贝类等，经常食用对预防老年性聋很有好处。也可以选择服用一些富含多种维生素和微量元素的保健品。

保持情绪稳定：老年人的血管弹性差，情绪激动很容易导致耳内血管痉挛，如果同时伴有高血黏度，则会加剧内耳的缺血、缺氧，最终导致听力下降。我们可以选用具有活血化瘀等作用的银杏叶制剂、丹参制剂以改善微循环，达到保健和治疗的目的。老年人要尽量避免长期的噪声刺激，遇到突发性噪声时要尽快远离，以减少噪声对双耳的冲击和伤害。

戒烟、戒酒：尼古丁和酒精会直接损伤听神经，长期大量吸烟、饮酒还会导致心脑血管疾病的发生，致内耳供血不足而影响听力。

加强体育锻炼：体育活动能够促进全身血液循环，内耳的血液供应也会随之得到改善。锻炼项目可以根据具体身体状况来选择，散步、慢跑、打太极拳等都可以，但一定要坚持。

总之，我们在了解老年性听力损失特点的同时，还需要根据老年听障人群的实际困难和对听力康复干预的特殊要求，在听力康复的进程中制定出相对应的康复策略和康复计划。

Q: 为什么要增强老年人心理健康意识？

随着我国经济水平、科学技术水平和医疗卫生水平的不断提升，人民生活水平显著提升，人均寿命也逐渐提升。2020 年全国第七次人口普查数据显示，60 岁以上的老年人口数超 2.6 亿，占总人口数的 18.7%；65 岁以上老年人口数达 2 亿以上，占总人口数的 13.5%。由此，我国的人口结构已进入老龄化阶段，并且呈现规模加大、程度加深、速度加快的特点。积极应对我国人口老龄化，事关国家发展的全局，各级政府需要持续加强养老服务体系建设，扎实推进老年健康服务体系建设。公众对人口老龄化现象的认识也逐渐加深，解决好老有所依、老有所养、老有所安、老有所乐、老有所医、老有所为是社会文明程度的体现，也是社会和谐稳定发展的需要。

进入老年期可能面临退休、新的人际关系、子女独立、婚姻、家庭、疾病、死亡等一系列人生课题，拥有健康的身心是老年人适应并解决现实问题的基础。所以，关注老年人心理需求，引导老年人增强自立自强的意识，帮助老年人获得心理健康知识，增强老年人心理健康意识，让老年人获得促进自我心理健康的技能，有助于老年人树立积极的老龄观，适应老年生活。老年人既要养生健身也要养心护身，保持老当益壮的健康心态，才能享受高品质晚年生活，从而提高幸福感。

Q: 老年人心理健康的标准是什么？

1951 年美国心理学家马斯洛和米特尔曼在合著出版的《变态心理学》中提出正常人的健康心理标准，这一标准也适合老年人。

有足够的安全感。内心稳定，有安全感和归属感；自信，不过度依赖他人。无明显的抑郁焦虑、担心恐慌、痛苦悲伤。

充分了解自我。有独立的自我意识，了解自己，能自省，能对自己的能力做出正确而适度的评估，肯定并接纳自己，并客观对待他人的评价。

生活理想符合实际。根据自己的实际情况制定合理目标。为达到目标努力行动，能为自己的行为负责。

与周围现实环境保持连接。与周围的人或事物保持联系与接触，主动与人交往，参加社区活动，友善待人接物，利他付出、发挥余热。

能保持人格的完整与和谐。坚持学习，保持独立的人格，不断发展自我，培养健康的人格特质，如宽厚正直、诚实守信、主动热情、勇敢担当等。

善于从经验中学习。面对错误有正确的态度，在实践中不断积累经验。活到老学到老，坚持在学习与实践中提升自我。

能保持良好的人际关系。和谐融洽的关系能使心情舒畅，有助于身心健康。与人为善、平等尊重、真诚表达、注重人际关系的维护。

能适度地表达情绪和调整情绪。在不同的场景能够学会自我情绪的调节，让情绪处于和谐稳定状态。

在符合集体要求的前提下，能有限度地发挥个性。遵守伦理道德，具有自由意识，追求自我成长，丰富自我，充分发挥自我能力。

在不违背社会规范的前提下，能恰当地满足个人的基本需求。做守法公民，既不损人利己也不损公肥私，具备爱人爱己的能力，合理满足自我需求。

Q: 老年人常见的情绪感受有哪些？

随着身体功能与社会角色的变化，老年人的心理状况也随之变化。老年人心理表现同时受其个人的成长经历、文化程度、家庭人际支持、文化习俗等因素影响，可有以下情绪感受。

衰老无力感：老年人感知能力下降，意志衰退，对很多事心有余而力不足，会使其从精神上感到衰老。

孤独失落感：老年人容颜衰老，精力减退，有的罹患躯体疾病，有的因为退休交际圈变小，有的离婚或丧偶，在这种情形下如果缺乏好奇心与情趣，无所事事，精神无所寄托，孤独失落感会日益明显。

空虚无聊感：老年人退休后生活状态变得松散，事务比较少，有的老年人不愿学习和接受新事物，生活目标容易丧失，重复机械简单的日程，寡朋少友，这样容易产生空虚无聊感。

健忘怀旧感：老年人健忘是自然衰老的表现。尤其是行动不便的老年人经常独处，喜欢怀旧，谈论陈年旧事。有的老年人拒绝接受老年期精力衰减的状态，时常感叹岁月如白驹过隙，总是思念故人或旧日家乡，因而抱憾感伤。

焦虑抑郁感：老年期是人生旅途的最后一个阶段，此期会经历很多的丧失，比如权利、工作、财富、亲人、健康等。历经丧失又临近生命的尽头，有的老年人惶恐不安，有强烈的死亡焦虑；还有的老年人因病需人照顾，自认为是家人的负担、拖累家人，觉得生活是一种煎熬，因而产生悲观失望的想法；有的甚至陷入一种绝望的抑郁情绪当中。

了解老年人心理感受，提升老年人心理保健意识，学习维护老年人心理平衡技巧，使老年人懂得自我觉知心理状态，是老年人延年益寿的关键。

Q: 老年人的心理情感需求有哪些？

老年期是个特殊时期，老年人面对生活现实问题很容易出现一系列的心理问题。关照老年人心理、促进老年人心理健康的前提，就是要知道老年人心理情感需求有哪些。

情感需求。老年人退休后生活重心转向家庭，人际交往显著减少，会产生强烈的失落感与孤独感，他们渴望在情感上能够得到温暖与关怀，晚辈多探望、多陪伴、多耐心倾听、多满足他们的合理需求，会使老年人更容易应对晚年的危机。

自我尊重的需求。老年人很怕被社会抛弃，因为生理、心理功能的衰退，社会地位的变化，罹患疾病等因素都可能会使老年人自信心流失，从而对他人的言行举止变得敏感。所以在同老年人交往过程中要注意老年人的这种心态，以免挫伤他们的自尊心。为老年人充分发展个人的兴趣与爱好创造条件。鼓励老年人多做一些力所能及的事情，多动手，多动脑，活到老，学到老，老有所用，老有所为。使老年人精神有所寄托，人生价值得以体现。同时帮助老年人管理情绪，在与晚辈的交往时避免以老压小，要和睦相处，维持良好的人际关系。

陪伴、帮助和照顾的需求。随着身体功能的老化，活动与生活能力逐渐下降，老年人们渴望被照顾、帮助，这种需求如果得不到满足，他们就会产生焦虑、抑郁或者怨恨等消极情绪，甚至产生被遗弃感。尽可能地让老年人的生活更加便利，为老年人提供多方面的健康知识，定期带老年人体检，督促老年人合理锻炼身体，帮助老年人对抗疾病，这样才能增加老年人的安全感。

Q: 如何帮助空巢老人缓解焦虑、孤独情绪？

"空巢"是指老年人没有子女，或者子女在外地工作，再或者子女成人离家，只剩下老年一代人生活的家庭。空巢老人的心理健康问题非常突出，部分空巢老人的日常生活缺乏照料，缺少沟通，更没有安全感，往往容易产生焦虑不安、孤独失落、悲观抑郁等情绪，有的甚至会出现厌世念头。他们的心理状态已经成为社会普遍关注的一个问题。从以下几方面可以帮助空巢老人缓解焦虑、孤独的情绪。

精神慰藉。要认识到希望子女来探望这种心理需求是正常的。多数老人怕影响子女的生活和工作，不直接跟子女表达自己情感的需求，但是老人内心是需要孩子探望的。老人应加强与子女的联系和沟通，子女也要尽孝心常回家看看，关心老人的现在，就是在关心自己的未来。

减少依赖，独立自主。一方面老人看到子女成家立业，应为子女离巢感到欣慰，而不应该过度依赖子女，产生沮丧消极情绪；另一方面老人应将情感转向老伴，相互照顾；丧偶的老人可以考虑再婚或者结伴养老，使自己的感情得到寄托。老人要将自己的人生规划得好一点，参加一些力所能及的社会活动，重新实现自我，有一些自己的兴趣爱好，将注意点放在自己的生活上。

良好的社会性支持系统。老年人面对的问题有生活保障、日常照料服务、养老等。建立友好化社区，完善社区设施方便老人出行、建立老年人的活动区、组织成立老年社团、建设社区食堂，这些都是对空巢老人的有效支持，让空巢老人有更高生活品质。

Q: 丧偶老人的心理反应有哪些表现？

生老病死是无法抗拒的自然规律，对于相伴相随几十年的夫妻，丧偶对生者来说是最沉痛的情感打击，是影响身心健康的重大生活创伤事件之一。居丧是失去所爱的人以后产生的一种自然的心理反应。

Q: 居丧反应的表现有哪些？

身体不适：疲倦乏力、肌肉酸痛、头痛头晕、胸闷心慌、胃部不适、食欲下降。心情抑郁可导致高血压、冠心病、糖尿病、溃疡病等多种"心身疾病"或加重原有慢性疾病病情。

情绪波动：伤心痛苦、闷闷不乐、烦躁、易激惹、敏感多疑、孤独、内疚自责、绝望、沮丧等。

认知变化：注意力难以集中、反应变慢、记忆力减退等。

行为改变：社交退缩、懒言少语、睡眠障碍、哭泣、做噩梦、经常回忆往事等。

Q: 居丧经历的四个阶段是什么？

第一阶段，当事者表现麻木、否认或者不相信，拒绝接受亲人去世的事实。

第二阶段，认识到失去亲人已成为事实，感觉到痛苦、愤怒、焦虑，也可能会有罪恶感、内疚感、退缩或抑郁。

第三阶段，接受亲人已经死亡的事实，认识到自己的生活会从此发生改变。

第四阶段，化悲痛为力量，并为将来做好计划，寻找生活的意义，度过居丧期。

每个人的心理承受能力不同，会按自己的方式和时间度过居丧期，通常居丧反应在6个月内消失。

Q: 如何走出丧偶后的过度悲伤，避免引起身心障碍呢？

一是面对现实，接受生命的自然规律。失去伴侣确实悲痛，承认丧失，举行告别仪式或者纪念仪式。

二是接纳自己的情绪。认识到悲伤是正常的自然的反应，不过度压抑自己的情绪，向亲朋好友倾诉、在亲人挚友面前哭泣有助于情绪的发泄。也可将自己的思念之情用诗文、书信或日记等形式表达出来，以抒发情绪。要理性地劝慰自己，给自己时间疗愈，以活好自己的方式纪念逝者。

三是避免自责，转移注意力。当事者常常陷入内疚自责中，认为自己没有照顾好老伴，这种自责内疚的心理使老人情绪低落、意志消沉。建议转移注意力，把注意力转移到当下和将来的生活中。首先可以换个环境，比如到子女家生活一段时间；其次可以指导老人进行规律日常的生活，做一些力所能及的家务活；最后可以培养老人新的爱好，积极参与社交活动，比如参加一些书法、唱歌、舞蹈、旅游等集体活动，主动参加社会公益活动。

四是建立新的生活方式。老伴过世后，原有的生活模式被打破，应当重新调整生活方式，为避免触景生情，可以将家中的布置适当作个调整，给人以新的感觉；子女亲友要主动给予老人更多的陪伴和关怀，减少老人的孤寂无助感，使之逐步习惯新的生活；若老人有再婚之念，子女应理性地给予支持和帮助，因为再婚可以为老人建立新的依恋关系和填补缺失的安全感，有助于老人身心健康，也能有效减轻老人的丧失感与孤独感。

总之，老人的居丧期是一个艰辛的过程，不仅需要老人自身积极调适，子女亲友也要足够关注，为其提供帮助，老人才能安然度过这一时期。

Q: 如何正确看待老年人选择再婚？

随着我国人口老龄化规模加大，丧偶、离异的老年人逐渐增多，对这些老年人来说，是孤独地度过余生，还是应该去寻找属于自己的幸福呢？在传统观念里，老年人丧偶后就应独善其身。现在依然有多数年轻人对年老的父亲或母亲再婚持否定态度。大致原因有三：一是碍于传统的观念，感情上也不接受陌生人做自己的继父母；二是老年人财产日后的分割问题；三是老年人的赡养问题。老年人自身再婚也顾虑重重，一是社会舆论的责备，二是担心再婚后子女对自己的态度，三是财产问题如何解决，四是生活是否有保障、是否顺畅。

在多数情况下，老年人的婚恋和再婚能满足男女双方彼此亲密情感需求，陪伴度日能分享快乐，排解内心烦恼，生活上双方相互照顾、相互扶持，在精神上有所慰藉，有利于精神放松、消除孤独、增添生活的自信心。丧偶或离异的老年人再婚既是老年人的权利，也是老年人对晚年生活方式的一种选择。家庭和社会只能给他们提供参考意见。孤寡老人无论是再婚还是独身，都应该得到家庭和社会的认可。老年人再婚重组家庭不易，需要子女的理解，再婚关系到老年人的生活质量和幸福程度，这也是维护社会和谐稳定的一个重要方面。

Q: 为什么有的老年人愿意选择再婚？

渴望亲密关系。不少孤身老人过着独居或留守的生活，情感体验孤独寂寞。即使子女定期回来探望，但子女的情感、行为及周到的照顾均不可能替代伴侣的亲密关系。很多孤身老人经济独立，但衣食无忧的物质生活代替不了婚姻满足带来的安慰，缺少性爱情爱的慰藉，生活中也有很多难言的苦衷，不愿也不便让子女参与。具有亲密婚姻关系的老年人更容易心情舒畅。

隔代生活差异。有的孤身老人同子女生活在一起，但两代人或三代人之间存在明显差异的价值观，生活习惯不同，在情感、需求和行为方式上都有一定的差别，这会使老年人内心缺乏归属感，其精神心理的需求子女儿孙往往无法看到、理解和满足。

缺少亲情抚慰。有的老年人与子女之间关系比较淡，子女对其冷漠、不屑，甚至仇视，这让他们无法忍受，身边再没有个人互相照应，那连基本的生存需求或许都难以保障。他们渴望寻找到新的伴侣，另找家庭温暖，希望三餐四季有人知冷知热。

还有少数的孤身老人是因为中青年期离婚，当时年轻，要抚养教育子女，还有经济等原因没有再婚。到了人生晚年发现生活需要照顾，希望再婚。毕竟两人相互照顾比一个人孤苦伶仃应付生活要好。

Q: 老年人再婚的益处有哪些？

大量的事实证明，老年人只要妥善处理好再婚，对自身身心健康、家庭及社会均是有益的。应当尊重老年人自我选择生活的权利，从法律上予以保护，从道义上给予支持。

对老年人自身而言，再婚后生活上可以相互照顾，消除孤独寂寞感，增加生活兴趣和信心，使精神得到安慰，有利于身心健康发展。

对家庭而言，有利于减轻子女的负担。子女多数有自己的小家庭，老年人再婚后子女可以专心忙于自己的生活和工作。如果老年人再婚，不仅可以互相体贴照顾，身心健康精神愉快，还可以分担抚育后辈的任务，从而减轻子女挂念老年人的精神负担与生活负担。

对社会而言，有利于减轻国家对孤老者的负担。我国目前老年人养老问题还没有得到充分的解决，老年人养老服务中精神赡养的需求最强烈。如果有条件的丧偶老人能够再婚，可以使一些孤老者有新的归宿，可以减轻养老院和民政部门的负担，也有利于减少和防止嫌弃、虐待、遗弃老年人行为的发生。

Q: 如何应对死亡焦虑，从容的老去？

生命是条单行线，其尽头就是死亡。死亡是无法回避的自然规律。死亡焦虑就是面对死亡时充满恐惧和担心的体验及对经历死亡产生的焦灼感。死亡焦虑深深地藏在人类潜意识当中。

人们不愿意谈及"死亡"这个令人不舒服又害怕的话题。因为大家都知道死亡意味着生命的丧失，没有了生命力的欢愉，也不知道死亡后会发生什么。存在于人群中的死亡焦虑严重程度不一，很多时候死亡焦虑演变成症状干扰到正常生活，严重的可以出现躯体形式障碍、疑病症、焦虑症，甚至抑郁症等精神心理疾病。

老年人可以尝试以下方法应对死亡焦虑。

正视死亡，接纳生命的规律。经常提醒自己时光不可逆转，接受人的局限性，死亡是人生命历程的一部分，接受人必然会死的现实。

把注意力放在当下的生活。转化死亡的焦虑，珍惜活着的时光，在现实生活中感恩当下的拥有。

建立良好的人际关系。从良好的亲情、友情关系网络中获得人际支持的力量对抗焦虑。

Q: 老年人如何保持自我心理健康？

老年人保持心理健康要在规律作息、科学膳食的基础上，要有合理的认知，不要觉得人老不中用，应保持积极的心态，建立自主、自强、自信的观念。保持心理健康具体要做到以下几方面。

科学用脑。随着年龄的增长，人体器官开始衰退，大脑也是如此，大脑也需要锻炼。因此老年人要多动脑，可以学习一些技艺，如书法、绘画、养花养鸟，也可以打打牌、下下棋或者读书看报、写日记，这些活动都可以锻炼大脑，防止老年痴呆。

勤动手，多做事。动手做力所能及的事，自我照料，不仅可以锻炼肌肉的协调性，而且能预防大脑功能的衰退。同时，在完成一项动手做的任务时大脑会产生多巴胺，让人有愉悦感，提升人的自主感和自信心。

保持社会交往。老年朋友要保持一定的社会交往，结交新朋友，积极参加社区活动、兴趣小组等。这样不仅能获得新信息，保持大脑活力，还能得到更多的关怀和支持，排解孤独的情绪。

适量体育锻炼，多做户外运动。老年朋友可以根据自己的身体健康情况，选择合适的锻炼方式，如走路、登山、打拳、太极等。定期户外运动，呼吸新鲜的空气，晒太阳，既能活动肌肉、关节，又能促进脑部血液循环，帮助身体保持活力的同时缓解消极情绪。

情绪稳定，表达适度，沟通有效。生活中如果产生了不良情绪，长时间压抑会对人的身心健康有不利影响。老年人要学会敞开心扉，恰当地跟子女或者亲朋好友表达自己的内在感受，获得别人的帮助和理解。在日常生活中保持知足常乐的心态，对人不要期望值过高，在儿女的事情上不要参与过多，只要给予适当的鼓励、能力范围内的帮助即可。遵循顺其自然的生活原则。

第十一节　康复医学

Q: 什么是康复?

康复主要指采取包括医学、教育、社会、职业等一切有效的措施,来预防残疾的发生,使病、伤、残(包括先天性残疾)者已经丧失的功能尽快地、最大限度地得到恢复和重建。康复不仅是针对疾病,而是着眼于整个人,使其从生理上、心理上、社会上及经济上多方面进行全面康复,在帮助残疾患者努力去适应社会的同时,还能够调整残疾患者在社会环境中的心态,让其能够尽早地融入社会。

Q: 康复医学主要针对哪些人群?

康复医学服务的对象主要是因疾病和损伤而导致各种功能障碍或者能力受限的人群,包括残疾人、老年人、疾病损伤后人群、慢病人群及亚健康人群。

治疗可根据病种划分为脑血管病变保守治疗及术后康复、骨折保守治疗及术后康复、心肺康复、儿童康复、产后康复等。

老年人由于基础疾病多、身体结构退行性改变和患病风险提高,较青年人更加容易出现退行性疾病和意外,包括脑梗死、脑出血、脑外伤后遗留有肢体功能障碍、言语障碍、吞咽障碍、大小便失禁,以及颈椎病、膝关节骨性关节炎、腰椎病。

Q: 康复的工作内容和服务方式有哪些?

医学康复:是指通过应用医学的方法和手段帮助病、伤、残者实现全面康复的目标,包括药物、手术、物理疗法等治疗手段,是康复的首要内容和基础。

教育康复:即通过特殊教育和培训促进康复,包括对肢体残疾者进行的普及教育,对视力、听力、语言、智力及精神残疾者进行的特殊教育,以及对全民进行的康复知识普及与预防教育。

职业康复：即恢复就业能力、取得就业机会的康复，最终使残疾者能找到合适的工作。

社会康复：即在社会层面上采取与社会有关的措施，促使残疾人重返社会。

康复工程：即应用现代工程学的原理和方法，研究残疾人康复过程中的工程技术问题，通过假肢、矫形器等最大限度地帮助残疾人恢复躯体功能。

Q: 康复预防包括哪些内容？

康复医学的首要任务是预防残疾的发生，保护患者的身体功能和各种能力。残疾预防是指在了解致残原因的基础上，积极采取各种有效措施、途径，防止、控制或延迟残疾的发生，分为三级，即在三个层次上预防伤残或功能障碍的发生。

一级预防：指预防可能导致残疾的各种损伤和疾病，避免发生原发性残疾。其主要目的是降低残疾的发生率，通过有效的预防措施，残疾发生率可降低 70%。

二级预防：指疾病或损伤发生后采取积极主动的措施限制或逆转由损伤造成的残疾，可降低残疾发生率 10% ~ 20%。主要措施包括残疾早期筛查、定期康复体检、控制危险因素、改变不良生活方式、必要的药物治疗、必要的手术治疗、及时提供系统的康复治疗。

三级预防：指残疾已经发生，采取各种积极措施防止残疾恶化，以减少残疾障碍给个人、社会、家庭带来的影响。主要措施包括安装假肢、训练、康复治疗、职业咨询和训练，提高生活自理能力，以及改变社会公众的态度和行为、保险等，促使残疾者重返家庭和社会。

Q: 康复评定有哪些内容？

康复评定既有内容评定又有时间节点评定，后者主要是在治疗过程的初期、中期、后期进行。具体内容如下。

躯体功能评定：包括肌力评定、关节活动度评定、痉挛的评定、感觉疼痛评定、协调与平衡功能评定、日常生活活动能力评定、步态分析、神经电生理评定、心肺功能评定、泌尿和性功能评定等。

精神功能评定：包括认知功能评定、情绪评定、失用症和失认症的评定、智力评定、性格评定等。

语言功能评定：包括失语症评定、构音障碍评定、语言错乱评定、语言发育迟缓评定。

社会功能评定：包括社会生活能力评定、生活质量评定、就业能力评定。

Q: 康复治疗有哪些常用手段？

物理治疗（PT）：运动疗法（是其核心部分）、物理因子治疗。运动疗法是指通过运动（力学方法）对身体的功能障碍和功能低下进行预防、改善和恢复的治疗方法。

作业治疗（OT）：针对病、伤、残者的功能障碍指导其参与选择性、功能性活动的治疗方法。如选择制陶、工艺品制作改善双手功能，包括认知训练、感觉统合训练、康复环境设计。

语言治疗（ST）：针对失语症、言语发育迟缓、口吃患者。

心理治疗：精神支持疗法、暗示治疗、催眠疗法、行为疗法、音乐疗法等。

康复护理：良好体位的摆放、肢体被动运动、自助具的辅助。

康复工程：研制功能代偿性用品、康复评定设备和训练器械。

中国传统康复疗法：推拿、按摩、太极拳、针灸、气功等。

社会工作：对患者进行系统评定，加强患者适应社会的能力，与社会福利、服务、保险、救济部门联系，帮助患者解决康复费用，解决患者出院后存在的困难。

Q: 目前的康复治疗技术有哪些？

维持或扩大关节活动范围的康复治疗。通过保持肢体的良好体位、定时进行体位转换、被动运动、徒手体操或利用器械扩大关节活动范围；通过缓慢牵引缓解肌肉痉挛，从而扩大关节活动范围。

增强肌力和肌肉耐力的康复治疗。按照肌力大小可分为辅助训练、主动训练、抗阻训练、渐进抗阻训练。

恢复平衡能力的训练。①按照体位：仰卧位训练、前臂支撑下俯卧位训练、肘膝跪位训练、双膝或单膝跪位训练、坐位训练（长坐位平衡训练、端坐位平衡训练）和站立位平衡训练。②按照平衡类型：静态平衡训练、自动态平衡训练和他动态平衡训练，同时可以利用平衡木、平衡板或窄道来辅助练习。

改善协调功能的康复治疗。常用方法：单块肌肉训练法、多块肌肉协调动作的训练。根据患者的不同情况，可采取上下肢协调、左右侧协调、速度协调、位相协调等训练。

矫正步态的康复治疗。常用方法：根据患者的不同情况，可以先进行原地迈步练习或在平行杠中进行前后小幅度迈进，然后借助轮椅、三轮或四轮步行器练习行走，有一定基础后可以加大难度，进行拐弯、上下斜坡、跨越障碍等练习。

增强心肺功能的康复治疗。常用方法：有氧耐力训练是增强心肺功能的重要手段，常见的运动形式有长距离步行、慢跑、打太极、骑车、游泳、爬山等。对于残疾者来说，力所能及的日常生活活动同样可产生有益作用，如整理床铺、收拾房间、打扫卫生等。

促进运动功能恢复的神经生理学疗法。神经生理学疗法依据神经系统正常生理功能及其发育（由近至远）过程，运用诱导或抑制的方法，使患者学会用正常的运动方式完成生活中的活动。

改善日常生活活动（ADL）的功能康复治疗。增强肌力训练，维持和扩大关节活动度训练；改善协调和灵巧度的训练，如编织、锯木、打磨平板等；平衡训练，如套圈、丢沙包；日常生活动作训练等。

Q: 脑血管疾病发生后康复的最佳时机？

不同疾病的康复治疗最佳开始时间是不同的，但康复治疗原则上越早进行越好。脑血管疾病发生后，患者应当在病情稳定后就开始早期康复。在临床医生确认患者病情稳定、生命体征平稳、无急性感染风险后，可尽快转康复科评估会诊，为患者制订康复计划。

Q: 骨折患者术后需要做康复吗？

骨折患者术后进行康复治疗是非常有必要的，如果不治疗会导致关节僵硬、肌肉萎缩，引发一系列并发症。如果及时得到康复治疗，患者关节就可以恢复到最佳状态，并提高生活质量。骨折的康复治疗要根据不同骨折部位及其骨折的程度选择不同的治疗方案。骨折早期康复主要是针对骨折固定期治疗，肿胀和疼痛是骨折复位术后最重要的症状和体征，持续性肿胀是骨折损失关节甚至是邻近关节致残的重要原因。一般骨折术后 6 ～ 8 周即可到康复科进行肢体康复锻炼，帮助恢复肢体正常的屈伸受力活动和肌肉力量，恢复肢体功能。如果过早进行康复锻炼，容易影响骨折恢复，从而影响肢体活动。

Q: 五十肩是怎么回事？如何进行康复运动？

肩关节周围炎俗称五十肩，是一种关节囊及其周围韧带、肌腱等的炎症。五十肩的症状为肩关节僵硬并发疼痛、活动受限。五十肩患者可以积极锻炼，多活动肩颈，进行运动如打羽毛球等得到改善；可以配合推拿、按摩等，注意保暖，改善关节活动度，缓解疼痛；还可以使用镇痛消炎的药膏。若症状较严重，则需要手术治疗。

Q: 颈椎病需要做康复吗？

轻、中度颈椎病可以通过保守治疗获得康复，而重度颈椎病则需要通过手术才能够康复。颈椎病的康复治疗方法有很多，包括颈椎牵引、枕颌带牵引、颅骨牵引，或者利用 Halo-Vest 支架进行固定，还可以进行理疗、推拿和按摩。除此之外，还可以进行悬吊训练疗法（SET）刺激深层肌肉力量训练。

Q: 老年人腰痛可以做康复吗？

老年人腰痛可能是由于腰椎部位受到了一定的损伤，如果没有得到及时有效的治疗，有可能会使病情加重，从而影响正常的工作和生活。出现腰痛症状以后，一般可以通过红外线烤电的方式进行治疗，也可以进行中医艾灸改善。腰痛的康复锻炼是非常重要的，因为如果不加以腰背部核心肌力的锻炼，那么很有可能会出现二次损伤或者是腰痛的反复，但在康复锻炼之前必须先进行康复前评定，比如做影像学检查，除外骨折、腰椎滑脱等。

Q: 老年人膝关节骨性关节炎可以做康复吗？

老年人膝关节骨性关节炎是可以做康复的。

针对膝关节骨性关节炎的康复治疗目标是减轻或消除关节肿胀与疼痛，减轻关节活动障碍，改善步态和提高步行能力，改善日常生活活动能力，提高生活质量。

在康复训练中我们可以有针对性地进行温热疗法、高频电疗法、超声波疗法等理疗，同时加入适当的运动训练，如进行大腿前侧股四头肌的肌力训练、踝关节抗阻背屈训练、腘绳肌肌力训练等下肢肌肉力量训练。在关节肿胀疼痛明显时还可以加入关节松动技术，达到松解僵硬关节的目的。

通过康复治疗，大多数患者预后良好，部分能够进行中等体力活动，还有一部分症状较重患者也可进行无疼痛的日常生活活动。

Q: 心肌梗死后能做康复吗？

近年来，中国心血管疾病死亡率居疾病死亡构成的首位。防治心肌梗死的发生发展，提高患者生活质量，提高社会复职回归率，全面改善生命预后，心肌梗死后康复势在必行。

在康复之前的评定包括较为精细的功能评定（疼痛、心功能、呼吸功能、心理功能）、结构评定、活动评定和参与评定。除了必须对心肌梗死的严重程度作出判断以确定适当的心脏康复方法之外，还可以作为康复时的监护水平确定和康复疗效观察的依据。

通过个体化设计康复治疗方案，从饮食、生活起居、运动方式等方面进行改变，根据身体状况制定运动处方。在病情稳定后，就可以开始急性期小剂量、轻体力的日常生活活动（自主进食、简单的四肢活动、穿衣等），在逐步稳定后，可以适度增加一些简单的、短时间的娱乐活动（插花、写字、看书、室内散步等），在此基础上，如果评估良好，我们还可以增加一些有氧训练（散步、绘画、唱歌、上下楼梯等），提高有氧代谢水平。

对比发现，进行康复治疗患者的复发率、死亡率明显降低，生活质量显著提高。

Q: 咳嗽、气喘等呼吸系统疾病需要做康复吗？

慢性阻塞性肺疾病等导致的咳嗽、气喘症状虽然看起来只是小问题，但如果病程时间长，迁延不愈就会严重影响肺功能，进而影响呼吸功能。除药物控制外，还应加强自身整体功能水平的康复，可以进行针灸、理疗（超短波、超声波、紫外线照射）、呼吸训练（腹式呼吸）、一定强度的有氧训练及抗阻训练等。病情较轻的患者还可以通过自我锻炼达到健康效果，一旦形成慢性阻塞性肺疾病、哮喘等，就需要找专门的康复机构制订个体化的方案缓解病情，争取重返社会。

Q: 老年女性出现漏尿、子宫脱垂，可以做康复吗？有效吗？

女性因生理结构尿道较短、泌尿系统感染、怀孕生产造成盆底肌肉及膀胱括约肌松弛，容易造成压力性尿失禁，在咳嗽、打喷嚏等使腹压明显增加时出现漏尿及子宫脱垂等问题，严重影响生活质量。

出现漏尿不止生活会受到影响，也会有泌尿系统感染风险，更重要的是会导致心理问题。通过提肛锻炼、盆底肌训练（凯格尔运动）、盆底肌电刺激治疗等增强盆底肌肉收缩力量，有效恢复盆底功能，解决漏尿问题。

盆底肌训练、提肛运动、盆底肌电刺激、核心力量控制训练、呼吸调整为腹式呼吸训练等可以有效预防及改善子宫脱垂问题。

Q: 老年人如何预防心脑血管疾病的发生？

康复治疗理念中的一级预防是指预防可能导致残疾的各种损伤和疾病，主要措施有预防性咨询指导、预防性保健、避免引发残疾的危险因素、实行健康的生活方式、提倡合理行为及精神卫生。运动搭配合理的膳食可有效防治三高，这种健康无不良反应的治疗与康复方案备受推崇。可选择到康复医学科请医生根据自己的身体状况、个人喜好和实际条件制定合适的"运动处方"。同时进行脑循环仪、高压静电等物理治疗，促进脑部及全身的血液循环。

Q: 老年人如何正确地运动？

世界卫生组织针对 65 岁以上老年人提出的有益健康身体活动建议如下。

老年人运动时动作不宜转换太快，不宜进行高冲击性活动，主张动作简单缓慢、重复进行。

行动缓慢者每周至少 3 天进行加强平衡和防止跌倒的训练，每周进行 2 次肌肉耐力训练。

切勿空腹运动，以免发生低血糖，应在饭后 2 小时进行运动，饥饿时或饭后 1 小时也不宜做运动。

循序渐进地增加活动量，尤其是高血压患者，运动量不宜过大，应和医生共同制定运动处方，运动前了解血压、心率、心肺功能，运动前的热身、肌肉拉伸不可少，防止出现运动性损伤。

Q: 家庭康复能做些什么？

按计划进行持之以恒的康复训练，家庭康复是成功康复的重要环节；不断重复的训练，也可以变换方法或活动来反复训练；执行一贯要求；小步子训练的原则；训练过程中家属应给予适当的协助；多给予鼓励和表扬，充分利用生活情景进行训练。这些都是家庭康复必不可少的内容，同时家庭康复还包括语言、心理、教育等多种内容。

第十二节　　慢性疼痛

Q: "疼痛"是什么？

疼痛是人们对伤害性刺激的一种主观感觉，是人的理性因素、情感因素和生理因素相互作用的结果，是正常人体感官体验中不可或缺的一部分，与血压、脉搏、呼吸、体温并称为人体五大生命体征。

不同个体对疼痛的感觉是不同的，同一个体在不同时期对疼痛的反应也不一样。疼痛是许多疾病的常见或主要症状，可引起机体发生一系列病理、生理变化和严重后果，严重影响患者日常生活质量和工作质量。随着人类平均寿命的延长，因疼痛而产生的问题与日俱增，有许多严重的疼痛患者并没有得到家属及时而充分的了解、理解及治疗，仍有成千上万人生活在疼痛之中。常见的疼痛包括手术后的疼痛、颈肩腰腿痛、头痛、癌性疼痛、三叉神经痛、带状疱疹后神经痛等。

从 2004 年开始，国际疼痛学会（IASP）将每年 10 月第三周的第一天定为"世界疼痛日"，并提出"免除疼痛，是患者的基本权益"的宣传主题。中华医学会疼痛学分会（CASP）也从 2004 年起将每年 10 月的第三周定为世界疼痛日宣传周。

近年来，许多医院已开设疼痛门诊和疼痛病房，有的发展成为疼痛诊疗中心，可以采用多种技术手段为患者解除疼痛困扰，使其无须再忍受疼痛。

Q: 疼痛的原因及哪些疾病容易导致慢性疼痛？

疼痛的原因主要有三大类：外在因素、内在因素、其他因素。

外在因素：如刀割、棒击等机械性因素，还有电流、高温、强酸、强碱等物理化学因素，两者均可成为伤害性刺激，从而导致疼痛。

内在因素：主要是机体的局部炎症或者神经损伤、疾病等。

其他因素：包括寒冷、潮湿、过度工作、长期不良的姿势。

总之，疼痛通常是人体组织损伤或受到有害刺激所导致的。

引起慢性疼痛的疾病主要有带状疱疹、创伤、三叉神经痛、颈椎病、腰背痛、风湿病、关节炎，骨折、胃炎、溃疡病、糖尿病、脑卒中和癌症等。带状疱疹引起的慢性疼痛是疱疹长好后遗留的疼痛，多发于老年人，且伴随有其他疾病；创伤引起的慢性疼痛多是由于创伤未及时处理，伤口不易愈合或愈合后疼痛仍然存在；三叉神经痛是典型的慢性疼痛，在面部会有疼痛的扳机点，一旦碰触刺激就可引发疼痛；颈椎病、腰背痛如果治疗不及时或不当，则可能会从一般的短时间疼痛转化为慢性疼痛。

Q: 什么样的疼痛适合去疼痛科（门诊）就诊？

疼痛科的诊疗范围如下。

头面部疼痛：三叉神经痛、颈源性头痛、舌咽神经痛等。

颈、肩、腰、腿疼痛：各型颈椎病、腰椎间盘突出症、肩周炎、骨质疏松症、骨性关节炎、腰椎术后疼痛综合征、坐骨神经痛、跟痛症等。

神经痛：带状疱疹及疱疹后神经痛、糖尿病性神经痛、肋间神经痛、外科手术或外伤后出现的神经痛、截肢后的幻肢痛和残端痛等。

肌腱、滑液囊疾病导致的疼痛：腱鞘囊肿、滑囊炎、网球肘、腱鞘炎。

各种癌性疼痛。

会阴痛、痛经。

其他还包括一些非疼痛性疾病：如顽固性呃逆、颈性眩晕、腱鞘囊肿、臂丛神经损伤、骨折手术后骨不连、自主神经功能紊乱等。

Q: 疼痛治疗只是一种对症处理，无法解决根本问题，即所谓"治标不治本"，这样理解对吗？

这种想法显然是不对的。现在疼痛科可以采用多种治疗手段，包括使用镇痛药物、按摩、牵引、热疗、光疗、针刺、推拿、正骨、冲击波、深部肌肉松解、中频、臭氧治疗等；还有 B 超、CT 等影像引导下的微创介入技术，如神经阻滞治疗、脉冲射频消融、低温等离子射频消融、鞘内镇痛泵、脊髓电刺激，可对出了问题的神经进行营养、解压、调理、刺激甚至毁损等治疗，从而达到消炎、镇痛、阻断痛觉传导、改善神经功能的目的，对引起疼痛的疾病起到标本兼治的作用。某些疾病的过程本身就是疼痛引起的恶性病理循环，解除疼痛就是治疗疾病，如带状疱疹后神经痛。

Q: 疼痛的临床分类？

常用的疼痛临床分类有以下几种。

按疼痛的神经生理学机制分类如下：①伤害感受性疼痛，包括由各种伤害性刺激所导致的躯体痛和内脏痛，如刀割、针刺、急性腰扭伤等。②非伤害感受性疼痛，包括神经病理性疼痛和精神性或心理性疼痛。神经病理性疼痛指神经系统本身病变所导致的疼痛，如三叉神经痛、带状疱疹后神经痛等。精神性疼痛指无明确的伤害性刺激及神经性原因的疼痛。

按疼痛持续时间分类如下：①急性疼痛，如发生于创伤、胃肠道穿孔和手术后的疼痛等。②慢性疼痛，指持续 1 个月以上的疼痛，如慢性腰腿痛、晚期癌症痛等。

按疼痛在躯体的解剖部位可分为头痛、颌面部痛、颈肩痛、上肢痛、胸痛、腹痛、腰背痛、下肢痛、足跟痛、会阴痛。

按疼痛发生部位的深浅分类如下：①浅表痛，位于体表皮肤或黏膜。②深部痛，内脏、关节、胸膜、腹膜等部位的疼痛。

按疼痛的表现形式可分为局部痛、放射痛、牵涉痛等。

按疼痛的性质可分为刺痛、灼痛、酸痛、胀痛、绞痛、电击痛等。

Q: 疼痛评估的方法主要有哪些？

疼痛评估的方法常用如下几类。

第一种：数字评估的方式。0～10 代表着从无痛到不能忍受的剧烈疼痛这几个等级。患者可以根据自己目前的疼痛感觉选择相应的数字，以帮助医生进行评估。

0 分：代表患者没有任何疼痛感。

1～3 分：代表患者出现了轻微的疼痛，但是可以忍受。

4～6 分：患者有明显的疼痛，会影响到睡眠质量，还可以忍受。

7～10 分：患者出现强烈的疼痛，难以忍受，影响睡眠质量和食欲。

第二种：面部表情评估的方式。在进行评估的时候，医生会拿出一系列的脸谱（图 1-6），由完全的笑脸一直到非常疼痛的哭脸，代表不同的疼痛等级，让患者自行选择相应的脸谱。

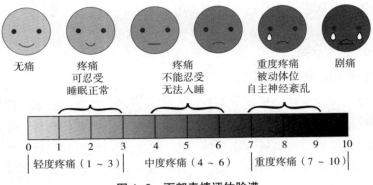

图 1-6　面部表情评估脸谱

Q: 疼痛对人体会产生什么影响？

疼痛对人体影响非常大。疼痛已被现代医学列为继呼吸、脉搏、血压、体温之后的第五大生命体征。相关调查显示，有慢性疼痛经历的人占世界总人口的 20% ~ 30%，疼痛给我们带来的影响可能是代谢紊乱、内分泌紊乱，影响人的神经、精神状态。据统计，疼痛患者失眠率达 27%，社交失能率为 49%，抑郁发病率为 60%。有的患者由于忍受不了疼痛甚至会自杀。慢性疼痛严重影响我们的生活质量，同时对患者的亲属也会有很大的影响。所以它是严重影响人类健康的重要医学问题，必须要尽早进行干预和治疗。

Q: 慢性疼痛有哪些临床特征？

慢性疼痛有 3 个特点，具体如下。

疼痛的持久性：许多疾病都会引起慢性疼痛，如创伤、疱疹等，但往往创伤愈合了、疱疹长好了，但是疼痛却仍然存在。如带状疱疹后神经痛及截肢后残端痛、幻肢痛等。

疼痛部位的转移性：疼痛会由一个部位转移到另一个部位，主要是因为神经系统转移或代偿转移。

神经结构改变：长期的疼痛会对神经系统造成影响，劳损神经细胞，导致神经结构、神经系统发生改变，让人对疼痛的敏感程度更高。

Q: 常用于治疗慢性疼痛的药物有哪些?

目前常用的镇痛类药物有以下几类。

非甾体类抗炎镇痛药:是临床上最常见的止痛药,比如布洛芬、洛索洛芬钠片、塞来昔布、艾瑞昔布等。

弱阿片类中枢性止痛药:代表药物有曲马多、可待因,适用于非甾体类抗炎镇痛药治疗效果不佳的患者。

麻醉性止痛药:常见有吗啡、羟考酮、芬太尼、氢吗啡酮,均为阿片类止痛药,但此类药物有成瘾性,故服药时一定要根据病情需要选用。

神经性止痛药:常见的是卡马西平、加巴喷丁、普瑞巴林等。

抗抑郁药物:比如阿米替林、文拉法辛等。

改善肌紧张类药物:氯唑沙宗片、乙哌立松片等。

抗骨质疏松药物:钙剂、活性维生素 D、双膦酸盐、降钙素类等。

局部麻醉药:利多卡因凝胶。

骨关节炎改善病情类、软骨保护剂:氨基葡萄糖、硫酸软骨素等。

抗类风湿类药物:如甲氨蝶呤、柳氮磺吡啶、TNF 抑制剂等。

解痉止痛类药物:比如山莨菪碱、东莨菪碱、阿托品,主要用于胃肠和其他平滑肌的疼痛。

Q: 什么是神经阻滞疗法? 疼痛科的神经阻滞疗法是不是封闭疗法?

很多到疼痛科就诊的患者一听说"神经阻滞治疗",就问"是不是打封闭针啊",以为只能暂时止痛。其实,这是一种误解。神经阻滞疗法目前是疼痛治疗的最基本手段,国际通用的定义是指将药物注入于脊髓神经节、神经丛或交感神经节等神经附近,这些药物有调节神经和扩张病变部位微血管、改善病变组织血液循环的作用;或用物理、化学方法,阻断神经传导功能。化学性神经阻滞疗法多采用低浓度的局麻药,还可用高浓度局麻药、乙醇、酚等神经破坏药物进行,从而达到长期镇痛的效果。

封闭疗法俗称"病灶注射",又称普鲁卡因封闭疗法,是将普鲁卡因注射于人体的局部痛点,就像中医说的"阿是穴",痛在哪儿就在哪儿打针,以起到暂时止痛的作用。封闭疗法一般应用于肌肉、韧带、筋膜、腱鞘、滑囊、骨纤维管道的外伤、劳损及退行性骨关节病的治疗。因"打封闭"时注射液中含有较多的泼尼松龙、地塞米松等激素成分,如长期大量反复应用激素易造成

"骨脆"、"脸肿"、内分泌失调等并发症。因而慢性疼痛患者需要在正规医院疼痛科接受安全有效的神经阻滞治疗。

通俗的解释神经阻滞疗法，就是用局麻药对周围神经或中枢神经的神经冲动进行干扰，终止传导，以减轻局部组织、器官疼痛的一种方法。目前在疼痛科应用广泛，多用于如肋间神经痛、坐骨神经痛、臂丛神经痛、腰神经后支痛等，治疗效果良好。

Ⓠ 疼痛治疗中能使用镇静、抗焦虑类药物吗？

长期慢性疼痛患者如果不能得到有效治疗，就会伴有抑郁、焦虑、失眠等症状，这些症状并不随后期有效治疗后疼痛缓解而消失，所以在疼痛治疗中要适时增加抗抑郁、抗焦虑和镇静催眠药物，改善患者的精神症状，达到镇痛的目的。

临床上镇静、抗焦虑药物主要包括以下几类。

安定类药物：即苯二氮䓬类药物，具有镇静、遗忘、抗焦虑及肌松作用，故常用于疼痛伴焦虑、肌痉挛或失眠患者。

吩噻嗪和丁酰苯类药物：如氯丙嗪、异丙嗪及氟哌利多等，具有较明显的中枢神经系统抑制作用，并能增强催眠、镇痛及麻醉药物的作用。上述药物可用于慢性疼痛、神经性疼痛和癌性疼痛的治疗。

有抗焦虑作用的抗抑郁药物：主要包括帕罗西汀、舍曲林、氟伏沙明、西酞普兰、艾司西酞普兰、氟西汀等 5- 羟色胺再摄取抑制剂类药物，以及度洛西汀、文拉法辛、去甲文拉法辛、米那普仑、左旋米那普仑等 5- 羟色胺去甲肾上腺素再摄取抑制剂类药物。

三环类抗抑郁药物：如伴有广泛性焦虑障碍患者可选用丙米嗪、阿米替林等三环类抗抑郁药物进行治疗。

抗焦虑的中成药：患者还可根据具体情况服用逍遥散、逍遥丸、解郁安神颗粒、朱砂安神丸等中成药进行治疗。

除此之外，还包括丁螺环酮、坦度螺酮等新型抗焦虑药物及谷维素等药物。建议患者在专业的医生指导下，从小剂量开始服用，循序渐进，严格遵从医嘱，自己切不可盲目地用药，而且在用药期间还要注意保持饮食清淡及多休息，才能够促进身体的恢复。

Q: 手术后需要常规镇痛吗？有哪些方法？

手术后的疼痛刺激会对体内各系统均产生不良影响，延缓身体的复原。术后疼痛不仅会给患者带来身体上的痛苦和心理上的负担，还可能会使患者的胃肠道功能、心肺功能、凝血功能、内分泌代谢等出现异常，引起各种并发症，严重影响了患者的术后康复，而术后止痛可以把术后疼痛控制在一个患者能够承受的范围内，并尽力把不良反应发生率降到最低。依据目前的技术水平，术后镇痛是十分有效的，也是非常安全的。有效的镇痛还可以改善患者睡眠，增强术后患者的免疫功能，使患者敢于咳嗽排痰、提前下床活动等，从而加快术后康复，有效减少了肺部感染、下肢静脉栓塞、肠粘连等术后并发症。良好的术后镇痛不但有利于患者的康复，同时还能缩短住院时间和缩减相应费用。

术后镇痛方法如下。

口服止痛药：那些在局麻下就可以完成的小手术，因为手术创伤较小，可以选用这种方法，这种止痛方法对患者的影响很小。

肌内注射止痛针：这是最早的手术后止痛方法，用于手术以后需要继续禁食、禁饮的患者。优点是疼痛可以很快缓解并持续一段时间，止痛药的一些副作用随着时间的推移会自行消失或减退，操作简单；缺点是如果手术创伤的影响较大，止痛作用减弱或消失后仍然会感到疼痛，止痛作用不延续、不持久。

镇痛泵止痛：这是借助"机器"（泵）进行自动或手动给药的止痛方法。镇痛泵有靠弹性回缩给药的机械泵，也有靠电脑设置数据的电子泵。止痛方式可以完全由患者自己控制，也可以由医生控制，还可以在医生的控制下让患者同时参与（医生设置基本数据和安全模式，患者在安全模式下可以追加药物满足自己的止痛需要）。镇痛泵中的药物可以是从静脉给，也可以注入椎管内。这种方法止痛效果确切、平稳、持久。术后一般可以使用 24 ～ 72 小时。

Q: 颈椎病导致头痛、头晕、手麻，在疼痛科有什么治疗方法？

如果症状、临床检查及影像学检查确认是由颈椎病引起的，又不想开刀手术，在疼痛科可以用以下治疗手段。

神经阻滞治疗：包括颈神经根阻滞、星状神经节阻滞等。

微创手术治疗：包括射频、臭氧、低温等离子消融术等，都是在影像引导下微创介入精准定位，使椎间盘减压，体积缩小，减轻对神经的压迫刺激，从而改善症状。

肌筋膜触发点治疗、小针刀治疗。

推拿、按摩、整脊、牵引、理疗。

很多疾病的治疗都是三分治七分养，在医院的治疗占三成，在家的自我康复锻炼占七成。颈椎病也一样。它常是由长时间伏案工作、低头玩手机或颈椎长期保持一个姿势造成颈椎僵硬或劳累所引起。所以，首先最重要的一点是养成良好的生活习惯，不能长时间维持一个姿势，比如说长时间的伏案工作、长时间低头玩手机。

其次，人的身体由骨骼作为支架，上面附着肌肉、筋膜、皮肤等来保持人体的相对平衡。那么颈椎的稳定也需要颈部肌肉力量的平衡来维持。所以适当的锻炼身体，特别是加强颈部肌肉的锻炼，每天坚持做颈椎操、八段锦等，让自己的颈部肌肉更加有力量，对于颈椎病是很有好处的。

想要让颈椎病更快改善，还应该注意颈椎的保暖。很多人忽略了颈椎保暖的重要性，经常将颈部暴露在寒冷环境中，寒冷的刺激会让局部的血管收缩痉挛，不利于正常的血液循环，而在血液流动速度缓慢时，颈椎重要组织、骨骼在缺血、缺氧的影响下疾病可能会加重。

最后，睡觉时必须有适合自己的颈椎枕，保证无论仰卧还是侧卧都能保持颈椎的正常曲度。只要做到以上几点，就可以很大限度避免颈椎病及颈椎病可能引起的各种不适。

Q: 癌症患者疼痛如何解决？是不是必须先治好癌症才能够不疼？

癌性疼痛是指由癌症和癌症相关的病变及治疗所致的疼痛。2020年，中国的新发癌症病例数居世界首位，新增癌症病例数为460万例，癌性疼痛贯穿病程始终，有近80%的恶性肿瘤患者被癌性疼痛困扰，而每年接受镇痛治疗的患者比例却很低，只有10.8%～11.8%，我国有超过80%的癌性疼痛患者没有得到有效救治。癌性疼痛是一个困扰患者身体、心理、社会活动等多方面的恶性循环，身体的各种机能下降、免疫力降低、食欲不振、营养不良、睡眠障碍、难以忍受的疼痛等造成了患者心理的痛苦、对药物的依赖、对家人的依赖、焦虑、过度医疗及其照护者生活质量降低等。在国外，很多癌性疼痛患者因为难以忍受的疼痛而选择安乐死。癌性疼痛的诊治不仅是一个医疗问题，更是一个社会问题，并且随着进入老龄化社会，癌症发病率也逐年升高，受癌症疼痛折磨的患者也越来越多。

当癌症患者合并疼痛时，大多人选择先治疗癌症，实在没办法了才考虑治疗疼痛。殊不知，这是个错误选择。在癌症的手术、放化疗等治疗手段中，癌性疼痛的治疗不仅可以提高患者生活质量，还可以恢复患者身体状况，提升患者战胜病痛的信心，从而给后续肿瘤治疗创造更多机会。

在疼痛科，针对癌性疼痛的治疗包括三阶梯口服药物治疗、患者自控镇痛治疗（包括静脉、皮下、椎管内给药）、微创介入镇痛治疗等。在中国虽然没有安乐死，但在疼痛科可以通过多种手段，有效减轻癌症患者的痛苦，提高其生活质量，让癌性疼痛患者选择"安乐活"。虽然可能不会增加生命的长度，但肯定会增加生命的宽度，让癌症患者有尊严、高质量地度过余生。

Q: 什么是癌症的三阶梯止痛治疗？

1986 年世界卫生组织推出"癌症三阶梯止痛法"，具体方案如下。

根据癌性疼痛的程度来选择相应的止痛药物。如果患者表现为轻度疼痛，疼痛评分在 0 ~ 3 分，可以给予第一阶梯药物治疗，即非甾体类解热镇痛药物。常用药物包括对乙酰氨基酚、阿司匹林、双氯芬酸盐、塞来昔布、布洛芬、吲哚美辛等。

如果患者表现为中度疼痛，疼痛评分在 4 ~ 6 分，可以给予第二阶梯药物治疗，即弱阿片类止痛药物，如可待因、布桂嗪、曲马多等。

如果患者表现为重度疼痛，疼痛评分在 7 ~ 10 分，就要给予第三阶梯药物治疗，即强阿片类止痛药物。以往认为用吗啡止痛会成瘾，所以不愿给患者用吗啡，现在证明这个观点是错误的，使用吗啡的癌性疼痛患者极少产生成瘾性。此阶梯常用药物有吗啡片、吗啡缓释片、吗啡控释片等。哌替啶这一以往常用的止痛药因其代谢产物毒性大等因素未被推荐。

Q: 癌症三阶梯止痛的治疗原则是什么？

世界卫生组织推荐的癌症三阶梯止痛的治疗原则主要包括：口服给药、按时给药、按阶梯给药、个体化用药及注意用药细节。

口服给药。在治疗中提倡只要能口服应用的药物，建议以口服为主，尽可能减少针剂、皮下注射剂的使用。口服困难的患者可以采用部分贴剂。

按时给药。主要提示患者对疼痛的处理采取主动预防用药。止痛药物应有规律、按时给予，而不是疼痛时才给，下一次用药应在前一次药物药效消失之前，这样得以持续镇痛，可以最大限度地控制患者的疼痛，减少爆发性疼痛的时间，减少耐药的发生。

按阶梯给药。可较好地评估患者的疼痛程度，按照患者的疼痛程度给予其对应的药物。一般而言，现在对于二阶梯使用药物以弱化处理，对于中度疼痛患者可以使用吗啡类药物。

个体化用药。主要体现在针对每一位患者给予不同的药物治疗，最大限度地满足患者的诊疗需求。尤其第三阶梯用药不设上限。

注意用药细节。主要是针对药物所引发的不同的不良反应，给予细节性的观察，最大化地满足治疗性疼痛的需要，减少药物不良反应的发生。

Q: 癌性疼痛患者除三阶梯用药外，还有其他治疗方法吗？

有的。癌症三阶梯止痛治疗指南使用以来，完全的缓解癌性疼痛仍较难实现，恶心、呕吐、便秘是最常见的不良反应，癌症患者有时难以忍受阿片类药物的不良反应，导致药物治疗失败或者终止。疼痛和应激对机体的免疫系统也会产生危害，此外，阿片类药物会产生免疫抑制也是不容忽视的。因此，疼痛科将药物治疗、介入治疗、神经调制、精神疗法、理疗等多种方法巧妙联合应用的"多模式镇痛"应运而生，亦所谓癌性疼痛治疗的第四阶梯。具体内容如下。

区域阻滞麻醉技术：应用局麻药进行外周神经阻滞，是一种安全有效的疼痛治疗方法，能够最有效地缓解急性疼痛、阻滞神经内分泌和应激反应、抑制炎症反应、减少阿片类药物的使用，可用于治疗急性的术后疼痛、口服药物治疗无效或者无法耐受药物不良反应的慢性难治性癌性疼痛。目前最常用的神经阻滞有肋间神经阻滞、椎旁阻滞、胸壁神经阻滞、腹横平面阻滞、臂丛阻滞、股神经阻滞和坐骨神经阻滞等。

神经毁损技术：用化学药物、热或低温的方法破坏神经传导通路。主要包括内脏神经阻滞、上腹下神经丛阻滞、三叉神经节射频热凝术、腰部交感神经阻滞、奇神经节破坏术等。这种技术在治疗内脏性癌性疼痛方面能够更好地控制疼痛、减少阿片类药物用量及相关不良反应。

神经调制法：大量临床证据表明，脊髓刺激能够有效治疗慢性非癌性疼痛（腰椎术后综合征、复杂区域性疼痛综合征、缺血性肢体痛、幻肢痛、带状疱疹后神经痛、顽固性心绞痛、HIV 相关的神经病变）。然而，关于神经调制法应用于癌性疼痛的文献报道相对较少，目前主要局限于治疗癌症相关的胸壁痛、后背痛、睾丸痛，化疗引起的疼痛及其他持续性神经病理性疼痛综合征。

植入式输注系统：主要用于需长期阿片类药物治疗、药物剂量增加但效果欠佳、伴明显的药物不良反应导致无法继续药物治疗的患者。鞘内给药是口服给药量的 1/300，能够更好地控制疼痛并减少药物不良反应，最终减少或者停止口服阿片类药物。

Q: 面对癌性疼痛，如何制订适宜的方案？

镇痛是晚期肿瘤患者最重要的治疗之一，有时也是唯一有效的治疗方法。那么，面对癌性疼痛，我们是否一定要按照"四阶梯疗法"一步步"爬"呢？其实不然，直接"跳"到高阶梯，或者从高阶梯开始，或者有效控制后再返回低阶梯都是可以接受的，即所谓的"双向"通路。治疗阶梯的开始点主要取决于患者的需求及其对既往治疗方案的反应。有学者主张在第二阶梯，即开始使用弱阿片类药物之前直接"跳跃"到第四阶梯，这样反而能够缩短疼痛持续时间，潜在限制阿片类药物的使用，以及使阿片类药物相关不良反应最小化，最终产生更好的预后。有文献报道，早期对胰腺癌患者行胸腔镜下内脏神经切除术可明显缓解其疼痛，改善生活质量和延长生存期。因此，这无疑颠覆了我们根深蒂固的老观念：介入治疗是癌性疼痛治疗的"最后一根救命稻草"，只有到最后关头才可以使用！癌性疼痛作为肿瘤病程中的伴随过程，不是一个固定不变的状态，而是如流水一样不断发展变化的病理状态。医生可以根据癌性疼痛患者的具体情况，为其制订一份个体化的治疗方案。

Q: 什么是带状疱疹？

带状疱疹是一种影响神经和皮肤的感染性疾病，由水痘 – 带状疱疹病毒引起，由于皮疹呈带状分布，所以叫作带状疱疹。这类疾病具有一定传染性。一般认为与免疫力下降有关，近期精神压力大或者过度劳累等情况也可能是带状疱疹的诱因或者危险因素。水痘 – 带状疱疹病毒可以使神经发生炎症，引起神经痛。通常发生在身体的一侧，表现为疼痛、沿着周围神经走向成群分布的水疱，不跨过身体的中线（从两眼中间向下到肚脐的一条假想线），可发生于头面部、颈部、胸部、腹部及四肢。

Q: 什么是带状疱疹后遗神经痛？

带状疱疹后遗神经痛就是指带状疱疹经疱疹结痂脱落、皮损愈合后，仍遗留或重新出现剧烈的持续性疼痛或发作性疼痛。患者多有痛觉过敏和痛觉异常，如风吹、轻触即可产生剧烈疼痛，常影响饮食和睡眠。由于长时间顽固的剧烈疼痛，患者还常出现多种全身症状，如慢性疲乏、厌食、体重下降、缺乏活动等。患者疼痛程度越重，活力、睡眠和总体生命质量所受影响越严重。并且多伴忧郁、烦躁等精神症状，号称"不死的癌症"。值得注意的是，患者的家属也易出现疲乏、应激、失眠以及情感困扰。所以带状疱疹的防治就特别重要。

Q: 带状疱疹后遗神经痛发病情况如何？

世界范围内的带状疱疹发病率相似，在普通人群中每 1000 个人有 3 ~ 5 个人发生带状疱疹。带状疱疹患者中 9% ~ 34% 的会发生后遗神经痛，并且其发病率及患病率均随年龄增加而逐渐升高，60 岁及以上的带状疱疹患者约 65% 会发生后遗神经痛，70 岁及以上者中则可达 75%。其中 30% ~ 50% 患者的疼痛持续超过 1 年，部分病程可达 10 年或更长。

Q: 如何防治带状疱疹后遗神经痛？

带状疱疹后神经痛的治疗主要是抗病毒治疗和神经调节镇痛治疗。一般患者首次就诊都会去皮肤科、神经内科、中医科、疼痛科等就诊。其实疱疹症状一般 10 ~ 15 天就会消退，大家不必过于担心，特别需要引起重视的是"带状疱疹后遗神经痛"。患病初期不论在哪个科就诊，都尽量到疼痛科会诊，在疼痛科可以进行药物、神经阻滞、脉冲射频、神经脊髓电刺激等多种疗法，早期进行受累神经的调节治疗，会大大降低带状疱疹后神经痛的发生风险。

带状疱疹的预防包括提升自身免疫力和接种带状疱疹疫苗。目前，全球上市的带状疱疹疫苗主要包括减毒活疫苗和重组亚单位疫苗两种。2020 年 6 月，重组亚单位疫苗在我国正式上市，推荐用于 50 岁及以上免疫功能正常的人群接种，可以预防带状疱疹及其神经痛。

第十三节　老年疾病的护理

（一）概述

Q: 为什么护理变得越来越重要？

护理专业集合了人文社会科学知识和医学基础、预防保健的基本理论知识，并有护理学的基本理论、基本知识，同时进行临床护理技能的基本训练。护理人员具备人文社会科学、医学、预防保健的基本知识及护理学的基本理论知识和技能，护理队伍能与医疗队伍协同，及时发现患者的病情变化，全面收集患者的病情资料，发现护理问题，提出合理的护理计划，因人施护，共同为预防疾病，促进健康，挽救生命而努力。

Q: 护理能对疾病产生什么样的影响？

南丁格尔首创的科学护理是护理的转折点，也是护理专业化和科学化的开端。良好的护理是诊断与处理人类对现存和潜在的健康问题的反应。良好的护理过程包括了解疾病、做出可能推断、做出相应行动、评价行动效果以便进一步改善提高。

Q: 护理的主要内容有哪些？

随着现代医学模式（生物－心理－社会医学模式）的转变，心理社会因素在医学中应有的位置得到了恢复，护理学也承担了更多维护健康的责任。在以患者为中心的诊疗模式中，护理具有参与诊疗、消除病痛、预防保健、提供健康咨询、帮助医疗队伍反馈病情、提供诊疗决策建议的作用。具体包括：①严格观察病情，配合医疗措施，掌握常见药物知识。②按照护理程序，实施个体化护理。③重视患者心理护理，帮助患者调整心理状态，利于治疗康复。④在护理中，培养患者对疾病的预见性，防止并发症。⑤帮助患者选择合理饮食和营养，对不同疾病、同一疾病的不同病情发展阶段，予以不同的饮食结构管理是护理的重要内容。⑥以人的健康为中心是护理专业的最高目标，做好健康教育，指导患者建立合理的生活方式，使患者获得最大收益，这是护理的最高境界。

（二）压疮预防与护理

Q: 压疮是什么？

压疮是指身体局部组织长期受压，血液循环障碍，局部组织持续缺血、缺氧，营养缺乏，致使皮肤失去正常功能而引起的局限性组织破损和坏死。压疮通常位于骨隆突处，由压力（包括压力联合剪切力）所致。

Q: 压疮发生的原因有哪些？

力学因素。压疮不仅可由垂直压力引起，还可由摩擦力和剪切力引起，通常是 2 ~ 3 种力联合作用所导致。①垂直压力：对局部组织的持续性垂直压力是引起压疮的最主要原因，因此垂直受压部位最先受累且较最早出现变性和坏死。垂直压力常见于长时间采用某种体位，如卧位、坐位者。②摩擦力：患者在床上活动或坐轮椅时，皮肤随时可受到床单和轮椅表面的逆行阻力摩擦。搬运患者时，拖拉动作也会产生摩擦力而使患者皮肤受到损伤。皮肤擦伤后，受潮湿、污染而易发生压疮。③剪切力：由两层组织相邻表面间的滑行而产生的间歇性相对移位所引起。

局部潮湿或排泄物刺激。

营养状况。营养状况是影响压疮形成的重要因素。

老年人。

体温升高。

医疗器械使用不当。

机体活动和（或）感觉障碍。

急性应激因素。

Q: 压疮如何分期？

压疮的发生是一个渐进性过程，目前常用的分类系统依据损伤程度，将压疮分为四期。

Ⅰ期：皮肤完整，表现为红、肿、热、痛或麻木，出现压之不褪色的红斑。

Ⅱ期：皮肤的表皮层、真皮层或二者均发生损伤或坏死。

Ⅲ期：浅度溃疡期，全层皮肤破坏，可深及皮下组织和深层组织。

Ⅳ期：坏死溃疡期，为压疮严重期。

在Ⅰ～Ⅳ期压疮分期的基础上，增加可疑深部组织损伤期压疮和不可分期压疮。

Q: 如何对压疮进行评估？压疮危险因素有哪些？

及时（入院8小时内）、动态、客观、综合、有效地进行结构化风险评估，判断危险因素，识别压疮发生的高危人群及确定其好发部位，从而对压疮高危人群制定并采取个体化预防措施是有效预防压疮的关键。

压疮危险因素评估内容包括：①皮肤状态；②行为／行动能力；③灌注及氧合；④营养状态；⑤皮肤潮湿度；⑥其他：年龄、体温、感觉、血液学指标及健康状况。

Q: 压疮发生的高危人群有哪些？

压疮的高危人群包括：①神经系统疾病患者；②脊髓损伤患者；③老年患者；④身体衰弱、营养不良患者；⑤肥胖患者；⑥水肿患者；⑦疼痛患者；⑧发热患者；⑨使用医疗器械患者；⑩手术患者。对上述高危人群需加强压疮的预防与管理。

Q: 压疮的好发部位有哪些？

压疮常发生于长期受压及缺乏脂肪组织保护、无肌肉包裹或肌层较薄的骨隆突处。体位不同，受压点不同，好发部位亦不同。

坐位：好发于坐骨结节处。

仰卧位：好发于枕骨粗隆、肩胛部、肘部、脊椎体隆突处、骶尾部及足跟部、跟腱处。

侧卧位：好发于耳郭、肩峰、肋骨、肘部、髋部、膝关节内外侧及内外踝处。

俯卧位：好发于面颊部、耳郭、肩部、女性乳房、男性生殖器、髂嵴、膝部及足尖处，脚趾处易受压。

半卧位：好发于枕骨、肩胛骨、骶骨、坐骨、足跟处。

医疗器械与皮肤接触的相关部位：如无创呼吸机、双鼻式吸氧管、气管插管、气管切开、夹板、支架、尿管等医疗器械与皮肤接触的部位。

Q: 压疮如何预防？具体措施有哪些？

在生活中做到"六勤"，即勤观察、勤翻身、勤按摩、勤擦洗、勤整理及勤更换。具体措施包括：①摆放体位时避免红斑区域受压；②保持皮肤清洁干燥，避免局部不良刺激；③禁止按摩或用力擦洗压疮易患部位的皮肤，防止造成皮肤损伤；④失禁患者制订并执行个体化失禁管理计划；⑤使用皮肤保护用品或采取隔离防护措施，预防皮肤浸渍。

Q: 如何进行体位变换？

经常翻身是长期卧床患者最简单而有效地解除压力的方法。翻身频率需根据患者的组织耐受度、移动和活动能力、病情及皮肤状况而定。一般每 2 小时翻身 1 次，必要时每 30 分钟翻身 1 次。变换体位时需掌握翻身技巧或借助辅助装置，避免推、拉等动作，避免皮肤受摩擦力和剪切力的作用。

体位变换后需合理摆放体位。长期卧床患者，可采用 30° 斜侧卧位，避免采用使压力加大的躺卧姿势，如 90° 侧卧位或半坐卧位；且在病情允许的情况下床头抬高角度限制于 30° 内，避免身体下滑而形成剪切力。对于长期坐位患者，天然羊皮垫有助于预防压疮。

选择和使用合适的支撑面，如泡沫床垫、气垫床、减压坐垫等。尽管使用支撑面，但仍需不断进行体位变换以预防发生压疮。

鼓励患者早期活动。在病情允许的情况下，协助患者进行肢体功能练习，鼓励患者尽早离床活动，预防压疮发生。

Q: 如何预防医疗器械相关压疮？

合理选择和正确使用医疗器械。

定期评估皮肤，做好皮肤护理：每天至少检查医疗器械下方或周围皮肤 2 次，观察有无压力相关损伤的迹象，并注意保持医疗器械下方皮肤的清洁干燥。

采取压力再分布措施：通过调整体位、交替使用或重新放置医疗器械等方式，使医疗器械所致压力得以再分布。

使用预防性敷料。

Q: 压疮预防的新兴疗法有哪些?

控制微环境。考虑微环境温湿度控制的能力,忌将加热装置(热水袋、电热毯等)直接置于皮肤表面或压疮创面。

使用预防性敷料。如在经常受摩擦力与剪切力影响的骨隆突处使用聚氨酯泡沫敷料预防压疮。当敷料破损、移位、松动或过湿时,应及时予以更换。

使用纺织面料。使用丝质面料、非棉质或棉类混纺面料以降低剪切力与摩擦力。

采用肌肉电刺激。对于脊髓损伤患者,在压疮易患部位采用电刺激以诱发间歇性强制肌肉收缩,从而降低压疮发生风险。

Q: 压疮如何进行全身和局部的治疗与护理?

压疮采取局部治疗和全身治疗相结合的综合性治疗措施。

全身治疗与护理包括积极治疗原发病,补充营养和进行全身抗感染治疗等。因此应给予患者平衡饮食,增加其蛋白质、维生素及微量元素的摄入。局部的治理与护理建议如下。

Ⅰ期淤血红润期压疮的护理重点是去除致病原因,保护局部皮肤,促进局部血液循环,防止压疮继续发展。

Ⅱ期炎性浸润期压疮的护理重点是保护皮肤,加强创面水疱内渗液的保护和处理,预防感染。

Ⅲ期和Ⅳ期溃疡期压疮的护理重点是清洁伤口,清除坏死组织,妥善处理伤口渗出液,促进肉芽组织生长,预防和控制感染。

Q: 长期不愈的压疮如何治疗?

可静脉滴注复方氨基酸溶液。

低蛋白血症患者可静脉输入血浆或人血清蛋白,提高血浆胶体渗透压,改善皮肤血液循环。胃肠道摄入、消化和吸收营养障碍者可采用全胃肠外营养治疗,保证营养物质供给以满足机体代谢需要。此外,遵医嘱给予抗感染治疗,预防发生败血症;同时加强心理护理,消除患者不良心境,促进身体早日康复。

Q: 如何进行压疮评估及愈合监测?

全面的压疮评估是制订压疮治疗和护理方案的前提。

初始评估后,需每周进行压疮评估至少一次,评估内容包括压疮的部位、分期、大小(长、宽、深)、颜色、组织类型、创缘、窦道、潜行、瘘管、渗出、气味及伤口周围情况等。

每次更换敷料时需根据创面情况、渗出液变化和有无感染迹象等判断压疮是否改善或恶化。

若伤口面积增大、组织类型改变、伤口渗出液增多或出现临床感染等迹象,提示压疮恶化,需及时调整治疗方案;若渗出液减少、伤口面积缩小和创面组织好转,提示压疮愈合良好。

Q: 压疮并发疼痛如何处理?

压疮会使患者产生痛感,在伤口治疗和护理操作开始前需采取充分的疼痛控制手段。

例如,为患者变换体位时可使用吊带或转运床单以减少摩擦力和剪切力,同时保持床单平整无皱褶;摆放体位时避开压疮部位和避免采用导致局部压力增加的体位;选择更换频率低、容易去除的敷料,避免对皮肤产生机械性损伤。

湿性伤口愈合理论提出,适度湿润、密闭、微酸(接近于皮肤 pH)、低氧或无氧且接近于体温的伤口环境是创面愈合的适宜环境。

Q: 如何进行伤口护理?

伤口护理包括清洗和清创。

清洗:每次更换敷料时需进行伤口清洗,以清除表面残留物和敷料残留物。伤口清洗液需根据伤口类型进行选择,创面无感染时多采用对健康组织无刺激的生理盐水进行冲洗,对于确诊感染、疑似感染或疑似严重细菌定植的压疮,需根据创面细菌培养及药物敏感试验结果选择带有表面活性剂和(或)抗菌剂的清洗液。清洗时需避免交叉感染,并注意窦道、潜行或瘘管的处理。

清创:指清除压疮创面或创缘无活力的坏死组织。常用的清创方法包括外科清创、保守锐性清创、自溶性清创、生物性清创和机械性清创,清创方法需根据患者的病情和耐受性、局部伤口坏死组织情况和血液循环情况进行选择。对于免疫缺陷、供血障碍和全身败血症期间未采用抗生素治疗的患者,清创应慎重。

Q: **压疮如何药物治疗？常用的湿性敷料包括哪些？**

药物治疗：为控制感染和增加局部营养供给，可于局部创面使用药物进行治疗，如碘伏、胰岛素等，或采用清热解毒、活血化瘀、去腐生肌的中草药治疗。

常用敷料：水胶体敷料、透明膜敷料、水凝胶敷料、藻酸盐类敷料、泡沫敷料、银离子敷料、硅胶敷料和胶原基质敷料等。

Q: **压疮除药物治疗外还有哪些方法？**

对于经保守治疗无效的Ⅲ期和Ⅳ期压疮，或已发展为蜂窝织炎或疑似有败血症的压疮，或伴有潜行、窦道/瘘管和（或）广泛坏死组织的压疮，可采用手术的方法予以修复。护士需加强围手术期护理，如术后体位减压、密切观察皮瓣的血供情况和引流物的性状、加强皮肤护理、减少局部刺激等。其他新兴治疗方法包括将生长因子、生物物理方法等用于压疮治疗。

Q: **压疮防治工作的重点有哪些？**

压疮是全身、局部因素综合作用所引起的皮肤组织变性、坏死的病理过程。只有认识到压疮的危害性，了解其病因和发生发展规律，综合考虑压疮的危险因素，掌握其防治技术，才能自觉、有效地做好压疮防治工作。护理中应强化"预防为主，立足整体，重视局部"的观念，使压疮护理走向科学化、制度化、程序化和人性化。

（三）管路护理

Q: **什么是 PICC？什么人可以使用 PICC？置管能用多长时间？**

PICC（经外周静脉穿刺的中心静脉导管）是指经外周静脉穿刺置入，尖端位于上腔静脉或下腔静脉的导管。置管的好处在于保护外周静脉，减少患者反复穿刺的痛苦。当患者需要长期静脉输液或者一段时间的间断化疗后长期需要治疗的患者，使用对外周静脉刺激和损害大的药物时建议使用。PICC 最长留置可达 1 年。

Q: **留置 PICC 可以活动吗？活动的话有哪些注意事项？**

留置 PICC 的患者可以从事一般性的日常工作及家务劳动，比如梳头、刷牙、扫地等；卧床者应适当抬高置管侧肢体，每天进行主动、被动床上运动，置管侧上肢轻轻行握拳、旋腕运动。避免过度外展、提举过重的物品，禁止做托举哑铃、引体向上等持重、举高运动，活动中一旦发现有回血，及时就医。

Q: 留置 PICC 需要如何护理?

首次置管后 24 小时更换敷料，以后每周更换，如有渗血、出汗等导致敷料潮湿、卷曲、松动或破损，应立即更换。留置 PICC 时，每日输液前后使用 20 mL 生理盐水进行脉冲式冲管，不输液时每周维护冲管一次即可。冲管时采用推一下停一下的方法，使冲管液在导管腔内产生正、负压形成涡流，这种脉冲式冲管可以对导管壁全面均匀地进行冲洗，有力地将附着在导管壁上的残留药物冲洗干净，更有效地减少堵塞的发生。

Q: 什么是中心静脉导管? 这种置管有什么好处?

中心静脉导管是指经皮穿刺颈内静脉、锁骨下静脉、股静脉，尖端达到中心静脉的导管。置管的最大好处在于保护外周静脉，减少患者反复静脉穿刺的痛苦。

以下类型患者需要考虑使用中心静脉导管：①严重休克需要快速补液的患者；②消化道大出血的患者；③需要长期补充液体的患者；④需要输血或血液制品的患者；⑤需要监测中心静脉压的患者；⑥进行血液透析、血液滤过和血浆置换的患者。

中心静脉导管可以使用 2 ~ 4 周。

Q: 使用 PICC 需要注意些什么? 如何维护?

患者翻身时需注意保护，避免导管滑出；保持穿刺处皮肤清洁干燥，每周进行维护。专业护士会对导管周围及穿刺点进行清洁、消毒，观察穿刺点情况，冲管保证管路通畅；当敷料有卷边、松动时需及时更换，若穿刺点疼痛、发痒及有其他不适要及时就医。

Q: 什么是植入式输液港? 有什么好处? 能使用多长时间?

植入式输液港是一种可植入皮下、长期留置在体内的静脉输液装置，主要由供穿刺的注射座及静脉导管两部分组成，可采取经皮穿刺导管植入法和切开式导管植入法，导管末端位于中心静脉。

输液者为长期输液治疗的患者提供可靠的通道，减少反复静脉穿刺的痛苦和难度。

遇到以下情况时可以考虑植入式输液港：①需长期静脉输注药物；②进行输血，采集标本，输注肠外营养液、化疗药物等。植入式输液港可以使用10 ～ 15 年。

Q: 植入式输液港怎么维护？留置植入式输液港后应注意什么？

每隔 4 周到医院进行冲管，冲管时必须用无损伤针。

使用植入式输液港不影响患者进行一般性日常工作、家务劳动及体育锻炼，但是要避免留置侧手臂剧烈外展动作，如打篮球、引体向上、托举哑铃等。

留置植入式输液港后应保持局部皮肤清洁干燥，注意观察周围皮肤有无发红、脓肿、疼痛等反应，如有不适及时就医；避免重力撞击，严禁高压注射造影剂。

Q: 什么是胃管？胃管的主要作用是什么？哪些人需要留置胃管？

胃管是经患者鼻孔进入，经过患者鼻咽部、食管置入胃腔的管道。胃管主要用于不能经口正常进食的患者，为其建立肠内营养通路，以满足患者对于热量及营养的需要。建议留置胃管的患者包括：①有胃肠道疾病的患者；②危重患者，尤其是昏迷患者；③不能经口进食的患者；④有吞咽障碍的患者；⑤需要胃肠减压的患者。

Q: 留置胃管有哪些注意事项呢？饮食注意有哪些？

妥善固定胃管，尤其患者改变体位时要注意预防脱管。

留置胃管的患者要予以流食，颗粒不可过大，预防堵塞胃管，每日 4 ～ 5 次鼻饲，每次 200 ～ 300 mL，两餐之间鼻饲水，一日饮水量为 1000 ～ 1500 mL。

注意胃管使用前后及时冲洗，避免因清理不及时造成有害细菌生成，经常观察胃管长度，保证胃管功能性。注意根据不同材质胃管使用要求定期更换。

Q: 什么是导尿管？留置导尿管有哪些注意事项呢？

导尿管是一种由尿道插入膀胱以便引流尿液的管道。

危重患者（特别是昏迷患者）、尿失禁患者、手术及术后患者，及其部分其他患者（不能自行排尿、尿潴留的患者）需要留置导尿管。留置导尿管时应注意：①引流袋应垂放于耻骨联合（腰部）以下，预防尿液反流，2/3 满时就要及时倾倒；②保证导尿管引流通畅，妥善固定引流管，尤其患者翻身时，避免导尿管受压、扭曲。

Q: 引流袋多长时间换一次？怎么定时开放？

引流袋每周更换 2 次，尿道口每日护理，预防尿路感染；导尿管应 2 小时开放 1 次，保护膀胱功能；鼓励患者多饮水，每日饮水量保持在 2000 mL 以上；定期复查尿常规，根据不同材质导尿管的使用要求定期更换，注意护理门诊就诊。

Q: 留置导尿管会有什么可能的并发症吗？何时能拔出？

留置导尿管出现并发症主要还是护理不到位，比如泌尿系感染、膀胱痉挛、拔管困难等，所以一定要在专业的医护人员指导下使用，根据病情需要决定拔除导尿管的时间，有些特殊情况可能需要永久置管。

（四）临终关怀与护理

Q: 什么是临终关怀？

临终关怀又被称为善终服务、安宁照顾、终末护理、安息护理等，是指由社会各方面，如护理人员、医生、社会工作者、志愿者及政府和慈善团体人士等组成的团队向临终患者及其家属提供的包括生理、心理和社会等方面的一种全面的支持和照料。目的在于提高临终患者的生命质量，使他们能够无痛苦、舒适地走完人生的最后旅途，并使家属的身心得到慰藉。

Q: 临终关怀的对象有哪些？

临终关怀的对象是那些濒临死亡、目前医学救治无望的患者，包括不可逆转的慢性疾病末期的患者、急症临终患者、晚期癌症患者、4 个以上重要器官持续衰竭的高龄久病者、艾滋病患者、不可逆转植物人、严重心肺疾病失代偿期患者等。

Q: 临终关怀有哪些内容？

以照顾为中心：对临终患者来讲，治愈希望已变得十分渺茫，因此，目标以由治疗为主转为以对症处理和护理照顾为主。

维护人的尊严：患者尽管处于临终阶段，但个人尊严、个人权利不应该因生命活力降低而被剥夺，应得到维护和支持，如保留个人隐私和自己的生活方式、参与医疗护理方案的制定、选择死亡方式等。

提高临终生活质量：临终是一种特殊类型的生活，让临终患者有特殊而有意义的生活状态，在可控制的疼痛中接受关怀，尽可能让患者享受人生最后阶段的人间共情。

共同面对死亡：死亡和出生都是客观世界的自然规律，是不可违背的，是每个人都要经历的事实，正是有死亡才使生显得有意义。与临终患者一起共同面对死亡，帮助临终患者消除对死亡的恐惧，正确对待死亡和接受死亡。

Q: 临终患者的普遍心理反应有哪些？如何护理？

否认期：这是大部分临终患者知道自己病情后最初的心理反应，患者不接受自己即将死亡的事实，认为"不可能""弄错了"，即使知道自己即将死亡，仍故作欢态，不让提及有关病情的话题，掩饰自己悲伤、绝望的心理。医护人员和家属在此期要言语一致，既要让患者知道病情，又要维持患者生的希望。

愤怒期：当否认无法持续时，一些患者出现否认，嫉妒的心理变化。医护人员及家属要为患者创造舒适的治疗环境，把病房布置得温馨、整洁，保持空气新鲜；为患者提供心理支持，用乐观的情绪和温暖的亲情感染患者。

抑郁期：随着病情加重，患者逐渐意识到疾病的进展及死亡不可避免，患者常表情淡漠、嗜睡，医护人员需要耐心倾听患者讲话并适当移情，使患者感到亲切和温暖，患者不愿交谈时不要勉强，家人应尽量陪伴患者，给患者以心理支持。

接受期：临终的最后阶段，患者变得平静、嗜睡，有些已经完全没有意识。此时的关怀多是尊重患者的意愿和信仰。

Q: 临终患者没有食欲怎么办？

晚期癌症患者（临终患者）往往会食欲下降，进食少，加上吸收不好，免疫力低下，作为家属，每餐应为其配备高热量、高蛋白、高维生素的半流质饮食，如牛奶、瘦肉、鸡肉、鱼类、蔬菜等，尽量满足患者的个人饮食习惯和喜好。患者可经常食用水果、蜂蜜水，以便润滑肠道，预防便秘。有口腔溃疡者进食前应进行口腔护理，并用局麻药涂擦，以免因疼痛影响进食。恶心、呕吐者进食前可先服用止吐药。对于不能进食者，说服其尽早置入中心静脉导管，以便及时安全地输注静脉高营养，减少反复穿刺及静脉炎给患者带来的痛苦。

Q: 临终患者长时间卧床时痰多该如何处理？

临终患者长期卧床，身体消耗显著，首先可以多饮水，起到稀释痰液的作用。家属要定时为患者翻身、叩背，鼓励患者咳嗽，拍背的方向为由外向内、由下向上，可以震荡痰液，有助于痰液的排出。患者平时还可以吃一些润肺化痰的食物，比如冰糖炖雪梨、萝卜汤等，也可以起到化痰的效果。必要时患者还可以在医生的指导下使用盐酸氨溴索片、盐酸溴己新片等止咳化痰类药物进行治疗。

Q: 临终患者总感觉冷是什么原因？

这是由于临终患者血液循环变差引起的，可以适当提高室温，若患者不能活动，应帮助其采取舒适体位，定时翻身，为其按摩，预防压疮，亦可增加患者安定感。按摩可在一定程度上加快血液流动，促进血管扩张，从而使毛细血管血流量增加，促进血液循环，使皮温升高。热敷也可使局部皮温升高、血管扩张，从而加快血液循环，例如使用热水袋，但要注意温度适宜，正常人觉得合适的温度不一定适合患者，避免烫伤。另外一定不要使用玻璃瓶，以免发生意外。

Q: 临终患者的居住环境要注意什么？

临终患者的房间要光线充足且柔和，空气新鲜，整洁和安静，维持适宜的温湿度（温度在 20 ℃左右，湿度 50% ~ 60% 为宜）。室内要经常清洁打扫，定时开窗，适时消毒。卧床患者的床上物品设置应尽量考虑患者的方便、舒适、安全等，可根据患者的病情有针对性地选择摆放植物装饰。熟悉的环境可以增加个体的舒适感，如果病房的布置模拟家庭环境，一定会让患者倍感亲切，在色彩方面宜多选用暖色调，使人感到温和、舒适，避免使用白色；也可以多放置一些患者喜欢的物品，如照片等。鼓励家属陪患者一起度过人生的最后时光，这不仅能减轻患者的孤独无助感，也可让家属在患者在世时充分尽到义务，从而得到心理慰藉。

Q: 医生面对临终患者有什么医疗计划?

临终关怀的重要理念是既不加速死亡(即不作安乐死)也不延后死亡(即临终时不作无谓而痛苦的人工复苏及加护病房延命措施)。我们会根据患者的病情状况与家属协商具体的医护措施。医护人员会全心对待,以减轻患者的痛苦为首要目的,使患者能在有限的日子里,在人生的最后岁月中,在充满人性温情的氛围中,安详、宁静、无痛苦、舒适且有尊严地离开人世,使其更理性、更平静地接受死亡。同时对临终患者的家属提供心理社会支持服务。

Q: 我国的临终关怀现状如何?

首先,临终的时间范围目前世界上尚无统一的界定标准,各国都有不同的看法。在美国,将临终定义为患者已无治疗意义,估计只能存活 6 个月以内;在日本,以患者只有 2 ~ 6 个月的存活时间为终末阶段;在英国,以预后 1 年或不到 1 年为临终期;在我国,按照北京松堂关怀医院对一万多名肿瘤临终者的分析,证明从主要脏器衰竭到丧失自理能力,再到全部意识丧失直至死亡的平均时间为 288 天,就像人的诞生需要在母体子宫内经过十个月围生期呵护一样,生命即将终结的时候,同样需要在社会、家庭这样的社会"子宫"内经过十个月的围终期的社会关怀。

这里强调的临终关怀对象不包括突然意识丧失、猝死的生命结束状态的患者。

2008 年,中国生命关怀协会首次承担由卫生部疾病控制局立项的"中国城市临终关怀服务现状与对策研究",标志临终关怀服务首次进入国家卫生政策议程。2010 年,李嘉诚基金会宁养项目全国推广启动。2015 年 11 月,国务院转发《关于推进医疗卫生与养老服务相结合的指导意见》中明确提出,建立健全医疗卫生机构与养老机构合作机制,为老年人提供治疗期住院、康复期护理、稳定期生活照料及临终关怀一体化的健康和养老服务。

我国这些有关"临终者"的研究,提出的临终关怀期,形成的研究数据,得到了国家和国际社会生命科学研究团队的认可,这一时间长度与生命在母亲子宫里十个月的时长契合,从而印证了生命的轮回。而这一研究也让代表了东方生命哲学的中国临终关怀理论在国际学术界拥有一席之地。

▶▶▶ 第二章

常见肿瘤

第一节　总论

Q:什么是肿瘤?

肿瘤(tumour)是指机体在某种状态下,局部组织的细胞在基因水平上失去对其生长的正常调控,导致异常增生而形成的肿块。如果肿瘤(肿块)位于四肢或躯干的表浅部位,则容易被发现,而位于机体深部组织和脏器的肿块需要通过超声、CT、磁共振成像等检查才能发现。这些检查常常将肿瘤(肿块)称为"占位病变"。根据肿瘤细胞特性及对机体的危害程度,又将肿瘤分为良性肿瘤和恶性肿瘤两大类。

Q:良性肿瘤有哪些特点?

良性肿瘤具有呈膨胀性生长并且生长缓慢、边界清楚、有完整包膜、触之有滑动的特点。除有局部压迫症状外,无全身症状,不会发生转移,大多数良性肿瘤手术切除可治愈,预后良好。

Q:恶性肿瘤有哪些特点?

恶性肿瘤有以下特点:①肿瘤无限制增长并且生长迅速。②肿瘤呈侵袭性生长,与周围组织粘连,边界不清并且触之不能移动。③易发生转移,可沿着淋巴管转移到周围或远处淋巴结;也可以通过血液循环到任何脏器。④恶性肿瘤容易对化学治疗(化疗)、放射治疗(放疗)、靶向治疗产生耐药。⑤治疗后的肿瘤常常会复发。

Q:哪些肿瘤属于恶性肿瘤?

根据肿瘤的组织和细胞来源,恶性肿瘤可分为癌、肉瘤、恶性淋巴瘤和白血病。癌是指来源于上皮组织的恶性肿瘤;肉瘤是指间叶组织(包括纤维结缔组织、脂肪、肌肉、脉管、骨和软骨组织等）发生的恶性肿瘤；来自骨髓造血细胞的恶性肿瘤称为白血病；而恶性淋巴瘤是指来自淋巴系统的肿瘤。以上这些恶性肿瘤一般情况下统称为"癌症"。我国是恶性肿瘤发病大国，2020 年世界卫生组织国际癌症研究机构的数据显示，2020 年，全球新发癌症病例 1929 万例，中国新发癌症病例 457 万例，占全球的 23.7%，排名世界第一，是第二名美国的 2 倍（228 万例），全球因癌症死亡的病例 996 万例，中国因癌症死亡的病例达 300 万例（30.2%）排名世界第一，是第二名印度的 3.5 倍（85 万例）。

Q: 人为什么会得癌症？

我们都知道，新陈代谢是维持人体生命的基本活动方式，人体在新陈代谢过程中，会不断产生新细胞以取代老化的细胞。英国《自然医学》杂志刊登的以色列一项最新研究发现，人体细胞更新换代速度惊人，每天要替换大约 3300 亿个细胞，平均每秒钟产生的新细胞超过 380 万个。人体就像是一台机器不停地高速运转，在每天生产出庞大数量的细胞时不可避免地会制造出一些残次产品，这些不合格的产品就是肿瘤细胞。不过大家不必担心，人体有强大的监控系统，负责及时发现和清除这些"不合格产品"。只要我们的监控系统保持良好的工作状态，就可以避免肿瘤发生。

Q: 为什么老年人容易得癌症？

癌症可以发生于任何年龄段。当然，随着年龄的增大，患癌的概率也会增大，研究表明，如果人活到 70 岁，患癌症的可能性高达 30%。老年人容易患癌和以下因素有关：①年龄越大，接触致癌物的机会就越多。在癌症的病因中，约 80% 为自然界致癌因素，大部分是化学性致癌物。人们在平时的生活和工作中或多或少都会接触致癌因子，而年龄越大，接触时间就会越长，患癌的机会就增多。②癌症的发生存在潜伏期，受致癌因素影响后人体并不是马上发病，而往往都要经过十几年甚至二三十年才发病。所以年龄越大患癌风险就越高。

Q: 癌症会遗传吗？

真正直接遗传的只是少数不常见的肿瘤，遗传因素在大多数肿瘤发生中的作用是增加了机体发生肿瘤的倾向性和对致癌因子的易感性，即所谓的遗传易感性，包括染色体不稳定、基因不稳定以及微卫星不稳定。如家族性结肠腺瘤性息肉患者，因存在胚系细胞 *APC* 基因突变，40 岁以后大部分均有大肠癌变；*Brca-1*、*Brca-2* 突变与乳腺癌发生相关，发生率达 80% 以上。

Q: 癌症会传染吗？

癌症和心血管疾病、脑血管疾病、糖尿病一样属于非传染性疾病，也就是说不会传染。那么有人会问，为什么有些家庭同时或先后多人患癌症？其实这种情况的主要原因是这些家庭成员有相同的生活方式或生活习惯，长期接触致癌物质，比如说喜欢吸烟，或者吃熏制、泡制食品。另外就是同一家族具有发生肿瘤的遗传易感性。

Q: 癌症与哪些因素有关？

癌症的形成要经历漫长和复杂的过程，人体如果长期接受致癌物质的刺激就会诱发和加速肿瘤的形成。能够诱发癌症的物质被称为致癌因素。由于癌症的形成要经过非常复杂的细胞演变过程，所以大多数致癌因素与癌症并非简单的因果关系，而是比较复杂的相关关系。我们日常生活中比较常见的致癌因素可以分为 3 类：①物理因素（比如放射性辐射）；②化学因素（比如亚硝胺、苯并芘）；③生物因素（比如幽门螺杆菌）。

Q: 放射性辐射有哪些，为什么会致癌？

放射线辐射和电离辐射。在自然界中，有些物质由于本身原子核结构不稳定，会自发地放出射线；另外一种是电离过程中产生的辐射。放射性辐射主要包括 α 射线、β 射线、γ 射线、X 射线。在日常生活中我们很难接触到 α 射线、β 射线、γ 射线，而常常会在做 X 光、CT 和 PET-CT 检查时接触到 X 射线。只有人体接受了大剂量的辐射，才会对健康产生危害。放射性辐射对人体的伤害主要是造成 DNA 损伤、基因突变等，从而改变细胞正常形态和功能，使正常细胞变成肿瘤细胞。顺便说一句，微波炉、手机、电脑、WI-FI 等电子产品产生的是电磁波，不会引起癌症。

Q: 连续做多少次 CT 会对人体有害？

CT 是最常用的医学检查设备，每次检查所产生的放射剂量与机器的先进程度、扫描的方式和调用的程序都有关系。CT 检查出示的扫描图像质量或清晰度往往与放射剂量没有直接关系，主要取决于计算机图像处理系统的质量。一般情况下，新一代 CT 都具有高清晰度的图像和低放射剂量。虽然 X 射线和 CT 检查所产生的放射辐射不会对人体健康造成伤害，但我们还是建议健康成年人每年接受 CT 检查不要超过 2 次，而患有疾病，尤其是患有重症的患者则另当别论，应该根据病情做必要检查，不受次数限制。

Q: 哪些是化学致癌物？

大量研究证明，在自然界可以引发癌症的化学物质有数百种，有些是天然存在的，也有些是在生产和生活中产生的。世界卫生组织认定的、具有强力致癌作用的化合物包括苯并芘、联苯胺、亚硝胺、多环芳烃化合物、黄曲霉毒素等。汽车尾气、沥青、吸烟和烧烤加工时产生的煤焦油的主要化学成分是苯并芘。亚硝胺广泛存在于食品添加剂、防腐剂和泡制或腌制食品中。黄曲霉毒素是某些霉菌的代谢产物，多见于发霉的食品中。油漆、染料和有机溶剂中含有大量的联苯胺。

Q: 什么是苯并芘？

苯并芘是含苯环的化合物，世界卫生组织将其列入 1 类致癌物。苯并芘在自然界广泛存在，主要来源于生产和生活过程中煤炭、石油和天然气等燃料的不完全燃烧，吸烟过程中产生的煤焦油，橡胶生产所排出的废气，以及汽车尾气等。空气中的苯并芘不仅污染大气，而且还能造成水源和土壤的污染。苯并芘随着水源和土壤的污染进入到水产品和农产品（蔬菜、水果、粮食、肉类）等人类赖以生存的食物中。另外，食物在加工过程中，尤其是在烟熏和烘烤过程中可产生大量的苯并芘，在熏制和烧烤食物中苯并芘的含量是普通食物的 10 ~ 20 倍，所以我们应该避免长期食用熏制食品，尤其是要少吃烧烤。

Q: 苯并芘能够引起哪些肿瘤？

早在 18 世纪，英国家庭还是以煤为燃料，长期烧煤使烟囱内积累大量煤烟，由此就产生了一种职业叫烟囱清扫工。这些工人每天都要坐在屋顶的烟囱上用长长的竹竿清扫烟囱里的煤烟，后来医生发现这些工人阴囊癌的发病率极高。经过多年研究，科学家在煤烟中提炼出了苯并芘，苯并芘的致癌性逐渐受到关注。在之后的很多年，科学家们采用口服、静脉注射、吸入、气管滴注苯并芘等方式在动物体内进行研究，证明苯并芘还可引发肺癌、胃癌、膀胱癌及消化道肿瘤等多种癌症。苯并芘引起癌症的潜伏期很长，一般为 20 ~ 25 年。现已有许多材料证实，吸烟和大气中苯并芘的浓度与肺癌发病率有关，长期食用熏制和烧烤食品的人群消化道肿瘤发病率明显高于无长期食用熏制和烧烤食品习惯的人群。

Q: 联苯胺有何用途？可诱发哪些癌症？

联苯胺是一种有机化合物，属于芳香胺的一种。联苯胺是制造各种染料的重要原料，也是聚氨酯橡胶和纤维生产中不可或缺的材料。由于联苯胺与膀胱癌和胰腺癌的发生密切相关，2017 年世界卫生组织国际癌症研究机构将其列入 1 类致癌物质。

Q: 黄曲霉毒素、亚硝胺有哪些危害？

黄曲霉毒素是一些真菌的代谢产物，常见于发霉的谷物和食品。黄曲霉毒素毒性极强，被其污染的食物经过消化吸收进入肝脏，对人体和动物肝脏组织有破坏作用，可以直接诱发肝癌。

亚硝胺是亚硝酸盐、硝酸盐和胺类分解后形成的。亚硝酸盐在蔬菜、水果、肉、蛋等食物中广泛存在。一般情况下，亚硝酸盐不会对人体健康造成危害，在长期食用亚硝酸盐含量高的食品而身体内又缺乏维生素 C 的情况下，亚硝酸盐才转化成亚硝胺对人体造成伤害。动物实验证明，亚硝胺与胃癌、食管癌、肝癌、结肠癌和膀胱癌有关。因此，世界卫生组织的癌症研究机构将黄曲霉毒素和亚硝胺划定为 1 类致癌物。那么哪些是亚硝酸盐高含量食品呢？主要亚硝酸盐高含量食品有熏制、腌制蔬菜和肉类食品，卤肉制品和腊肉制品中亚硝酸盐含量也非常高，另外发霉和变质的食品中除了含有大量的亚硝胺外还含有黄曲霉毒素。

Q: 哪些生物因素能致癌？

某些生物侵入人体后，通过一定方式改变正常细胞的遗传基因使细胞癌变，形成肿瘤。在日常生活中最常见的生物致癌因素包括乙（丙）肝病毒、EB

病毒、人乳头瘤病毒（HPV）及幽门螺杆菌。

Q: 得了肝炎一定会发展成肝癌吗？

乙（或丙）肝病毒是引起肝炎的病原体，此病毒可直接造成肝细胞炎症、坏死以及纤维化等改变。虽然乙肝和丙肝病毒是导致人身体发生肝癌的常见因素之一，但并不代表所有的肝炎患者都会转化为肝癌，也不代表所有肝癌的发生都由乙肝或丙肝引起。有10% ~ 30%的肝炎患者在经过多年的病情演变后发展为肝硬化，而大约有10%的肝硬化患者经过数年乃至数十年的转化发展成肝癌。临床上认为肝炎-肝硬化-肝癌是肝脏发生恶性肿瘤的三部曲。因此要想预防肝癌就要积极预防肝炎，注意饮食卫生，避免与肝炎患者密切接触，同时要定期注射抗肝炎病毒疫苗，将感染肝炎病毒的风险降到最低。

Q: 人乳头瘤病毒与哪些肿瘤的发病相关？

人乳头瘤病毒是一类球形DNA病毒，目前发现有130多种，主要侵入人体皮肤和黏膜，造成上皮细胞增殖。人们根据人乳头瘤病毒对人体健康的危害程度将其分为高危型和低危型两种，皮肤高危型与外阴癌、阴茎癌、肛门癌、前列腺癌、膀胱癌发病相关；黏膜高危型与宫颈癌、直肠癌、口腔癌、扁桃体癌发病相关。人乳头瘤病毒种类繁多，目前已经有人乳头瘤病毒疫苗应用于临床，对HPV6、HPV11、HPV16、HPV18四种病毒类型有预防作用，因为大部分宫颈癌的感染类型是HPV16、HPV18型，所以该疫苗的使用将极大地降低宫颈癌发生率。

Q: 幽门螺杆菌和胃癌有关系吗？

幽门螺旋菌是目前所知唯一能够在人的胃中生存的细菌。幽门螺杆菌常常寄生在胃幽门部位的黏膜组织中，最初引起慢性胃炎，随着病情进展造成胃黏膜溃烂，并逐步形成胃溃疡。临床研究发现，67% ~ 80%的胃溃疡和95%的十二指肠溃疡是由幽门螺杆菌引起的。幽门螺杆菌能促使硝酸盐转化成亚硝胺，同时可加速黏膜上皮细胞的过度增殖，导致畸变和胃癌发生。及时有效地杀灭幽门螺杆菌，对胃癌的预防有重要作用。

Q: 为什么要提倡戒烟?

烟草在燃烧过程中，可以产生数十种致癌或促癌物质，其中包括烟焦油、尼古丁、苯并芘、放射性物质、生物碱、胺类、腈类、酚类、烷烃、醛类、氮氧化物、多环芳烃、杂环族化合物、羟基化合物、重金属元素、有机农药等。这些有害物质除了与肺、食管等部位癌症的发生相关外，还会引起呼吸道其他疾病。吸烟不仅对自身健康造成伤害，而且还威胁到家人的健康，因为家庭成员中不吸烟者往往会受到二手烟和三手烟的伤害。

Q: 什么是二手烟? 什么是三手烟?

如果吸烟者直接吸入烟草燃烧时所产生的烟雾被称为主动吸烟，那么不吸烟者吸入吸烟者喷吐的烟雾或烟草燃烧释放出的烟雾则被称为被动吸烟，俗称为二手烟。吸烟所产生的有害物质被家具、墙壁、地毯、衣物等吸收，并且随着时间积累有害物质浓度会增加，附着在家具、墙壁、地毯表面上的有害物质被称为三手烟。我国的一项临床调查显示，2008—2017 年不吸烟的肺癌患者增多，但其中的大多数患者有吸二手烟病史，女性者居多。二手烟里面有些致癌物含量超过一手烟，比如，二手烟的焦油是一手烟的 3 倍，二手烟的亚硝胺是一手烟的 50 倍。三手烟对儿童的危害非常大，很容易引起气管炎、支气管哮喘等呼吸系统疾病。因此，一些发达国家除了禁止在公共场所吸烟外，还禁止在自己的私家车内吸烟。

Q: 如何确诊恶性肿瘤?

恶性肿瘤诊断可以分为临床诊断、影像学诊断和病理诊断几种。影像学诊断主要指超声、磁共振成像、CT、PET–CT 等检查做出的诊断。病理诊断是指组织学、细胞学、分子生物学（例如免疫组化、基因检测）诊断。临床诊断是指医生根据患者的症状、体征等临床表现和查体发现，结合影像学、病理学、实验室检查结果，综合分析所得出的诊断。

Q: 影像学检查能给医生提供哪些信息?

影像学检查主要包括 X 线、超声、CT、PET–CT、磁共振成像、骨扫描等。医生需要通过影像学检查了解肿瘤所在部位、大小、数目、形状、浸润深度、与周围组织的关系、有无淋巴结转移和脏器转移。医生还需要通过影像学检查了解肿瘤在治疗前后变化情况，比如肿瘤是缩小、消失，还是增大或增多。影像学检查对恶性肿瘤的诊断准确率非常高，但是最终确诊还需要病理检查，因为影像学不能鉴别肿瘤的组织来源、分子分型等，不能为临床精准治疗提供信息。影像学检查在肿瘤筛查、早期诊断、临床分期、预后评估方面有重要作用。

Q: 什么是病理诊断？病理诊断包括哪些检查？

如果影像学检查是看肿瘤的外观，那么病理学检查则是观察肿瘤内部形态和结构。随着科学技术的发展，许多新的技术和方法得到应用，这些新技术在肿瘤的精准治疗中起到了重要作用。现代病理学检查可以概括为几个方面：①组织学检查（组织病理）；②细胞学检查（细胞病理）；③分子学检查（分子病理）；④基因检测。目前很多人习惯性地将临床最常用的组织学检查和部分分子学检查视为病理学诊断。

Q: 什么是组织病理检查，组织病理检查有哪些意义？

组织病理检查是指通过显微镜观察肿瘤全部或部分切除标本、转移的淋巴结，根据肿瘤细胞形态确定肿瘤良性或恶性。通过组织病理检查，医生可以了解：①恶性肿瘤细胞来源，肿瘤分类（鳞癌、腺癌、肉瘤）；②肿瘤细胞与周围组织关系、肿瘤浸润情况，有无脉管和淋巴管癌栓；③有无淋巴结转移。组织病理检查可为肿瘤分期、治疗方案制订和预后评估提供重要依据。

Q: 细胞学检查有哪些用途？

细胞学检查是指检查脱落到胸腔积液、腹腔积液、尿液或痰液中的肿瘤细胞和存在于血液、骨髓中的肿瘤细胞。细胞学检查有两种主要方法，一是涂片检查，二是流式细胞仪检查。前者与组织病理检查相似，通过细胞形态鉴别良、恶性肿瘤；后者通过特殊方法标记肿瘤表面受体识别肿瘤细胞。涂片检查广泛用于宫颈癌筛查、膀胱和尿路癌的诊断和治疗后监测；流式细胞仪检查可以为血液肿瘤的诊断、分子分型、治疗选择等提供依据。总之细胞学检查在肿瘤的早期诊断、疗效评估、预后监测等方面起着重要作用。

Q: 什么是分子检查？每个患者都需要做吗？

我们上面说的组织学检查和细胞学检查中的涂片检查都是用显微镜观察细胞形态，用这种物理学方法不能观察细胞内成千上万个分子的变化，尤其是控制细胞死亡、生长和增殖等功能的蛋白质的变化。但是，使用分子生物学技术可以准确检测出肿瘤细胞内分子变化情况。肿瘤的诊断中常用的分子检查称为免疫组化检查。免疫组化检查的主要作用是确定肿瘤细胞来源、寻找治疗靶点、指导临床医生用药，比如，肺癌中的鳞癌、腺癌、神经内分泌癌治疗时用药是不完全相同的；再比如，免疫组化技术能够检测出乳腺癌患者激素受体（ER、PR）、HER-2的表达，并且将乳腺癌患者分为激素受体（ER、PR）阳性、HER-2阳性和ER、PR、HER-2均为阴性三类，而这三类乳腺癌患者采取的治疗方案是截然不同的。从上述内容可以看出免疫组化检查的重要性，因此每个肿瘤患者在做病理检查时都需要做免疫组化检查。

Q: 基因检测查什么？有什么用途？

基因检测是对肿瘤细胞DNA的检查。DNA翻译成中文是脱氧核糖核酸，细胞所有遗传信息都储存在DNA中。如果DNA发生变化，在合成RNA和蛋白质时将传递出错误的遗传信息，所合成的蛋白质数量、功能都将会发生变化，导致细胞失去正常形态或功能，是癌症产生的原因之一。常见肿瘤细胞基因变化包括基因突变及基因缺失、基因插入或融合。肿瘤基因检测的主要临床意义在于：肿瘤分子分型、肿瘤遗传基因筛查、肿瘤的精准治疗。尤其是某些靶向药物的使用需要基因检测提供靶点。例如，使用奥西替尼治疗非小细胞肺癌，必须是表皮生长因子受体（EGFR）19外显子缺失或21外显子突变患者才能获得非常好的疗效。

Q: 肿瘤标志物有哪些？对肿瘤诊断有帮助吗？

肿瘤标志物或称肿瘤标记物，是由恶性肿瘤细胞产生的物质。临床常用的肿瘤标志物如下：①血清癌胚抗原（CEA），在某些胃癌、尿道癌、卵巢癌、肺癌、胰腺癌、乳腺癌患者中会有升高。②甲胎蛋白（AFP），是诊断原发性肝癌的常用检查项目，大多数（87%）肝细胞肝癌患者AFP显著升高。③前列腺特异抗原（PSA）是前列腺癌的重要诊断和治疗指标，PSA升高水平与肿瘤发展密切相关；而下降水平也反映出治疗效果。④人绒毛膜促性腺激素（HCG）

常用于绒毛膜上皮癌、睾丸和卵巢恶性畸胎瘤的诊断和预后评估。虽然肿瘤标志物是评估疗效、监测肿瘤复发或转移等方面的重要指标，但是，其不能单独作为肿瘤诊断依据，必须结合影像学和病理学检查综合分析，做出最后的临床诊断。

Q: 为什么要对肿瘤进行分期？

我们在日常生活中会有这样的经验，如果袜子破了一个洞，应该及时修补，不然的话洞会越来越大，直到无法修补，最终只能扔掉。肿瘤也是如此，也有从小到大、从轻到重的发展过程。医生根据肿瘤发展的不同阶段将肿瘤分为Ⅰ、Ⅱ、Ⅲ、Ⅳ期。肿瘤的分期除了表示疾病严重程度外，还对治疗方案选择和预后评估有指导作用。

Q: 肿瘤如何分期？

国际上对肿瘤分期有统一标准，被称为TNM。T是指肿瘤大小或浸润情况；N是指淋巴结转移情况；M指远处脏器转移情况。临床根据TNM情况将肿瘤分为Ⅰ~Ⅳ期4个阶段。我们以结肠癌为例：没有淋巴结转移（N_0）和没有远处脏器转移（M_0）的肿瘤属于早期（Ⅰ，Ⅱ期），已经发生淋巴结或远处转移的肿瘤被视为晚期（Ⅲ，Ⅳ期）。也有医生把一部分Ⅱ期和部分Ⅲ期肿瘤称作中期。早期肿瘤应该积极采取手术治疗，大多数患者会有治愈机会。晚期肿瘤中，对于有手术切除机会的患者，应该尽量选择手术+化疗（放疗）+靶向治疗等综合治疗。手术无法切除的肿瘤患者需要进行化疗、放疗、靶向治疗、免疫治疗等综合治疗。由于不同部位的肿瘤有自身特点，其分期方法也与结肠癌略有不同，因此，有些肿瘤早期的定义有所不同。

Q: 肿瘤的分期与预后有啥关系？

肿瘤与其他疾病一样，早期治疗会获得良好效果。我们还是以结肠癌为例：早期（Ⅰ，Ⅱ期）患者手术后将有80%生存达到5年，如果在这5年内肿瘤没有复发和转移，以后出现复发和转移的概率就很小了，我们认为这些患者已经是临床治愈。晚期（Ⅲ，Ⅳ期）患者的5年生存不足30%。总之，肿瘤分期越晚，患者预后越差，生存期也就越短。

Q: 肿瘤有哪些治疗方法?

恶性肿瘤的治疗与其他疾病不同,多数患者需要多学科的综合治疗。比较常用的是手术治疗、化疗、放疗、免疫治疗、靶向治疗、细胞治疗、介入和消融治疗等。不同部位的肿瘤所采取的治疗方法不尽相同,除了少数早期肿瘤单纯手术即可达到治愈效果外,多数需要接受多种方法的联合治疗,比如手术联合化疗、化疗联合放疗、化疗联合靶向或免疫治疗等组合,医生会根据肿瘤部位、分期和病理诊断以及患者的身体状况确定治疗方案。

Q: 手术是肿瘤最好的治疗方法吗?

不同部位的肿瘤最有效的治疗方法不尽相同。对于大多数实体肿瘤而言,手术是快速而有效的局部治疗,尤其是某些早期癌症,单纯手术可以治愈(如早期结肠癌),而不能单纯手术治愈的患者,经术后化疗或者化疗联合其他方法治疗仍然可以有治愈或长期生存的机会。白血病、淋巴瘤的最佳治疗方法是以化疗为基础,根据病情联合靶向治疗、免疫治疗、细胞治疗、骨髓移植等综合治疗,鼻咽癌根据肿瘤分期最佳治疗包括单纯放疗、化疗联合放疗等方法。现代医学对肿瘤的治疗理念是个体化精准治疗,有条件的医院由多个学科专家讨论后,共同为患者制定科学、精准、规范的整体治疗策略。

Q: 什么是化疗?

化学药物治疗简称化疗,是传统的肿瘤治疗方法,多指用化学药物治疗肿瘤。通常经过口服或静脉注射途径使药物进入体内,随着血液流动到达肿瘤内部,直接破坏肿瘤细胞的增殖、代谢等多种功能,最终导致肿瘤细胞死亡。化疗药物种类繁多,医生根据肿瘤组织来源、病理类型等做出化疗药物的选择。多数化疗药会有一些不良反应,如恶心、呕吐、乏力、食欲不振、白细胞或血小板下降等。在化疗过程中使用预防恶心、呕吐等药物可避免不良反应发生,所以一般患者都能够顺利完成化疗。

Q: 化疗期间应该注意哪些事情?

肿瘤患者在化疗期间,由于药物在杀死肿瘤细胞时产生的代谢产物和化疗药本身在身体内降解,都会增加肝脏和肾脏损害的风险,建议在化疗期间尽量多喝水,这样可以降低有害物质在体内的浓度,减少肝肾负担。

化疗药会影响消化道正常功能，使食物的消化和吸收能力减弱，建议患者在化疗期间尽量吃一些营养丰富、容易消化的食品，还要少量多餐，避免油腻、不易消化的食物和暴饮暴食。

化疗期间患者的免疫力都会有所下降，非常容易感染呼吸道疾病，因此，建议患者出门时注意保暖，做好个人防护，尽量避免出入人群密集的场所。

由于化疗常常会造成患者的白细胞、血小板减少，严重的白细胞、血小板减少会有生命危险，因此，化疗期间患者应该每周做一次血常规检查，如发现白细胞、血小板减少应该及时接受药物治疗。

Q: 什么是放疗？

放射治疗简称放疗，是利用放射性同位素或电离产生的射线治疗肿瘤。临床常用的放射治疗仪器是各种加速器。加速器发出的电子线可以直接进入肿瘤内部，造成肿瘤细胞 DNA 损伤，破坏 DNA 双螺旋结构，引起细胞死亡。放疗是局部治疗，适用于多种肿瘤，尤其是对于头颈部肿瘤、鼻咽癌、肺癌、乳腺癌、直肠癌等均有良好疗效。

Q: 放疗期间应该注意哪些事情？

放疗是治疗某些部位肿瘤不可或缺的重要手段。当然，放疗也会产生恶心、呕吐、腹痛、腹胀、便秘、消化不良、食欲下降、白细胞减少、血小板减少等常见的不良反应，一般经对症治疗均可缓解。另外，放疗还会发生其特有的副作用，被称为放射性炎症，比如，放射性肺炎、放射性肠炎、放射性黏膜炎等。接受放射治疗的患者除了定期做血常规检查外，如果出现放射区域皮肤烧灼感、口腔黏膜溃疡、腹泻或便中带血等，应该及时就诊。

Q: 放 / 化疗期间白细胞减少应该怎么办？

白细胞减少是放 / 化疗常见的并发症，它的最大危险是身体失去对外来细菌或病毒的抵抗能力，容易发生感染。重度白细胞减少患者，一旦感染，将危及生命。发生白细胞减少时应该及时使用升白药物治疗，同时还需要注意以下几点：①避免外出和亲友来访，减少与外界接触。②室内要定期消毒。③加强营养，饮食中要增加优质蛋白质摄入（比如牛奶、鸡蛋），不要生吃蔬菜或者剩饭菜，避免消化道感染。④一旦确诊白细胞重度减少，应该及时住院治疗。

Q: 放 / 化疗期间血小板减少应该怎么办?

放 / 化疗期间常常会发生血小板减少,一般情况下使用升血小板药物很快可以恢复。血小板低的患者应该注意是否有出血情况,例如牙龈出血、鼻出血、黑便或便中带血等,一旦发现应立即就医。放 / 化疗引起严重血小板减少的患者,应该住院治疗。

Q: 什么是靶向治疗?

人类在与肿瘤的长期斗争中逐步对肿瘤细胞的发生、发展、转移等机制有了深入了解,尤其是最近三十年的研究发现,肿瘤细胞内的一些蛋白在数量、结构、功能等方面发生变异,从而导致肿瘤细胞无限制生长或转移。随后,科学家们根据这些蛋白的结构和功能设计出有针对性的抑制剂,用以抑制那些调控细胞死亡或增殖的变异蛋白对肿瘤细胞影响。令人兴奋的是,大量实验证明,这些有针对性的蛋白抑制剂不仅可以抑制肿瘤细胞增长和转移,还可以造成肿瘤细胞死亡。人们将从蛋白抑制剂中研发的抗肿瘤药称为靶向药,所针对的蛋白叫作靶点。检查靶点的常用方法是免疫组化和基因检测。

Q: 有哪些靶向药常用于肿瘤治疗?

靶向药不仅种类非常多,而且分类方法也十分复杂。根据靶向药的属性,可分为化学制剂和生物制剂;根据靶向药的功能,可分为抗血管生成、干扰蛋白降解、调节肿瘤微环境、免疫检查点抑制剂等。靶向药在临床应用时,可分为特异性和非特异性。特异性是指需要做基因检查或蛋白检查,如治疗肺癌的靶向药奥希替尼,需要检测是否有 *EGFR* 基因突变;治疗乳腺癌的靶向药曲妥珠单抗,需要检测是否有 HER-2 蛋白表达。非特异性靶向药是指不需要做基因或蛋白检测的靶向药,如贝伐单抗、瑞格菲尼、阿帕替尼等。

Q: 什么是免疫治疗,免疫治疗有哪些?

人类能够在自然界健康生活是因为有免疫系统,免疫系统对外防御和抵抗外来细菌、病毒等有害微生物侵入;对内清除身体产生的衰老和异常细胞,包括肿瘤细胞。肿瘤形成的原因之一是免疫系统识别和清除肿瘤细胞的能力下降或受到破坏。肿瘤的免疫治疗是恢复机体免疫系统正常的识别和清除肿瘤细胞的能力,以此达到治疗肿瘤的目的。免疫治疗有细胞免疫和体液免疫两大类,细胞免疫主要是指各种类型的细胞治疗；体液免疫是利用一些针对肿瘤治疗制造的抗体、疫苗、细胞因子和小分子抑制剂等进行的治疗。

Q: ADC 是靶向药吗？

ADC（抗体药物偶联物）是一种新型靶向药，是在针对肿瘤某个蛋白的抗体上镶嵌的抗肿瘤的化疗药。如人表皮生长因子受体 2（HER-2）在乳腺癌、胃癌、结直肠癌、非小细胞肺癌等均有表达，HER-2 单克隆抗体链接化疗药的结果是抗体能精准与肿瘤细胞表面的 HER-2 结合，随后化疗药进入细胞内发挥对肿瘤细胞的杀伤作用。ADC 药物的优点是特异性强、疗效好，常见的有 HER-2、EGFR、CD33、CD30 等单克隆抗体偶联的 ADC 靶向药。

Q: 细胞治疗有哪些？

细胞治疗的全称是细胞过继免疫治疗（adoptive T cell transfer, ACT），通过生物工程技术将普通 T 细胞制造成能够识别和杀伤肿瘤细胞的 T 细胞。细胞治疗的种类包括：LAK 细胞（lymphokine-activated killer，自体淋巴因子激活的杀伤细胞）、TIL 细胞（tumor infil-trating lymphocytes，自体肿瘤浸润性淋巴细胞）、NK 细胞（natural killer cell，自然杀伤细胞）、CIK 细胞（cytokine-induced killer，细胞因子诱导的杀伤细胞）、CTL 细胞（cytotoxic T lymphocyte，细胞毒性 T 细胞）以及 CAR-T 细胞（chimeric antigen receptor T，经基因修饰改造的 T 细胞）。

Q: CAR-T 是最新的治疗方法吗？

CAR-T 是目前已经批准应用于临床的最新细胞治疗。它的原理是将患者自身的 T 细胞经基因工程技术处理，使原来的 T 细胞能够识别和结合肿瘤细胞表面的特定蛋白质，进而杀伤肿瘤细胞，这种经基因修饰改造的 T 细胞叫作 CAR-T 细胞。CAR-T 细胞可在实验室培养，每次治疗将数十亿之多的 CAR-T 细胞注入患者体内，杀死具有相应特异性抗原的肿瘤细胞。CAR-T 细胞在治疗 B 细胞淋巴瘤中显示出良好的靶向性、杀伤性和持久性，并取得了非常满意的效果。此方法在肿瘤治疗中有广泛前景。

Q: 癌性疼痛的原因有哪些？

癌性疼痛是肿瘤最常见的伴发症状，是肿瘤本身造成神经压迫、浸润或累及胃肠道，以及肿瘤发生骨转移所引起的疼痛。如果疼痛不能很好地控制，将会给患者带来焦虑、抑郁、睡眠障碍等心理和精神并发症。目前，现有的治疗措施可以使 80% 以上的癌性疼痛患者免于疼痛折磨。

Q: 如何有效减轻肿瘤患者的疼痛？

一项调查显示，超过 40% 癌性疼痛的门诊患者未能获得充分止痛治疗，造成这种状况的主要原因是患者没有接受规范治疗。我们建议癌性疼痛患者要到医院的肿瘤科或疼痛科就医，医生会根据疼痛原因、疼痛程度、以往止痛药物使用情况等做出评估，制订具体的止痛治疗方案。

Q: 肿瘤患者营养不良会有哪些危害？

肿瘤患者的营养问题常常被人们忽视，造成多数患者都伴有不同程度的营养不良。营养不良临床表现为体重下降和肌肉减少，对肿瘤患者造成的危害有：①直接影响治疗效果；②缩短生存时间；③降低患者生存质量；④重度营养不良可造成多脏器衰竭甚至死亡。

Q: 肿瘤患者在食物选择上应该注意什么？

肿瘤患者要特别注意饮食健康，合理搭配食物，要做到每日有足够的蛋白质、热量、维生素等摄入。尤其在治疗期间的患者，更要加强营养，多吃牛奶、鸡蛋、大豆制品等优质蛋白质和新鲜水果、蔬菜，避免腌制、熏制、泡制、不易消化、过期变质食物。

Q: 肿瘤能够治愈吗？

人类在与癌症做斗争的漫长过程中得到的结论是：如果肿瘤患者能够早期发现、早期诊断、早期治疗，绝大多数癌症是可以治愈的。如何做到上面的三早呢？第一，做好宣传教育工作、普及癌症知识，有症状及时就医。第二，对肿瘤高危人群（如 60 岁以上老年人、有肿瘤家族史的人群、接触有毒作业的人群）定期体检。第三，建立健康的生活方式；积极接种肝炎病毒、人乳头瘤病毒疫苗；及时彻底治疗胃幽门螺杆菌感染。

Q: 什么是随访，有什么意义？

随访是指治疗后定期到医院复查，这样做的意义是：①对治疗效果进行评估。②对于复发或转移病灶可以早期发现，及时治疗。③检查和处理治疗相关的并发症，促进功能康复。④早期发现第二原发肿瘤。

Q: 肿瘤患者随访需要做哪些检查？

不同部位肿瘤随访时检查项目不完全相同，除了肿瘤局部检查或全身体检外，检查内容还包括以下几个方面：①肿瘤原发病灶的检查，主要目的是评估疗效。②容易发生转移的脏器检查，如肝脏、肺、淋巴结等。③了解手术后功能恢复情况，如乳腺癌术后上肢功能恢复情况。

检查方法有：超声、CT、磁共振成像、PET-CT、内镜、肿瘤标志物等。

Q: 肿瘤患者多长时间做一次随访？

随访时间和肿瘤部位相关，一般情况下，第 1 ~ 2 年，每 2 ~ 4 个月随访一次；第 3 ~ 5 年，每 3 ~ 6 个月随访一次；5 年以上，每年随访一次。具体随访时间应该听从医生安排。

第二节　　消化道肿瘤

Q: 消化系统有哪些恶性肿瘤?

消化系统在人体非常重要，每天要摄入、消化、吸收水和食物以维持正常的生命活动。消化系统很容易受到食物中致癌物的侵袭，是恶性肿瘤比较好发的部位。消化系统由消化道和消化腺组成，消化道是指食管、胃和肠道，消化腺是指肝脏和胰腺。生活中比较常见的恶性肿瘤有食管癌、胃癌、结肠癌、直肠癌、肝癌和胰腺癌。2019 年国家癌症中心统计数据显示，我国的食管癌、胃癌、结肠癌、直肠癌、肝癌和胰腺癌占所有癌症总数的 38.24%。在人体中，消化系统恶性肿瘤发病率最高。

Q: 哪些人群消化系统肿瘤高发?

2019 年国家癌症中心统计数据显示，农村和小城市居民消化系统肿瘤患病率明显高于大城市。小城市居民胃癌、肝癌、食管癌的发病分别是大城市的 1.8 倍、1.6 倍和 3.4 倍。调查发现，农村和小城市居民不健康的生活方式是造成这种差别的主要原因，人们长期食用过期、变质、腌制或泡制食品；吸烟和过度饮酒；肝炎或幽门螺杆菌感染患者不及时就医等现象较大城市严重。

Q: 消化系统肿瘤有哪些病因?

引起消化系统肿瘤的病因比较多，我们可以将其分成几类。

致癌物质：我们前面提到过的苯并芘、联苯胺、亚硝胺、多环芳烃化合物、黄曲霉毒素等化学致癌物，主要存在于腌制、熏制、泡制和发霉变质食品中，这些致癌物可以引起食管癌、胃癌、结肠癌、直肠癌和肝癌。另外，生物致癌物中的幽门螺杆菌与胃癌发病相关，乙肝和丙肝病毒感染可能导致肝癌。

不良生活习惯：长期吸烟、过度饮酒、吃热烫食物或高脂肪、低纤维食物。吸烟和过度饮酒除了与肺癌有关外，还与食管癌、胃癌、肝癌和胰腺癌相关。调查显示，吸烟者的胃癌发病风险较不吸烟者高 50%。过度饮酒可加速肝炎－肝硬化－肝癌演变进程。长期吃热烫食物与食管癌发病有关，而高脂肪、低纤维食物可诱发结直肠癌。

遗传因素：家族性多发性肠息肉是遗传性疾病，息肉多发，大小不等。患有此类疾病者其结肠癌发病率是无结肠息肉者的 5 倍。在对肿瘤家族的研究中发现，与胃癌患者有血缘关系的亲属其胃癌发病率较对照组高 4 倍。因此遗传因素可能也参与胃癌和结肠癌的发病。

慢性炎症：炎症会对消化道黏膜造成损伤，长期慢性黏膜损伤与修复可引起细胞癌变。慢性溃疡性结肠炎、慢性胰腺炎与结肠癌和胰腺癌的发病密切相关。

Q: 消化系统肿瘤有哪些症状？

多数消化系统恶性肿瘤早期没有特殊症状。食管癌患者早期偶尔会出现进食发噎或停滞，随着病情发展症状会频繁出现且加重。当肿瘤发展到一定程度，胃癌、肝癌和胰腺癌患者会出现上腹不适、进食后饱胀、食欲下降、乏力等症状，随着病情进展还会出现上腹疼痛、消瘦，部分患者有消化道出血症状（便隐血阳性或排黑色大便），部分肝癌或胰腺癌患者还会出现黄疸。结直肠癌患者，当肿瘤发展到一定阶段会出现排便习惯改变，如大便变细、便中带血，也可出现腹胀、便秘、黏液便或黏血便。直肠癌患者会有肛门下坠感、排便不畅、脓血便等症状。

Q: 消化道肿瘤有哪些特殊检查？

患有食管、胃和结直肠部位肿瘤的患者，除了超声、CT、肿瘤标志物等检查外，还需要做内镜检查，也就是我们常说的胃镜、食管镜、结直肠镜检查。内镜检查最大的优点是可以直接观察到肿瘤的大小、形状、生长方式、侵及范围，以及肿瘤有无出血、坏死等情况；内镜在完成上述观察后还可以切取少量肿瘤组织以供病理诊断；另外，医生在内镜下还可以对某些肿瘤做必要的治疗。

Q: 确诊肝脏肿瘤需要做哪些检查？

肝脏是人体血管最丰富的脏器之一，由于它的解剖和生理功能原因，除了自身细胞癌变生成原发性肝癌外，它还是其他部位肿瘤（如胃癌、结直肠癌、乳腺癌、卵巢癌等）容易转移的场所。肝脏肿瘤诊断同其他肿瘤一样需要做超声、CT 或磁共振成像、肿瘤标志物检查。为了精确诊断，病理检查是必不可少的，主要采用的方法称为肝脏穿刺活检。有些患者对这项检查比较恐惧，担心会刺破血管造成出血、感染等并发症。其实，只要患者肝功能和出血时间、凝血时间正常，肝脏穿刺还是很安全的，通常是在超声或者 CT 定位和引导下进行，可以完全避开血管取到肿瘤组织。

Q: 内镜检查已经确诊恶性，为什么还要做 CT 或磁共振成像?

上面我们介绍了内镜检查，它的优点是全面了解肿瘤在食管、胃和肠道的情况。医生在选择治疗方案时还需要了解肿瘤周围情况，而内镜的缺点恰恰是不能了解肿瘤周围情况，因此需要做 CT 或磁共振成像检查。就像我们买房子时除了要看房子的大小、朝向、布局等房子本身情况以外，小区周围环境、幼儿园、学校、商店等配套设施的好坏也对是否买房的决定起重要作用。通过 CT、磁共振成像检查，医生可以了解肿瘤与周围组织的关系、有无淋巴结或脏器转移，对治疗方案的确定起关键作用。

Q: 哪些患者需要做 PET-CT?

PET-CT 是近几年发展起来的一项影像检测新技术，具有定位精准、图像清晰、分辨率高、肿瘤特异性强等优点。由于肿瘤细胞代谢旺盛，血管丰富，特别喜欢摄取造影剂中的葡萄糖，其内葡萄糖含量是正常细胞的 2 ~ 10 倍，因此恶性肿瘤与其他疾病的鉴别就是根据病变部位葡萄糖含量而确定。所以 PET-CT 非常适合于：①肿瘤的早期诊断；②超声、CT 或磁共振成像怀疑有转移的肿瘤；③淋巴系统肿瘤；④肿瘤治疗后的疗效评估。做 PET-CT 检查时所用造影剂含有大量葡萄糖，糖尿病患者在做检查前需要控制好血糖，造影剂在体内停留时间过长会影响健康，做 PET-CT 检查后应该多喝水，帮助造影剂尽快从体内排出。

Q: 消化道肿瘤患者需要做基因检测吗?

基因检测在医学领域应用越来越广泛，目前在临床主要用于 3 方面：①抗肿瘤药物筛选（这里指靶向药）；②肿瘤患者预后评估；③肿瘤高危人群筛查

（肿瘤遗传基因检测）。由于基因检测费用较高，一般早期消化道肿瘤患者、单纯化疗可以满足治疗需要者，或不选择特异性靶向治疗者可以不做基因检测。

Q: 消化道肿瘤分期有哪些特点？

消化道肿瘤采用 TNM 分期，T 是根据肿瘤浸润深度来划分，N 是淋巴结转移，M 是指远处脏器转移。然而每个部位肿瘤浸润深度与 T1 ~ 4 分期并不完全一致，但是对于 N 和 M 划分基本相同。

Q: 肝癌分期有何特点？

一般肿瘤是根据癌细胞浸润、淋巴结和脏器转移情况来确定分期，而原发性肝癌是根据肿瘤情况，如数量、大小、有无血管侵犯或肝外转移，以及肝功能分级、体能评分来确定分期。如果肿瘤无血管侵犯、无肝外转移，肝功能分级和体能评分良好，则根据肿瘤数量、大小分为 Ⅰ ~ Ⅱ 期；如果肿瘤发生血管侵犯，或者是肝外转移，肝功能分级和体能评分良好为 Ⅲ 期；如果肝功能分级或者是体能评分差（任何一项），无论肿瘤情况如何均为 Ⅳ 期。

Q: 确诊了消化道肿瘤应该怎么办？

当患者经病理检查确诊是恶性肿瘤，下一步要做的是确定肿瘤是否有转移，其中包括淋巴结和脏器转移。消化道肿瘤除了周围淋巴结、腹腔淋巴结和纵隔淋巴结（常见食管癌）外，经常会发生肝、肺、骨转移，患者需要进行胸部、腹部和盆腔强化 CT 或 PET–CT 检查。根据这些检查结果，医生方可确定肿瘤正确的临床分期，制订最佳的治疗方案。

Q: 消化道肿瘤如何治疗？

消化道肿瘤和其他部位肿瘤一样，治疗方案依据肿瘤分期和患者身体状况而定。一般情况下，经全身 CT 或 PET–CT 检查无淋巴结和脏器转移的消化道恶性肿瘤应该首先选择手术治疗；已经发生淋巴结转移者，根据转移情况决定是否需要手术前化（放）疗；如果有脏器转移，转移瘤只累及 1 个脏器，而且能够手术切除，应该争取手术治疗；多脏器转移（如肝、肺、骨同时转移）或同一器官多发转移（如肝脏超过 3 个转移瘤），一般选择放疗、化疗、靶向或其他方法治疗。只有少数早期消化道肿瘤患者可行单纯手术治疗，绝大多数患者需要手术联合放疗、化疗、靶向治疗、免疫治疗等综合治疗。

Q: 不能手术切除的肝癌、胰腺癌用何种方法治疗？

不能手术切除的肝癌和胰腺癌多数是晚期，部分是患者身体状况不适合手术治疗。对这类患者应该采取全身治疗和局部治疗相结合的方案。全身治疗包括化疗、靶向治疗、免疫治疗等；局部治疗可选择放疗、栓塞、微波消融或射频消融等方法。

Q: 肿瘤手术后需要注意哪些问题？

在消化道肿瘤切除后，多数患者还需要做不同形式的消化道重建，暂时会影响食物的消化和吸收，一般需要一段时间适应。因此，建议患者手术后在饮食方面要注意，多吃营养丰富、容易消化的食物，肉类和水果蔬菜合理搭配，增加优质蛋白质在膳食中的比例（如牛奶、鸡蛋、鱼、虾），避免暴饮暴食，养成少量多餐，不吃生冷食物的习惯。

Q: 肿瘤术后最好多长时间开始化疗？

我们知道手术是治疗肿瘤最有效的方法，但是手术本身对人体而言也是一次创伤，会造成体能和免疫力下降，体内残存肿瘤细胞借此机会扩增的风险增加。所以肿瘤患者手术伤口愈合后，经医生评估无化疗禁忌，应该及早接受化学药物治疗。一般情况下，手术后 28 天内是化疗的最佳时间。

Q: 治疗消化道肿瘤有哪些常用靶向药？

消化道肿瘤靶向药种类较多，用药时要根据肿瘤发生部位、肿瘤发展阶段、以往治疗经历、患者适合单独使用靶向药还是联合其他种类药等因素选择。例如：①抗血管生成靶向药贝伐单抗，常用于联合化疗或 PD-1 抑制剂治疗食管癌、结直肠癌、肝癌；同样抗血管生成靶向药伦伐替尼、瑞格菲尼、阿帕替尼常单药使用也可以联合其他药治疗肝癌、结直肠癌、胃癌。② PD-1 抑制剂，对所有消化道肿瘤都有一定疗效，与化疗药或其他药物联合应用时可以不做基因检测，但是，单独使用时应该做 PDL-1 表达和 dMMR、TMB、MSI-H检查。③需要基因检测的靶向药，如 HER-2 阳性靶向药曲妥珠单抗、RAS、BRAF 基因野生型靶向药西妥昔单抗。④ ADC 药维迪西妥是我国自主研发的抗

HER-2 单克隆抗体偶联微管蛋白抑制剂，用于治疗 HER-2 阳性的晚期胃癌。

Q: 抗血管生成靶向药有哪些不良反应？

抗血管生成靶向药在消化系统用途广泛，适用于肝、胃、食管、结直肠、胰腺等消化道恶性肿瘤。抗血管生成靶向药常见不良反应主要有乏力、食欲下降、血压升高、皮疹、尿蛋白阳性、消化道出血、白细胞减少、血小板减少等。患者一定要在医生指导下服用抗血管生成靶向药，并且要经常检测血压，定期检查血、尿常规，肝肾功能，大便隐血等，如有异常，应及时就医。

Q: 消化道肿瘤有哪些并发症？

消化道肿瘤常见的症状有食欲下降、体重减轻、乏力倦怠、不规则腹部疼痛。随着肿瘤进展会发生严重的并发症，常见的有出血、梗阻、穿孔、黄疸、营养不良，前三者会危及生命，往往需要外科治疗。因此，消化道肿瘤如果能够手术切除，应该积极行手术治疗，避免发生危及生命的并发症。

Q: 消化道肿瘤出血可以保守治疗吗？

消化道肿瘤出血最有效的治疗方法是手术切除肿瘤，但是，在患者身体状况不适合手术，或者经充分评估肿瘤无法手术切除的情况下可以采取非手术治疗。根据出血量多少可选择：①药物治疗；②内镜止血；③血管栓塞；④必要时输血。

Q: 消化道肿瘤穿孔可以内科治疗吗？

消化道肿瘤穿孔是非常严重的并发症，食管癌穿孔会发生食管–气管瘘，食物会随着吞咽进入气管，引起肺部感染；胃癌、肠癌穿孔使胃或肠道内容物和消化液进入腹腔，可引发腹膜炎。消化道肿瘤穿孔的内科治疗主要包括：禁食水、抗感染、纠正电解质紊乱、静脉高营养以及对症治疗等措施，一般对于小面积的穿孔都会有很好的治疗效果。

Q: 消化道肿瘤发生梗阻不手术能治好吗？

消化道肿瘤患者发生梗阻是临床常见的并发症，首先要鉴别梗阻原因。如果是肿瘤本身向食管、胃、贲门/幽门、肠道的管腔内生长造成梗阻，可以采取支架植入；如果是消化道肿瘤手术后肠粘连或化疗药造成的肠麻痹所引起的梗阻，一般经胃肠减压、抗感染、纠正电解质紊乱、静脉高营养以及对症治疗均可缓解；如果是晚期肿瘤或肿瘤切除术后复发而无法放置支架，经上述内科治疗无效者，应该采取营养管植入或结肠造瘘，以此挽救生命。

Q: 消化道肿瘤患者饮食需要注意什么？

消化道肿瘤往往会引起食物消化和吸收障碍，患者都会伴有不同程度的营养不良，因此，饮食一定要注意加强营养。首先要增加蛋白质摄入，尤其是牛奶、鸡蛋、鱼虾等优质蛋白质，食物要新鲜、清淡、易消化，避免生、冷、油腻。其次要少吃多餐，不要暴饮暴食。另外，还要注意营养的合理搭配，尽量保证每天都要吃一定数量的水果和新鲜蔬菜。

Q: 消化道肿瘤治疗效果好吗？

我国的消化道肿瘤发病率比较高，大约占所有恶性肿瘤的 1/3，早期肿瘤的治疗效果还是令人满意的，5 年生存率超过 80%，大约 40% 可以治愈。已经发生转移的消化道肿瘤治疗效果较差，5 年生存率不足 30%。全世界抗癌经验表明，早期诊断、早期治疗是提高生存率的关键。

Q: 消化道肿瘤手术后还需要其他治疗吗？

手术治疗后是否需要其他治疗要根据病理诊断和分期而定。除了少数患者通过单纯手术可完全达到满意疗效外，对于大多数患者而言，肿瘤治疗需要较长时间和综合治疗，至于手术后采取什么样的治疗方法，医生会根据病理结果、肿瘤分期和患者身体情况而定。患者和家属一定要有长期治疗的思想准备，积极配合医生完成术后治疗。

Q: 消化道肿瘤多长时间做一次复查？

复查也被称为随访，不同部位的消化道肿瘤随访时间有所不同。结直肠癌根据分期而定，Ⅰ 期：每 6 个月一次，随访 5 年；5 年以后每年随访一次。Ⅱ～Ⅲ期：术后第 1～3 年每 3 个月一次；第 4～5 年每 6 个月一次；5 年以后每年一次。Ⅳ期：术后前 3 年每 3 个月一次，第 4～5 年每 6 个月一次，5 年以后每年一次。消化道其他部位的肿瘤术后 1～2 年每 3 个月复查一次；第

3 ～ 5 年每 6 个月一次；5 年以后每年一次。

Q: 消化道肿瘤患者随访需要做哪些检查？

随访时需要做全身检查和局部检查，检查内容根据肿瘤原发部位而定。肝癌、胰腺癌的局部检查主要有超声、CT、磁共振成像或 PET–CT；胃癌、食管癌、结直肠癌的局部检查除了超声、CT 外还有内镜检查。全身检查包括肝、肾功能，血、尿常规和肿瘤标志物。针对肿瘤转移的检查，医生会根据患者情况选择局部或全身 CT、磁共振成像等专项检查。

第三节　喉癌

Q: 什么是喉癌？

喉是人体的发音器官，由声门、声门上和声门下三部分构成。声带属声门区，会厌属声门上区，会厌负责关闭喉，防止食物掉进气管里。喉癌是发生在喉部的恶性肿瘤。肿瘤长在声带上时症状明显，早期就有声音嘶哑。肿瘤长在声门上或声门下，早期症状不明显，或表现为声音嘶哑、异物感、咳嗽等，肿瘤长大后可出现呼吸困难、过度咳嗽、吞咽食物困难、脖子疼或者肿大等。晚期可经淋巴结转移。治疗主要是手术治疗，也可以放疗。

喉癌在头颈肿瘤家族中比较常见，排在第三位。发病率为 2.1/10 万，占全身癌肿的 1%～5%。喉癌患者的病死率为 1.1/10 万。从性别角度来看，喉癌更青睐于男性，男性与女性患者比例为（8～10）：1。从年龄来看，喉癌多发生于 40 岁以上者。从地域分布来看，我国喉癌发病率处于世界范围较低水平，我国东北、华北地区的发病率要高于江南各省。某些特定人群属于喉癌发生的高危人群：一些接触致癌物，比如长期接触石棉、镍、芥子气的工作人员；长期生活在空气高污染地区的人群；感染人乳头瘤病毒的人群；有长期刺激喉部的不良嗜好，如吸烟、饮酒的人群。

Q: 为什么会得喉癌？

目前喉癌的致病"元凶"并未定论，医学尚不能解释其确切病因，喉部细胞过度生长成肿瘤，除了由吸烟导致，也可由多种因素触发，如其与性激素、人乳头瘤恶变、癌前病变、遗传、环境等相关。

Q: 喉癌有哪些表现，如何早期发现？

早期主要有声音嘶哑和咽部不适，如吞咽不适、咽部阻挡感、食后咽部异物感；有的人会感觉到颈上部出现肿块；后期症状有喉内出血、呼吸困难、吞咽困难、喉头明显肿大等。医生首先用喉镜（间接喉镜、光导纤维喉镜）检查，可看见病变。一般需要进行肿瘤活体检查，即喉内喷上麻醉药后，夹取一小块瘤体做切片化验，3～5天可以明确诊断。此外，医生还要做颈部触诊，检查颈部是否有肿大淋巴结，以确定颈部有无转移。根据情况进一步要进行喉的 CT 或磁共振成像检查，目的是了解喉癌的大小和准确位置。作为治疗前准备，还要进行胸片、血液化验、心电图等检查。

Q: 哪些信号预示着喉癌发病？

喉癌是发生于喉部的恶性肿瘤，可能与病毒感染、遗传、嗜好烟酒等原因相关。一般情况下，喉癌没有所谓的"五大早期症状"，但根据肿瘤组织在喉部位置不同，患者确实会出现一些早期症状，常见痰中带血、声音嘶哑、咽部异物感和疼痛、持续性咳嗽、呼吸困难等。早期症状对及时发现喉癌有重要意义，应及时就医诊断，尽早治疗。

Q: 喉癌需要和哪些疾病区别？

喉结核：主要症状为喉痛和声音嘶哑。早期喉癌须与之相鉴别。胸片、痰结核杆菌检查等有利于鉴别出结核，但最终确诊需要活检。

喉乳头状瘤：主要表现为声嘶，肉眼有时不能鉴别，须依靠活检加以确诊。

喉淀粉样瘤：非真性肿瘤，检查可见喉部暗红色肿块，医生做活检时不易钳取，需做病理检查以鉴别。

喉梅毒：需要通过血清学检查、喉部活检鉴别。

喉返神经麻痹或环杓关节炎：喉内黏膜光滑，没有新生物。

咽炎：咽炎患者都会有咽部干燥的情况，而且随着病情的发展，会出现疼痛，此外急性咽炎还会伴有发热、食欲不振、四肢酸痛等情况，慢性咽炎则主要表现为咽部干、痒、胀等不适感。喉癌患者会出现很难治愈的吞咽疼痛，吞咽、呼吸都比较困难，喉癌患者会出现声音沙哑，还会出现颈淋巴结的肿大。

Q: 喉癌有哪些类型？

肿瘤可发生于声门上、声门或声门下区，根据原发肿瘤发生的部位不同，喉癌可分为声门上癌、声门癌、声门下癌。按照组织学分型，喉癌分为鳞状细胞癌（最多见）、腺癌和未分化癌；还有一些少见的类型，比如肉瘤、淋巴瘤、内分泌瘤。从形态学角度来讲，喉癌又可分为溃疡型、菜花型、结节型和包块型。

Q: 喉癌会遗传吗？

喉癌是比较常见的一种头颈部恶性肿瘤，以鳞癌为主，好发于中老年男性。喉癌具有一定的遗传倾向性，如果家族直系亲属中有喉癌患者，其后代患喉癌的概率要比普通人群高，但并非所有的喉癌都会遗传给后代。诱发喉癌的高危因素比较多，还有可能与长期抽烟、酗酒、接触放射性物质、人乳头瘤病毒感染等因素有关，具体的发病有个体差异。

Q: 喉癌会传染吗？

喉癌是起源于喉部黏膜上皮细胞的一种恶性肿瘤，是临床上一种常见的疾病，不具有传染性，无论是早期还是晚期，都不会传染。

Q: 喉癌暂时不治疗，会越来越严重吗？

喉癌如果不进行治疗的话，会造成喉部的恶性肿瘤组织逐渐增生扩大，向周围部位侵犯和扩展，逐渐影响声带的正常活动，甚至会造成声带固定，引起严重的声音嘶哑症状，还会造成不同程度的呼吸困难，还可能出现颈部淋巴结的转移，以及远处组织的转移。

Q: 喉癌怎么预防？

针对喉癌病因进行预防属于最初级预防，具体如下：①要保持良好的生活习惯，尽量不抽烟、不喝酒，少吃辛辣、刺激性食物，切忌过度用嗓。②针对早期声带白斑、反流性咽喉炎等进行治疗。声带白斑属于癌前期病变，通过积极治疗，可以早期处理可能引起癌变的癌前疾病，预防喉癌发生。③对于空气环境污染，如二手烟等致癌因素，尽量避免接触。④应避免接触电离辐射、放射线。

早期发现有症状，要尽早治疗，进行治疗性预防。如果患者早期发现喉癌，有咽喉不舒服、吞咽功能不好、吃东西不好、声音嘶哑，要及时治疗。晚期喉癌患者要进行积极治疗以改善生活质量，尽量延长生存期，以利于喉癌总体的治疗效果。

Q: 得了喉癌需要做哪些检验 / 检查？

通过详尽的病史和头颈部的体格检查，以及喉镜、颈部 X 线摄片、喉 CT、磁共振成像检查等，可确定喉癌肿物病变的部位、大小和范围。间接喉镜或纤维喉镜下取病理活检是确诊喉癌最重要的方法，必要时可在直接喉镜下取活检。

Q: 如何划分喉癌的早、中、晚期？

所有的恶性肿瘤都可以分成 I ~ IV 期。I、II 期属于早期，III、IV 期算是中晚期。确诊喉癌以后，医生会写清楚是声门上型、声门型还是声门下型，在不同的型别下，要判断 TNM 分期，然后再综合考虑，得出 I ~ IV 期的诊断结论。

Q: 喉癌的 TNM 分期是什么意思呢？

T 分期：区分肿瘤的 "势力" 范畴。T_x 表示原发肿瘤不能评估；T_0 表示无原发肿瘤证据；Tis 代表肿瘤为原位癌；T_1、T_2、T_3 期癌肿局限在喉内；T_4 期分 T_{4a} 期和 T_{4b} 期，T_{4a} 期肿瘤侵犯出喉部，T_{4b} 期侵犯到骨质。

N 分期：区分肿瘤有无转移至淋巴结及转移严重程度。N 代表颈部淋巴结；N_x 代表区域淋巴结不能评估；N_0 代表无淋巴结转移；N_1 ~ N_3 代表有淋巴结转移。

M 分期：区分肿瘤有没有远处转移。M_0 表示无远处转移；M_1 表示有远处转移。

Q: 治疗喉癌有哪些方法，该如何选择？

喉癌的有效治疗至今仍为外科手术与放疗（俗称烤电），化学药物治疗单独应用无根治效果，中药治疗到目前为止尚无明确肯定的疗效报道。单一应用放疗或手术治疗，从治疗后 5 年生存率比较，早期喉癌国外文献报道两者疗效相同，均在 95% 左右，但国内资料仅外科治疗可以达到这一水平，国内几个医院放疗治愈率均在 70% ~ 80%，原因不详。较早期（II 期）以上的喉癌放疗治愈率不如手术治疗。在国内从根治目的出发，II 期以上喉癌，应首选手术治疗。近 10 年来激光微创手术被用于治疗早期喉癌，避免了从脖子开刀，是目前声门型早期喉癌的主要治疗方式，疗效与传统开刀手术相当。最近由于达·芬奇机器人的引进，部分早期声门上型喉癌可以通过机器人经口腔微创手术，有利于患者术后功能和外观保留。学者们对手术配合放疗的效果意见不一，多数学者认为与单纯手术相比，手术配合放疗并无优越性，但对于晚期或复发的喉癌，应用术前或术后放疗，则有希望提高治好的概率。从治疗后生活质量来说，放疗和手术各有优缺点：放疗控制癌症后发声效果佳，但咽喉部干燥不适，有的患者出现甲状腺功能低下，治疗所需时间长，约2个月时间；手术有一定创伤，可能会影响患者发音质量和进食功能，晚期患者则可能失去发音功能。

Q: 喉癌手术方法有几种？术后还能讲话吗？

喉癌手术分为喉全切除术和喉部分切除术。外科医生根据喉镜和CT检查结果，手术前大致可判断手术方式，但最终要在手术台上根据术中所见来决定。喉全切除术已有100余年历史。由于喉全切除术后患者要通过颈部气管造口呼吸，口腔没有气流，不能发声讲话，对患者生活造成很大困难。几十年来很多喉科专家想方设法，发展了多种喉部分切除术，可以在术后基本上保留喉功能，使患者能讲话，恢复正常生活，回到社会。喉癌手术治疗目的与手术成功标准在于治疗后的高治愈率和相当的生存质量。保留喉功能的喉部分切除术，治愈率并不低于喉全切除术，患者易于接受。对一些晚期喉癌、喉内已全部为肿瘤所占，并侵至喉外的患者，目前主要的有效治疗方法仍为喉全切除术。全喉切除后如何恢复语言，目前有很多方法，需要医生的指导。

Q: 喉癌有哪些并发症？

喉癌的并发症多在手术、放疗、化疗之后产生，常见的有感染、咽瘘、气管造瘘口狭窄、喉狭窄、进食呛咳等。常见的手术后并发症包括：

皮下气肿。这种类型的皮下气肿与气管切开术后发生的皮下气肿类似，可见于气管切开处和颈部，是由于颈前皮下软组织术中分离多，术后分层缝合不严密，皮肤切口缝合紧密，气管造口周围的气体随呼吸溢入皮下而形成。少量气体积存于气管口周围可加压包扎治疗；若皮下气肿面积大，且有扩大趋势时，应间断拆除颈中部皮肤缝线，气肿可慢慢消退。

气管脱落。这是一种较严重的并发症，喉全切除术后，因术前放疗造成软骨坏死和术后局部感染，导致气管造瘘口周围皮肤缝线与气管断端裂开，气管向下缩入纵隔。一旦发生气管脱离，首先要拆除已感染的缝线，清除创口，再将气管断端与周围皮缘固定2~3针，防止气管继续回缩，待感染控制后延期缝合固定。

喉瘘。这种并发症并不少见，喉瘘见于喉部分切除术后，残喉修复后有一部分裂口与颈前皮肤贯通，形成瘘管，有分泌物流出但不多。发生的原因与咽瘘相似，如术前放疗、皮下感染致创口裂开等。喉瘘的瘘口比咽瘘的要小，当除去扩张物或局部坏死组织后，经局部换药多数可以自行愈合，若长期不愈合，待局部感染控制后可重新缝合或用局部皮瓣修复。

Q: 喉癌如何进行中医治疗？

喉癌患者多以正气虚弱、肝肾阴虚、邪毒痰热蕴结脉络、血瘀为主。中医药治疗不能从根本上治疗喉癌，但可以扶助正气，改善症状，提高疗效。

Q: 喉癌有哪些其他治疗措施？

基因治疗是近几年研究的热点，通过基因转移技术用正常基因去替换缺陷基因，以达到治疗肿瘤的目的。生物治疗虽然目前有部分报道，但多数生物治疗处于试验阶段，疗效未肯定，包括给予重组细胞因子、过继免疫细胞、单克隆抗体、肿瘤分子疫苗等治疗方法。

Q: 喉癌能够治好吗？

喉癌能够治好，而且与其他癌症相比，治愈率较高。所谓治愈，就是终身不再复发和转移，不影响正常寿命。在医学上，为了便于总结，通常采用 5 年无瘤生存率来代表治愈，因为喉癌复发和转移多发生在治疗后的 2 年之内，5 年后再复发和转移的情况极少见。

总的来讲，接受正规根治性治疗的喉癌治愈率在 60% ~ 80%，但肿瘤的早晚期不同，差别会很大。如早期喉癌治愈率可达到 90%，中期在 50% ~ 60%，晚期只有 40% 左右。因此，早期诊断、早期治疗是提高治愈率的关键。需要强调的是治疗的手段一定要正确，否则易延误病情，其效果较差。最常见的例子是不少喉癌患者不立即接受手术治疗或放疗，而是服用长达数月的药物，结果耽误了有效和恰当的治疗，失去了保留喉和根治的机会。

Q: 喉癌预后怎么样？

喉癌是一种预后比较好的肿瘤，生存率可达 70%。约有 70% 的喉癌患者经过手术治疗可以保留喉功能。病变发现越早，喉功能保留得越好，长期生存可能越大。一般需要根据患者的具体情况进行分析。

如果病情处在早期，是 I_A 期肿瘤或者很早期的肿瘤患者，及时手术，切除范围较广，切缘都是阴性并切除干净，又没有局部转移、远处转移的情况，一般可以存活 5 ~ 10 年，甚至更长。

如果患者发生了严重的喉癌，并且癌细胞已经发生远处转移，则在手术后病情会很快复发，会对患者的身体健康造成严重的影响。患者的生存时间也会明显缩短，生存率低于 50%。因此，建议规律体检，如果发现有喉癌要在早期时第一时间进行治疗。

Q: 得了喉癌还能活几年？

喉癌死亡率相对于其他的癌症不是很高，发现越早，治疗越早，预后越好。整体而言，其 5 年存活率超过 70%，10 年存活率达到 50% 左右。咽喉癌Ⅰ期、Ⅱ期可接受放射治疗或激光局部切除，术后仍可自然发声，第Ⅲ、第Ⅳ期则需接受范围更大的手术或全喉切除，后者需借人工发声器说话。5 年存活率从Ⅰ期至Ⅳ期分别为 75%、60%、48%、40% 左右。

Q: 喉癌治疗结束后需要复查吗？

喉癌复发和转移多发生在治疗后的 2 年之内，因此要警惕肿瘤复发，需要定期到医院复查。最好去接受治疗的医院检查，因为那里既保留有完整的病历资料，又有熟悉病情的医生。当然，如路途遥远，也可至就近医院复查，但别忘了带上治疗医院出具的病情介绍。另外，大的肿瘤医院有正规的随诊制度，每年会寄去一封病情调查表，应如实填好后寄回。复查的时间一般为出院后的第 3 个月、第 6 个月、第 12 个月。2 年以后每间隔 1 年复查 1 次。当然，如有异常情况，应随时去医院检查，如出现颈部肿块、脖子肿胀不减轻反而加重、声音嘶哑加重、呼吸困难、咯血、口腔臭味等。复查的内容主要有喉镜检查、颈部触诊和胸部 X 线片，有时还要做 B 超和 CT。

Q: 喉癌会复发吗？

喉癌的复发分为三类：局部复发、区域复发、远处复发。喉癌复发症状并无特异性，患者主要的表现与原发癌肿相似，随着癌肿不同的发展程度有不同的症状表现。复发后可能会同时伴有转移，因此患者也会因不同的转移部位表现出不同的症状，如肺转移的患者会伴有咳嗽、痰中带血、胸痛以及胸腔积液等。

Q: 喉癌复发后还能治疗吗？

要是能及时发现喉癌复发，仍有治愈的机会，但是与第一次治疗相比，总的治愈概率降低。复发后主要依靠手术挽救治疗，并辅助以放疗。手术切除的范围较大，保留喉的可能性很小，多数要做喉全切除术，甚至行下咽、食管和气管切除。若留下大的缺损还必须进行同期手术修复，如利用自己的空肠、胃或肌皮瓣修复。如复发后发现太晚，已累及颈部大的动脉血管，出现肺和骨转移，则失去了根治的机会，只能姑息治疗。

Q: 喉癌如何恢复？

发音问题：治疗后的声音嘶哑或虚弱，部分患者不能用声带说话，所以必须学习新的发声技术，学习使用其他语音沟通方法，如电子喉、语音假体和食管语音。语音康复时间可能很长，需要寻找言语治疗师，或者寻找专业康复机构和资源，以帮助患者促进或支持学习、适应的过程。

吞咽问题：手术或放疗可能导致吞咽问题，言语康复师可以帮助患者练习和康复。

Q: 喉癌术后吃什么可以帮助康复？

喉癌术后多吃含维生素、蛋白质、微量元素较为丰富的食物。

含维生素的食物：比如芹菜、白菜、笋瓜、苹果、猕猴桃等，此类食物中维生素的含量比较丰富，而维生素是维持机体生理功能的有机物质，在人体生长、代谢以及发育过程中起着重要的作用，所以日常生活中适当吃含维生素比较丰富的食物可以满足机体营养所需，促使机体快速恢复。

含蛋白质的食物：比如鸡蛋、鱼肉、大虾、瘦肉等，因为蛋白质是组成人体细胞以及组织的重要成分，体内几乎所有的重要组成部分都有蛋白质的参与，所以喉癌手术后适当补充含蛋白质比较丰富的食物，对促使身体快速恢复有一定帮助。

含微量元素的食物：比如动物肝脏、虾皮、奶类、谷类等，微量元素是机体必不可少的元素，可以作为体内大分子的组成成分以及辅助成分，也可用于维生素以及激素的构成，对维持机体正常的生命活动有很重要的意义，所以喉癌手术后患者也要多吃含微量元素比较丰富的食物，能够有效促使身体快速恢复。

　　需要注意，喉咙是机体比较脆弱的部位，所以喉癌手术后患者要尽量避免食用辛辣、刺激以及过于油腻的食物，以免影响术后恢复。

Q: 喉癌的就诊有哪些提示?

　　喉癌是一种比较常见的恶性肿瘤，它的症状主要为声嘶、呼吸困难、咳嗽、吞咽困难、颈部淋巴结肿大等。长期饮酒、过度抽烟、空气污染、病毒感染都可能引发喉癌。很多患者在生活中发现喉部异常时，已经到了晚期。所以大家了解喉癌的早期症状非常重要，做到早发现、早治疗，治疗效果就会大幅提高。当发现咽喉有异物感或吞咽疼痛、声嘶的现象后，不要忽视，必须尽快到医院检查。建议去耳鼻喉科就诊。

　　1.喉癌患者具体采取保守治疗还是手术治疗，必须到正规医院，由医生根据病情、检查结果、癌细胞的发展，以及患者的年龄、身体状况进行综合考虑后决定，不要自行处理，更不要胡乱用药。

　　2.喉癌早期的治愈率比较高，早期癌症可以考虑采用中西医相结合的治疗方式，通过手术和放、化疗杀死癌细胞，有效防止癌细胞转移，同时辅以中医治疗，减少放、化疗产生的不良反应，提高身体的免疫力。

　　3.一般喉癌患者对疾病有恐惧心理，有的甚至会放弃治疗，所以医生和家人要对患者的消极情绪进行干预，帮助他们克服悲观失望的想法，树立正确的观念，通过谈心和聊天，解除他们的思想包袱，使其积极地配合治疗。

　　各位朋友们要时刻关心爱护自己的身体，认清喉癌的危险，熟知喉癌的早期症状，从改变不良的生活细节做起，做好喉癌防治工作，远离疾病。

第四节　鼻咽癌

Q: 什么是鼻咽癌?

鼻咽癌(nasopharyngeal carcinoma,NPC)是一种发生于鼻咽部黏膜上皮的恶性肿瘤,多发生于鼻咽顶壁及侧壁,尤其是咽隐窝,是我国常见的恶性肿瘤之一。在我国,以华南地区发病率最高,北方地区少,其发生率主要与感染、遗传和环境等因素有关。

鼻咽癌存在着明显的人种和区域分布差异,在世界三大人种中,黄种人为鼻咽癌高发人群,黑种人次之,白种人十分罕见。中国华南地区发病率最高,而北方地区少见。最新统计数据显示,2018年我国有超过6万例新诊断鼻咽癌,男性发病率约为女性的2.5倍,40~50岁多见。鼻咽癌具有明显的地域及种族差异,且有一定的家族聚集倾向,移民到低发地区的海外华侨,其后裔仍具有高发倾向。

Q: 鼻咽癌的病因是什么?

通过分子杂交以及聚合酶链反应技术可发现鼻咽癌活检组织中有EB病毒的DNA、mRNA或基因表达产物。EB病毒主要通过感染人类的口腔上皮细胞和B细胞,整合到宿主细胞DNA中,阻止受感染细胞的凋亡,同时刺激其生长,引起鼻咽癌。

Q: 鼻咽癌有哪些诱发因素?

个体因素:鼻咽癌可以在任何年龄发生,但最常见于40~50岁的成年人,其中男性发病率比女性高。

环境因素:鼻咽癌高发地区中食物和水的镍含量较高,动物实验已经证实镍可以诱发鼻咽癌。

饮食因素：咸鱼、腊味等腌制食物是鼻咽癌的高危因素，这些食品在腌制过程中均会产生 2A 类致癌物亚硝酸盐，从而诱发鼻咽癌。大鼠诱癌实验发现，亚硝胺类化合物可诱发鼻咽癌。

遗传因素：鼻咽癌患者有明显的种族和家族聚集性，如发病率高的家族迁居海外，其后裔仍保持较高的发病率。

Q: 鼻咽癌早期有哪些症状？

在早期阶段，鼻咽癌可能不会引起任何的症状，当症状明显时多已经进入进展期或晚期，大多数患者以颈部出现肿块为首发症状。日常生活中有鼻涕带血、耳鸣、鼻塞等症状的患者建议就医进行详细的鼻咽部检查。

Q: 鼻咽癌有哪些典型症状？

鼻部症状：早期可出现时有时无的涕中带血，肿瘤增大后可阻塞后鼻孔而引起鼻塞，开始为单侧阻塞，后发展为双侧。

耳部症状：发生于咽隐窝的鼻咽癌，早期可压迫或阻塞咽鼓管咽口，引起耳鸣、耳闭及听力下降等症状。

颅脑症状：局部晚期患者确诊时可伴发头痛或颅神经损害症状，比如面部麻木、复视、视力下降、嗅觉下降或消失、神经性耳聋、眼睑下垂、眼球固定、吞咽活动不便、伸舌偏斜、声嘶等。

颈部淋巴结肿大：大约 70% 的患者确诊时已有颈部淋巴结转移。以颈部淋巴结肿大作为首发症状就诊的患者约占 40%，多为无痛性肿块。随着疾病进展，颈部淋巴结可进行性增大，质硬，活动度差，开始为单侧，继之发展为双侧，合并感染时可有局部红、肿、热、痛。严重者可因肿大淋巴结压迫颈部血管导致患侧头颈部疼痛，可出现突发性晕厥，甚至死亡。

皮肌炎：少部分鼻咽癌患者就诊时合并皮肌炎，以颜面部、前胸、后背、四肢皮肤更常见。通常无须特殊处理，随着肿瘤疾病得到控制，皮肌炎也会随之好转。

远处转移症状：鼻咽癌死亡患者中半数以上有远处转移，常见的转移部位为骨、肺、肝，脑转移少见。转移病灶可引起相应转移部位的组织破坏或压迫而出现相应症状，如骨痛、咳嗽、腹痛等。

Q: 鼻咽癌患者去哪个科室就诊？

鼻咽癌患者可去肿瘤专科医院的头颈放疗科，以及综合医院的肿瘤科或耳鼻咽喉科就诊。

Q: 鼻咽癌有哪些相关检查？

完整、有序的体格检查，尤其是十二对颅神经和颈部淋巴结的检查必不可少。根据治疗过程中患者症状和体征的变化，可初步判断治疗的有效性。

鼻咽镜检查及活检。可用间接鼻咽镜、电子鼻咽镜进行检查。鼻咽癌好发于鼻咽顶前壁及咽隐窝，鼻咽镜检查可观察到病变处小结节状或肉芽肿样隆起，表面粗糙不平，易出血。

EBV（EB病毒）血清学检查。EBV与鼻咽癌的发生密切相关，可以作为鼻咽癌诊断的辅助指标。鼻咽癌患者血浆中的EBV脱氧核糖核酸以游离的片段形式存在，而健康人群中很少能检测到。

鼻咽部和颈部的磁共振成像检查。磁共振成像对软组织的分辨率比CT高，可确定肿瘤的部位、范围及对邻近结构的侵犯情况，尤其对脑组织、咽旁组织、肌肉组织的显像效果好。建议有条件的患者均应行磁共振成像检查，以更好地确定疾病分期、治疗方案的选择以及放疗靶区的勾画范围。

建议 > 50岁或长期抽烟的患者常规行胸部CT平扫而非胸部X片检查，以明确是否有肺内转移或纵隔淋巴结转移。

腹部B超检查可进一步明确患者是否有腹部转移。

正电子发射计算机断层显像（PET/CT）检查。对于中晚期鼻咽癌，尤其是颈部淋巴结较大或伴有锁骨上淋巴结肿大的患者，可直接行全身PET/CT以明确是否存在远处转移。

早期病变不典型，可通过鼻咽病灶病理活检来明确诊断。

Q: 鼻咽癌有哪些类型？

鼻咽癌病变可呈结节型、溃疡型和黏膜下浸润型多种形态。虽然鼻咽癌大多起源于柱状上皮，但其病理类型主要为鳞状细胞癌，其他类型如腺癌则极少见。目前WHO病理分型主要分为：角化性鳞状细胞癌（Ⅰ型），分化型非角化性癌（Ⅱ型），未分化型非角化性癌（Ⅲ型）。流行病学资料显示，高发区（中国华南地区和东南亚国家）98%的鼻咽癌患者病理类型为Ⅱ／Ⅲ型，只有2%为Ⅰ型。

Q: 鼻咽癌需要和哪些疾病区别？

鼻咽血管纤维瘤。又称为鼻咽纤维血管瘤，是鼻咽部各种良性肿瘤中较常见的，瘤中含有丰富的血管，容易出血，与鼻咽癌主要鉴别点为病变部位，以及多次鼻出血病史。

淋巴结炎。淋巴结炎是一种非特异性炎症。淋巴结炎的致病菌可来源于口咽部炎症、皮下化脓性感染灶。相比于鼻咽癌，淋巴结炎多表现为双侧多个淋巴结肿大，邻近组织急性发作时淋巴结发生肿大，且长时间肿大的淋巴结无明显的病理学变化。炎症消退后，淋巴结可缩小。

恶性淋巴瘤。是一组起源于淋巴造血系统的恶性肿瘤的总称，以青壮年多见。淋巴瘤侵犯范围广泛，常侵犯鼻腔及口咽。常见双侧颈部或全身淋巴结普遍肿大，质地有弹性，呈橡胶球感。如在肿块的表面看到黏膜线，则需要注意淋巴瘤的可能，可作为与鼻咽癌的鉴别点。

鼻咽部结核。患者多有肺结核病史，除鼻出血、涕血外，还有低热、盗汗、消瘦等症状，检查见鼻部溃疡、水肿、颜色较淡。

增生性病变。鼻咽顶壁、顶后壁或顶侧壁可见单个或多个结节，隆起如小丘状，大小 0.5 ~ 1 cm，结节表面黏膜光滑，呈淡红色。其多是在鼻咽黏膜或腺样体的基础上发生，亦可在黏膜上皮鳞状化后发生，由角化上皮潴留而形成表皮样囊肿的改变。部分增生性病变是黏膜腺体分泌旺盛而形成的潴留性囊肿。当结节表面的黏膜出现粗糙、糜烂、溃疡或渗血时，需考虑癌变的可能，应予活检，以明确诊断。

Q: 常用的治疗方式是什么？

鼻咽癌采用多学科、综合治疗的模式，有计划、合理地制订个体化综合治疗方案，有助于提高治疗的效果和鼻咽癌患者的生存质量。放射治疗是鼻咽癌的唯一根治性治疗手段，化疗及靶向治疗的加入可进一步提高鼻咽癌的治疗效果。

放疗。鼻咽癌对放疗非常敏感，放疗是其首选的根治性治疗手段。早期鼻咽癌经单纯放射治疗即可治愈，而中晚期鼻咽癌通常需要选择放射治疗联合化疗的综合治疗模式才能取得更好的疗效。近年来，随着放疗技术不断改进，越来越多的医疗单位已开始采用调强放疗技术，该技术可最大限度地将放疗剂量集中在肿瘤靶区内，在有效杀灭肿瘤细胞的同时减少对邻近组织的损伤。此外，随着化疗、靶向治疗等综合治疗模式的加入，鼻咽癌的整体疗效尤其在局部控制率方面得到了极大提高，5 年总生存率高达 80%。但仍有部分患者面临复发或转移的风险，这也是目前鼻咽癌治疗中亟须解决的问题。

化疗。化疗是一种全身性的化学药物治疗，主要通过化学物质杀死肿瘤细胞。根据放疗的不同序贯方式，分为诱导化疗、同步化疗、辅助化疗。

诱导化疗。局部区域晚期的鼻咽癌患者，由于就诊时肿瘤较大，直接进行同步放、化疗可能无法完全消除肿瘤，且对周围正常组织损伤较大。因此可先行诱导化疗 2 ~ 3 个周期，评估后再行同步放、化疗。诱导化疗方案通常选择以铂类为基础的联合化疗：多西紫杉醇 + 顺铂 + 氟尿嘧啶；多西紫杉醇 + 顺铂；顺铂 + 氟尿嘧啶；吉西他滨 + 顺铂等。

同步化疗。除早期患者可经单纯放疗治愈外，其余中晚期鼻咽癌患者在无化疗禁忌的情况下，通常应在放疗的同时联合化疗。化疗方案通常选择以铂类为基础的单药化疗，如顺铂、卡铂等；而对于局部病灶较大，诱导化疗后仍消退不佳者，可在密切观察的情况下使用以铂类为基础的双药同步化疗或联合靶向治疗。

辅助化疗。对于部分中晚期患者，可在放疗结束后继续给予 2 ~ 3 个周期的辅助化疗巩固治疗效果，方案同诱导化疗。但目前对于哪一类患者能从辅助化疗中获益仍存在争议。现有研究显示，对于存在放疗后病灶残留、EB 病毒DNA 定量检测未降至正常的患者，辅助化疗可能带来获益。此外，口服单药卡培他滨维持巩固化疗（节拍式化疗）可能也是辅助化疗的一个选择。

Q: 鼻咽癌有哪些手术治疗方法？

手术治疗并非鼻咽癌的主要治疗方法，仅在少数情况下进行，如可作为局部放疗失败或局部复发鼻咽癌治疗的选择。外科手术方式众多，包括传统开放式手术以及日趋成熟的鼻内镜技术。

传统手术。以往采用的传统开放式手术方式有经腭入路切除术、经鼻侧切开入路切除术、上颌骨掀翻入路切除术、经颈侧入路切除术等。存在入路行程长、视野窄、暴露欠佳、破坏结构多、创伤大等缺点，可导致上颌骨坏死、腭瘘、面部麻木、面部瘢痕等重大并发症，严重影响患者生活质量。

鼻内镜下鼻咽癌切除术。目前常用的鼻内镜下鼻咽癌切除术具有手术路径直接、术野光照清晰、视角灵活和微创的特点。疗效和传统手术相同，但该手术治疗患者的生存率和生活质量更高，并发症明显更少，特别是可以减少患者晚期并发症的相关死亡率。

颈淋巴结复发（残留）的手术治疗。放疗后对于淋巴结残留或复发采取挽救性手术安全有效，初始治疗方式、复发分期、淋巴结包膜外侵与生存预后相关。应该根据患者病情合理选择改良或者根治颈淋巴清扫术。

Q: 鼻咽癌如何进行中医治疗？

鼻咽癌患者由于长期肿瘤消耗可出现免疫力等各方面严重受损，且在经历漫长的放疗、化疗以及靶向治疗后，常会出现口干、恶心、呕吐、食欲下降、纳差等治疗相关不良反应，患者可在治疗期间和治疗结束后到中医门诊进行长期的调理修复。

Q: 鼻咽癌的治疗有什么新进展？

分子靶向治疗。分子靶向治疗能特异性阻断肿瘤细胞生长过程中的信号传导通路，阻止肿瘤细胞生长以达到治疗目的，是一种全新的肿瘤治疗模式。通常应用于晚期患者或联合化疗的患者。目前在鼻咽癌治疗中常用的靶向药物是EGFR 单克隆抗体，包括西妥昔单抗和尼妥珠单抗，对部分中晚期患者或者无法耐受化疗的老年患者，可进一步提高疗效。

免疫治疗。近年来，以 PD-1/PD-L1 免疫检查点抑制剂为主的免疫治疗逐渐渗透到各种肿瘤的综合治疗当中，也为鼻咽癌患者尤其是复发转移鼻咽癌患者带来了新的希望。但截至目前，免疫治疗在鼻咽癌中的应用仍处于临床试验阶段，且绝大多数临床研究是针对复发转移鼻咽癌的治疗，长期临床结果有待进一步验证。

Q: 鼻咽癌可能有哪些并发症？

放射性龋齿。鼻咽癌患者经放射治疗后，口腔及各唾液腺体受到不同程度的照射损伤，导致患者唾液分泌减少及口腔微环境改变，容易诱发龋齿。平时应勤漱口，注意口腔卫生。若放疗后 2 ~ 3 年需拔牙，应联系放疗科医生及口腔科医生综合评估。

放射性中耳炎。放疗时耳的各部分结构大多位于放射野之内，可出现听力下降、中耳炎等耳部症状，成为鼻咽癌放疗后的常见并发症。应嘱患者预防感冒，保持耳周清洁，不要随意自行掏挖耳道。

放射性脑损伤。鼻咽部肿瘤较大，尤其是治疗前已累及脑组织的患者，放疗后出现脑损伤的概率较大，可在放疗后 2～3 年出现。早期放射性脑损伤患者大多无明显症状，经过积极治疗可防止脑损伤范围进一步扩大，治疗效果较好。而晚期放射性脑损伤患者通常头痛伴恶心、呕吐，甚至肢体运动障碍等症状明显，脑损伤范围较大，可能需要手术治疗，整体效果较差。建议鼻咽癌患者放疗后定期复查。

面部麻木。面部麻木是鼻咽癌患者颅神经受损常见的症状之一，主要是三叉神经受损，约有 20% 的患者可出现。部分患者在肿瘤缩退后，短期受压的三叉神经功能恢复，面部麻木症状可明显减轻或消失；而另一部分患者由于三叉神经受到肿瘤的长期压迫或侵犯，造成不可逆损伤，在治疗结束后面部麻木症状仍将持续存在。

复视及眼部症状。患者肿瘤较大，累及颅内海绵窦或者眼球后方时，可侵犯视神经、动眼神经、滑车神经、外展神经，导致患者出现复视、视力下降、眼球固定等眼部症状。部分患者治疗后症状可减轻或消失，但若神经受到长期压迫或侵犯造成了不可逆性损伤，则在治疗结束后上述症状仍可能持续存在。

Q: 鼻咽癌如何预防？

鼻咽癌的防治在于早期发现、早期诊断、早期治疗。平时，应改变不良的饮食习惯，注意锻炼身体，劳逸结合。有鼻咽癌家族史者应科学对待，定期检查，避免有过重的心理负担。在疾病发生前做好有效的预防措施，发生后科学治疗。

Q: 鼻咽癌患者日常生活管理要注意什么？

肿瘤患者普遍存在恐惧、焦虑、抑郁等情绪，这些负面情绪会影响生理功能。家属应对患者实施心理疏导，指导患者树立战胜疾病的信心，相信自身的抗病能力，保持乐观的心态，为疾病的康复创造一个良好的心理环境。根据个体化需求，合理安排饮食，注意饮食的多样性；提高患者饮食营养摄入，可增强患者对放化疗的耐受能力；食欲减退的患者应选择清淡易消化的饮食，少吃油炸食物。

Q: 鼻咽癌治疗后有哪些特殊注意事项？

放疗过的皮肤勿暴晒，防冻伤。放疗过程中及放疗结束后均应加强鼻咽冲洗，避免鼻咽部感染坏死；加强张口训练，避免晚期出现张口受限；加强脖子转动，避免出现颈部僵硬。治疗结束后前 2 年，至少每 3 个月随诊复查 1 次。治疗结束后 3 ～ 5 年，至少每 6 个月随诊复查 1 次。治疗结束后 5 年，至少每年随诊复查 1 次。

Q: 鼻咽癌怎么预防？

注意气候的变化，预防感冒，保持鼻腔及口腔卫生。

尽量避免有害烟雾的吸入，并积极戒烟、戒酒。

保持饮食均衡，多食用蔬菜、水果等维生素含量高的食物，少食用熏、烤、腌制品。β- 胡萝卜素及硒有抑制癌基因表达和提高人体免疫力的作用，可在日常生活中多加补充。

保持良好心态，过度紧张等负面情绪可使人体处于异常的功能状态。

注意休息，劳逸结合，增强身体抵抗力。

Q: 针对鼻咽癌患者的生活指导有哪些？

鼻咽癌患者谨记放疗前应定期清洁牙齿、拔除龋齿，放疗中需坚持餐后漱口，并使用含氟的牙膏刷牙。患者可先将牙膏涂抹在牙齿上，2 ～ 3 分钟后再刷牙，以增加氟化物和牙齿的接触时间。

保护放射区域皮肤。接受放射治疗的区域禁止抓挠，禁用肥皂等刺激性液体擦洗，禁止暴晒，患者最好穿宽大的棉质衣服，放射区域的画线要清晰，必要时请医生帮助添加。

鼻腔冲洗。患者取坐位，上身微向前倾，用温盐水进行冲洗，以保持鼻腔清洁，减少感染发生，提高放射的敏感度。冲洗时不能用力过猛，并观察冲洗液的颜色，如有头痛或血性冲洗物，立即停止冲洗。

功能锻炼。经常进行转颈、叩齿、鼓腮、微笑、张口等锻炼。口干的患者可以采用口含梨片的方法减轻不适；出现放射性咽炎的患者，三餐前和睡前含漱口炎合剂。

加强营养。饮食宜清淡、高营养、易消化，少食多餐，并注意食物的色香味和环境整洁。多食用新鲜水果和蔬菜，如胡萝卜、白萝卜、番茄、莲藕、柑橘、柠檬、山楂等。

Q: 甲状腺生长在人体哪个部位？形态特征是什么？

一般情况下甲状腺对称生长在人体颈前甲状软骨下方，像两片叶子一样分布在气管两侧，中间有一个峡部连接左右侧叶。甲状腺的整体形态像一个蝴蝶趴在气管前方，也可看为"H"形，分左右侧叶及峡叶，一般右叶大于左叶。

Q: 正常甲状腺有多大？

正常情况下，甲状腺很小很薄，在颈部既看不到，也摸不到。正常甲状腺的大小随身高、年龄、性别、体重等个体差异而存在差别。如青春期与妊娠期，因生长发育需求，甲状腺会出现生理性肿大，成年后甲状腺停止发育，老年后出现相对性萎缩。成年人正常上下径 4 ~ 5 cm，左右径 2 ~ 2.5 cm，前后径 1.5 ~ 2.0 cm。甲状腺重约 50 g。

Q: 甲状腺的功能、作用是什么？

甲状腺的主要功能是合成、分泌甲状腺激素。甲状腺激素包括总 T_3、总 T_4、游离 T_3、游离 T_4，甲状腺激素的调节受垂体分泌的促甲状腺激素（TSH）的调节。

甲状腺的作用有：①促进生长发育：主要促进骨骼、脑和生殖器官的生长发育。②参与人体新陈代谢：甲状腺激素可提高大多数组织的耗氧量，增加产热效应；在正常情况下甲状腺激素主要促进蛋白质合成，特别是骨、骨骼肌、肝等蛋白质合成明显增加，对幼年时的生长发育具有重要意义；甲状腺激素对维持神经系统的兴奋性有重要意义，其可直接作用于心肌，增强心肌收缩力，加快心率。

Q: 甲状腺激素分泌过多会引起什么症状?

甲状腺激素分泌过多,就会引起甲状腺功能亢进(简称甲亢)。机体出现高代谢综合征,表现为心率快、出汗、怕热,食欲亢进、体重下降,腹泻、大便次数增多,乏力、烦躁、易怒等症状。肌张力增高表现为双手细微震颤,尤其是在双手伸平、示指分开时尤为明显。成年女性患者可出现月经紊乱,以月经减少为主要表现。严重者出现低钾性周期性麻痹。

Q: 甲状腺激素分泌减少会引起什么症状?

甲状腺激素分泌减少即所谓的甲状腺功能减退(简称甲减)。机体出现低代谢综合征,表现为心率慢、怕冷、体温偏低,皮肤干燥,便秘、体重增加,表情淡漠、反应迟钝、精力差、爱睡觉、没活力。成年女性患者出现月经紊乱,以月经过多为主。有些人会出现心包积液、下肢非凹陷性水肿,在儿童会引起智力低下、性器官发育不成熟。严重症状主要指发生黏液性水肿昏迷,多见于老年患者,表现为嗜睡、精神异常、木僵,甚至昏迷、皮肤苍白、低体温、心动过缓、呼吸衰竭和心力衰竭,死亡率很高。

Q: 常见的甲状腺疾病有哪些?

甲亢:甲状腺激素分泌过多,机体出现高代谢综合征。

甲减:甲状腺激素分泌减少,机体出现低代谢综合征。

甲状腺炎:分为桥本甲状腺炎和亚急性甲状腺炎。桥本甲状腺炎又称慢性淋巴细胞性甲状腺炎,是一种慢性自身免疫性疾病,好发于 30 ~ 50 岁女性人群,有明显的家族遗传倾向。亚急性甲状腺炎是一种与病毒感染有关的甲状腺局部炎症,属于自限性疾病,发展到一定程度后能自行停止,并逐渐痊愈,少数可遗留甲状腺功能减退症。

甲状腺结节:分为良性结节和恶性结节。

Q: 引起甲状腺疾病的常见原因?

碘源性因素:缺碘可引起甲状腺肿、甲减;碘过量可引起甲亢。

自身免疫因素:桥本甲状腺炎及甲亢均属于自身免疫性疾病。

遗传因素:遗传性酶缺陷可引起甲状腺激素合成障碍,导致甲状腺肿及甲减。

医源性因素：手术、放射性碘及甲亢药物使用不当会引起甲减；服用过量优甲乐可引起甲亢。

Q: 甲状腺癌的发病情况？

近 10 年来，全球甲状腺癌发病率以每年 6% 的速度递增。国内甲状腺癌的发病率为 14.7/10 万，在恶性肿瘤发病率中排第七位，其中男女比例为 1：3。幸运的是甲状腺癌大多属于"懒癌"，生长缓慢、侵袭性小，整体预后非常好，5 年生存率可达 98.1%。

Q: 什么是甲状腺结节？

甲状腺是人体最大的内分泌腺。甲状腺结节是甲状腺细胞异常增生后在甲状腺组织中出现的团块。甲状腺结节可以单发，也可以多发；结节质地可能是囊性（结节内部充盈液体），也可能是实性（结节内部为固体组织）；结节可能是良性的，也可能是恶性的。

Q: 体检发现甲状腺结节需注意什么？

大多数甲状腺结节是良性的，以结节性甲状腺肿和甲状腺腺瘤居多，一般不会引起任何症状，不需要治疗处理。如良性结节较大，产生一定的占位压迫症状，可考虑手术切除根治。如果彩超检查提示结节纵横比大于 1，形态似倒立的枣核，边界呈毛刺状，内有沙砾样钙化，质硬，活动差，则考虑癌变可能。若癌变结节小于 5 mm，生长于腺体内部，不靠近包膜，位置相对安全，可继续观察，定期复查彩超；若结节大于 5 mm，靠近甚至已突破包膜，已侵犯喉返神经及气管食管，应积极行手术治疗。

Q: 常见的甲状腺癌有哪些类型？

乳头状癌：是最常见的类型，约占 80%，大多数可通过手术治愈。

滤泡癌：10% ~ 15% 的甲状腺癌属于滤泡癌，与甲状腺乳头状癌相比，其侵袭性稍强，经常侵犯血管，更容易转移到肺、骨。

髓样癌：占甲状腺癌的 2% ~ 5%，这种类型更具侵袭性，往往在发现时已扩散并转移到淋巴结、肝脏及肺脏。

未分化癌：最具侵袭性，恶性程度最高，治疗效果最差，约占甲状腺癌的 1%。

Q: 甲状腺疾病到什么科室就诊?

目前甲状腺疾病大多是体检时通过彩超发现的，通常先就诊于内分泌科，进一步化验、药物调节甲状腺功能（甲功），确定甲状腺结节性质，需手术治疗时就诊于普外科或头颈外科；术后病理检查有明确多发淋巴转移的需就诊于核医学科进一步行 ^{131}I 治疗。

Q: 甲状腺彩超出具的影像报告中 TI-RADS 分级意义是什么?

TI-RADS 0 级：影像学评估不完全，需要进一步评估。

TI-RADS 1 级：阴性发现。

TI-RADS 2 级：良性发现。

TI-RADS 3 级：可能良性发现（恶性可能＜ 5%）。

TI-RADS 4a 级：低度可疑恶性（恶性可能 5% ～ 45%）。

TI-RADS 4b 级：中度可疑恶性（恶性可能 45% ～ 75%）。

TI-RADS 4c 级：高度可疑恶性（恶性可能 75% ～ 95%）。

TI-RADS 5 级：典型恶性征象（恶性可能大于 95%）。

TI-RADS 6 级：已行活检证实的恶性肿瘤。

Q: 多大的甲状腺结节可行穿刺活检?

目前对于甲状腺结节进行穿刺活检的直径标准并未统一。国内外研究显示，对于直径大于 5 mm 的甲状腺结节可进行超声引导下细针穿刺活检，无影像学引导的盲穿准确率低。

Q: 什么情况属于低危甲状腺结节，可考虑密切观察随访?

非病理学高危亚型。

肿瘤直径小于 5 mm。

肿瘤不靠近包膜，且无周围组织侵犯。

无远处或淋巴结转移证据。

无甲状腺癌家族史。

无青少年或童年时期颈部放射暴露史。

Q: **什么情况属于高危甲状腺结节，需积极手术治疗？**

有甲状腺癌家族史。

有青少年或童年时期颈部放射暴露史。

已确定或高度怀疑有淋巴结或远处转移。

有腺体侵犯，如侵犯喉返神经、气管、食管。

高危亚型：乳头状癌的高细胞型 / 柱状细胞型 / 弥漫硬化型 / 嗜酸细胞亚细胞型。

病灶短期内进行性增大（6 个月内直径增大超过 3 mm）。

Q: **什么情况下甲状腺结节需中断观察进行手术？**

病灶短期内进行性增大，最大直径增加 3 mm。

结节直径大于 1 cm。

新的可疑颈部淋巴结出现。

肿瘤体积增大＞ 50%。

Q: **什么情况下建议行甲状腺单腺叶 + 峡部切除？**

局限于一侧腺叶内单发的甲状腺癌性结节，直径小于 1 cm。

复发危险度低。

无青少年或童年时期颈部放射暴露史。

无甲状腺癌家族史。

无颈淋巴结转移和远处转移。

对侧腺叶内无结节。

Q: **什么情况下建议行全甲状腺切除？**

有青少年或童年时期颈部放射暴露史。

有甲状腺癌家族史。

多灶癌，尤其是双侧癌。

双侧颈部淋巴结转移或远处转移。

癌灶有腺外侵犯，不能保证手术能彻底切除，术后需行 [131]I 治疗。

全甲状腺切除术具以下优点：最大限度地保证原发灶切除的彻底性，利于术后放射性碘（[131]I）治疗，利于术后监测肿瘤的复发和转移，可以切除隐匿病灶。

Q: 甲状腺疾病在什么情况下需行 ^{131}I 治疗？

使用抗甲状腺药物治疗或手术治疗后复发及药物治疗无效的甲亢患者可进行 ^{131}I 治疗。

甲亢合并其他脏器功能损害者，不符合用药指征时，可选择 ^{131}I 治疗。

甲状腺癌患者行全甲状腺切除术后，病检明确有远处转移灶或淋巴结转移大于 5 个；肿瘤未能完整切除、术中有残留；仍存在不易解释的血清甲状腺球蛋白持续升高。

Q: 甲状腺手术的风险有哪些？

喉返神经损伤：钳夹或牵拉引起喉返神经损伤导致声音嘶哑，可在术后 3 ~ 6 个月恢复；缝扎或切断喉返神经则引起永久性损伤。

喉上神经损伤：可引起呛咳、声调改变，大多可自行恢复。

甲状旁腺血供损伤或甲状旁腺未保留：可致低钙血症，引起面部、双唇或手足部麻木感，严重者可出现手足抽搐，需长期补钙治疗。

术后切口内出血。

颈部淋巴结清扫、胸导管破损或结扎不确切致乳糜漏，影响切口愈合。

Q: 甲状腺癌患者术后服用优甲乐的目的是什么？

甲状腺癌患者术后服用优甲乐，一方面可以补充甲状腺激素，维持人体正常代谢需要；另一方面是进行抑制治疗，通过降低促甲状腺激素水平，降低甲状腺癌复发风险。术后 2 年内，对于低危的患者 TSH 控制在 0.5 ~ 2 mU/L 为适宜；中危患者 TSH 控制在 0.1 ~ 0.5 mU/L 为适宜；高危患者 TSH 控制在 < 0.1 mU/L 为适宜；2 年后如甲状腺球蛋白水平低至检测不到，抗甲状腺球蛋白抗体阴性，相关影像学检查未见明确复发转移病灶，则 TSH 控制在 0.5 ~ 2 mU/L。

Q: 甲状腺术后需复查什么项目？

定期复查甲功，以指导调整优甲乐服用剂量。建议术后每个月复查 1 次，连续 3 次；甲功控制平稳后可每 3 个月复查 1 次，连续 3 次；随后可每半年复查 1 次。

化验血清钙，了解甲状旁腺功能状况。尤其是双侧甲状腺切除术后，需在补钙的同时，连续多次复查血钙。

查颈部彩超明确术后情况，防止复发，及时治疗。术后半年可复查颈部彩超，了解有无淋巴结转移、肿瘤复发情况。

查胸部 CT 及骨扫描，了解有无肺转移及骨转移，及时治疗。术后半年或一年可复查胸部 CT。

Q: 甲状腺微小乳头状癌患者的术后随访目的是什么？

早期发现肿瘤复发和转移，动态观察病情的进展和治疗效果，调整治疗方案；监控 TSH 抑制治疗的效果和不良反应，对某些伴发疾病（心脏疾病、其他恶性肿瘤等）病情进行动态观察。

第六节　乳腺肿瘤

Q: **乳腺肿瘤是什么？**

乳腺肿瘤是指发生在乳腺的肿瘤，多为良性，恶性即乳腺癌。良性肿瘤主要包括纤维腺瘤和乳腺乳管内乳头状瘤，其他比较少见，预后良好。乳腺癌和其他恶性肿瘤相比较发病率还是比较高的，并且发病率每年都有所增长，是仅次于子宫癌的一种常见恶性肿瘤。

Q: **乳腺癌的高危人群和风险因素有哪些？**

我国乳腺癌有两个发病高峰，第一个高峰出现在 45 ~ 50 岁，另一个出现在 70 ~ 75 岁，呈 "M" 形分布，诊断的平均年龄是 45 ~ 55 岁，较西方女性年轻了 10 岁左右，35 岁以下年龄段患者占 10% ~ 15%。良性肿瘤不进行正确的治疗也会有发展成乳腺癌的风险，2019 年版《中国抗癌协会乳腺癌诊治指南与规范》对乳腺癌高危人群有明确定义，符合如下 3 个条件之一者，即可认定为乳腺癌高危人群：一是有明显乳腺癌遗传倾向者或有其他癌症家族史者。二是既往有乳腺导管或小叶不典型增生者或小叶原位癌患者。三是 30 岁之前接受过胸部放疗的患者。推迟生育、生育次数减少易致使乳腺癌高发。

Q: **如何尽早发现自己有乳腺肿物？**

重视早期筛查，乳腺癌是通过早期治疗就可以明显降低死亡率的癌症之一，早期发现对治疗和预后非常重要。我们可以通过 "一看、二触、三卧、四压" 等简单的自检方法，初步判断乳房健康状况。

"一看" 即面对镜子双手下垂，看两侧乳房大小是否对称、有无不正常凸起、皮肤及乳头是否有凹陷或橘皮样改变。

"二触" 即左手上提至头部后侧，用右手检查左乳，以指腹轻压乳房，由乳头开始做环状顺时针方向检查，逐渐向外（3 ~ 4 圈）；右侧同理。

"三卧"即平躺在床上，右肩下放一个枕头，将右手弯曲置于头下，重复"二触"的检查动作。

"四压"即除了乳房，亦需触摸腋下有无淋巴结肿大，最后再以大拇指和示指挤压乳头，注意有无异常分泌物。

定期到医院接受体检，40 岁之前可以通过彩超对乳腺肿瘤进行筛查；40 岁以后，尤其是乳腺组织致密的人，则应定期进行乳腺 X 线摄影（钼靶）检查。必要时可结合磁共振成像详细排查。

Q: 乳房疼痛是乳腺肿瘤的常见症状吗？

乳房疼痛是乳腺的常见症状，在门诊经常有患者问乳房疼痛是不是有乳腺肿瘤。其实不论是良性还是恶性，乳腺肿瘤通常总是无痛的，乳腺肿块有疼痛的患者，其良性的可能性更大。如果是乳腺增生引起的疼痛，多数表现为胀痛或针刺样痛，痛点不很明确，疼痛可轻可重，可放射到肩部及背部，多在月经期前明显，少部分也会持续性疼痛。导致乳房疼痛的因素很多，可能是单纯性的乳房疼痛，也可能是卵巢肿瘤性的乳房疼痛，不单单是乳腺增生所引起的。如果发现乳房疼痛应尽快到医院做相关检查，判断病症，尽早治疗，防止病情加重，以免影响哺乳，甚至是外在形象。

Q: 乳头溢液是乳腺癌的前兆吗？

其实乳头溢液的病因有好多种，并非就是得了乳腺癌。乳腺癌伴有乳头溢液的并不多见，占 1.3% ~ 7%。乳头溢液是指女性非妊娠期、非哺乳期及男性乳头部位自发或经挤压发生乳头溢出液体的现象，是乳腺腺体的异常分泌。但它同时也是多种乳腺疾病的症状，最常见于导管内乳头状瘤或导管扩张，并不局限于乳腺癌。

Q: 乳头破溃可怕吗？

乳头破溃不一定是乳腺癌，要分以下几种情况。如果患者在哺乳期乳头有破溃，为婴儿咬伤或者乳头皲裂、乳头开裂引起的，肯定不是乳腺癌。如果患者在非哺乳期，如 40 ~ 50 岁的女性出现乳头溢液，伴有乳头破溃，则可能是乳腺癌，建议患者及时到医院进行检查和治疗。

Q: 乳房皮肤改变也是乳腺癌的信号吗？

乳房皮肤内陷是乳腺癌的一个表现。如果在临床中，看到乳房皮肤内陷，一定要警惕。如果乳房里面有一个肿块，它有可能会引起牵拉，牵拉以后，乳房的皮肤就会内陷，有一部分患者会看到，乳房就跟橘子皮一样，有一个橘皮样的改变，这些外在的改变，都有可能是乳腺癌的表现。这时就不可以说，这又不疼不痒，不需要治疗，一定要到医院进行进一步检查，证实是否为乳腺癌。因此，乳房的皮肤有一些改变，比如乳房皮肤内陷，有可能提示有问题存在，不管这个问题的大小如何，一定要到临床来进行诊断。

Q: 男性会得乳腺癌吗？

乳腺癌是一种常见的乳腺恶性肿瘤，好发于女性，但也可发生于男性，男性乳腺癌患者约占乳腺癌病例的1%。男性乳腺癌多见于50～60岁的人群，其病因尚未明确，可能与睾丸功能减退、肝功能失常、长期应用外源性雌激素等因素有关。男性乳腺癌以乳房内出现肿块为主要症状，肿块质地较硬，多见于乳晕下或者乳晕周围，容易侵犯皮肤及胸肌，发生淋巴结转移的时间也相对较早。出现肿块的同时伴有乳头溢液或者溢血者病情较重，多为恶性征象。治疗时，应尽早进行手术，术后生存率与女性乳腺癌基本相似。

Q: 患者出现什么症状时需要到医院检查？

乳房肿块、乳头溢液、乳房疼痛、乳房皮肤改变、轮廓改变、乳头改变、腋窝淋巴结肿大、上臂水肿，患者若在无意中或自我检查时发现上述情况，需要重视和及时到医院就诊，以便早期诊断和治疗。

Q: 患者到医院时应准备回答什么问题？

患者的年龄、月经史、婚育史、手术史、哺乳情况、病史、用药情况、出现症状的时间及症状的变化情况。男性患者还需回答肝脏、甲状腺等病史情况。

Q: 乳腺彩超能检查出什么？

乳腺彩超是一种简便无创的检查方法，可以对乳腺组织进行观察，判断乳腺组织内是否有肿块，以及肿块的大小和位置、性质、血液供应、与血管关系、是否为良恶性等。并且根据彩超检查，可以观察乳腺肿瘤的形状和血运情况，确定乳腺肿瘤的分级。一般乳腺彩超最好是在月经干净后的 3 ～ 5 天再进行检查。乳腺受激素水平的影响，也有规律性的变化，在月经期后处于相对稳定的时期，这时的检查结果更可靠。在做乳腺彩超检查前，还需要注意穿宽松的内衣，检查前不要服用含有雌激素的药物，以免影响检查结果。

Q: 乳腺检查 BI-RADS 分类怎么看？

乳腺检查 BI-RADS 分级主要有以下几级：

0 级，不能确诊疾病，需要重新检查，或者结合其他检查后再评估，说明检查后所获得的信息不完善。

1 级，基本为正常的乳腺组织，无特殊异常，不需要特殊处理。

2 级，考虑良性病变的可能性比较大，建议定期来院复查，复查周期为每年 1 次。

3 级，有良性病变的可能，但恶性率较 2 级更高，所以需要缩短复查周期，由每年 1 次缩短为半年 1 次或者 3 个月 1 次，恶性的可能性低于 2%。

4 级，考虑恶性病变的可能性比较大，需要进一步检查明确诊断，如穿刺取组织做活检等。

5 级，为恶性病变的可能性特别大，也可以认定为恶性疾病，按照恶性肿瘤来处理，需要手术切除病变组织并做病理检查。

6 级，有明确的病理检查结果证实为恶性肿瘤，需要尽量行手术治疗。

Q: 乳腺结节是什么？

乳腺结节包含所有的乳腺肿块，主要是由于腺导管和腺体组织增生而引起的实性包块。乳腺结节分为良性和恶性，应去普外科或乳腺外科完善相关检查，如做彩超，穿刺做病理检查，根据结果再进行治疗。如果是恶性的，时间久了很有可能引起转移，会比较麻烦。

Q: 为什么得了乳腺肿瘤要做免疫组化检查？

免疫组化一般指免疫组织化学染色，一般在以下几种情况中需要做免疫组织化学染色。第一，病理诊断不明确：在普通 HE 切片染色的基础上，不能给予明确的病理诊断；第二，判断预后：做免疫组织化学标志物检查，对预后判断有意义；第三，预测治疗效果：做免疫组织化学染色可以帮助预测治疗后果。

Q: 乳腺癌如何分期？

乳腺癌分期主要是结合肿瘤大小、淋巴结转移情况未确定，总共分为四期：Ⅰ期乳腺癌，也就是俗称的早期；Ⅱ期和Ⅲ期乳腺癌，一般都是属于中期；Ⅳ期乳腺癌就是晚期。当然这种早、中、晚期都是相对的，也不要太刻意去评估是早期还是晚期。目前乳腺癌的治疗手段还是比较多的，而且效果都还不错，所以只要积极治疗，预后相对来说还是比较好的。

Q: 乳腺肿瘤都需要手术吗？

实际上乳腺肿瘤都应该手术，不同的肿瘤有不同的切除范围。良性肿瘤局部切除就行了；而乳腺癌经历一个演变的过程，最早是局部切除，然后是扩大切除，最后是标准癌根治，现在则有保乳手术。

如果肿瘤为良性，可以选微创手术，微创手术切除主要的方法是在胸部隐蔽的位置上打一个小洞，通过局麻，在 B 超引导下，将专门的旋切刀伸入肿瘤底部，将乳腺肿瘤吸到刀槽内，将肿瘤切除。

Q: 保乳手术有什么条件？

保乳是有条件的，一是肿块不能特别大，一般相对比较小的肿块，治疗效果更好，一般规定 3 cm 以内；二是需要排除乳腺内多发的病灶；三是尽量选择早期的乳腺癌，比如临床Ⅰ期、Ⅱ期；四是不存在术后放疗的禁忌证或者结缔组织病。争取手术治愈永远是乳腺癌治疗的第一目标，无论是保乳还是手术的整形都是次要的目标。

Q: 乳腺癌内分泌治疗效果好吗？

内分泌治疗是乳腺癌主要的治疗方法，效果较好。乳腺癌最大的特点就是它的发生发展与体内雌激素水平相关，因此对于雌素受体阳性的患者，内分泌治疗是降低复发风险最有效的手段。内分泌治疗可以作为乳腺癌根治性手术切除或化疗以后的辅助性治疗手段，最主要的药物包括雌激素拮抗剂和芳香化酶抑制剂。

Q: 什么是乳腺癌的靶向治疗?

乳腺癌治疗中有一种药物可以在杀死癌细胞的同时,避免损伤人体正常的细胞,对身体造成的负担比较小,不良反应也相对较小。靶向治疗具有精确的特点,能够分清肿瘤细胞和正常细胞,能够高效治疗肿瘤。乳腺癌 HER-2 基因是一种导致乳腺癌预后不良的基因,对于 HER-2 扩增的乳腺癌患者来说,他们的预后较没有扩增的乳腺癌患者的预后要差很多。因此对于这一部分乳腺癌患者,在治疗的时候就要加用抗 HER-2 的靶向治疗。

Q: 乳腺癌远处转移了怎么办?

乳腺癌转移一般就是晚期了,疗效差,如果患者的身体素质比较好,可以通过全身性的静脉化疗进行治疗。化疗可以和其他治疗方法一起进行,以控制住病情,患者一般可以达到正常人的生活。

Q: 乳腺癌中医治疗效果好吗?

乳腺癌是女性常见的恶性肿瘤,乳腺癌不能主要依靠中医中药治疗,中医中药只能起到辅助的治疗作用。如果乳腺癌能够早发现、早诊断,通过根治性的手术切除,都可以取得好的疗效。

Q: 乳腺癌术后胳膊肿胀怎么办?

有部分患者手术后胳膊水肿,主要与乳腺癌手术相关。由于乳腺癌手术大多需清扫淋巴结,若清扫后淋巴管回流不畅,术后容易出现上肢水肿。如出现轻度水肿可以抬高患肢以缓解症状;采用压力绷带疗法以及间歇性空气波压力治疗,虽不能完全治愈,但可以明显缓解症状。患者手术后应尽早进行功能锻炼,患肢避免负重,尽量减少压迫患肢的情况发生。

Q: 乳腺癌术后有积液怎么办?

乳腺癌术后出现积液是常见的并发症之一,但是不用担心,少量的积液可以采取抽吸的办法,经反复多次抽吸,积液自然会消失。

Q: 乳腺癌患者手术后多久可以正常工作?

一般情况下乳腺癌患者手术后 3 个月就可以工作了,因为术后 3 个月基本可达到恢复状态。这取决于手术的大小，是早期还是晚期乳腺癌，是外科手术治疗还是其他疗法，但是有一点需要注意，患侧肢体最好不要负重，否则清扫状态下的淋巴结会导致淋巴回流障碍，上肢容易水肿。除了不能负重外，还要经常进行患肢上举运动，促进淋巴回流，才能使患肢不会因为淋巴回流障碍出现水肿。

Q: 乳腺癌术后复查什么？

乳腺癌术后两年内复发转移的可能性较大，所以每 3 个月要定期复查，了解有没有肿瘤复发及转移。复查的内容包括血常规、生化、血肿瘤标志物、心电图、心脏彩超、颈部淋巴结彩超、胸部 CT、上腹部 CT 等检查，通过复查能够在第一时间及时发现病情变化并得到积极处理，可显著提高乳腺癌患者的治愈率和生活质量。

Q: 肺部正常的解剖是什么样子的?

肺位于胸腔内,纵隔的两侧,分为左肺和右肺。右肺分为 3 叶 10 段,左肺分为 2 叶 8 段。肺是以支气管反复分支形成的支气管树为基础构成的。气管首先分为左右主支气管,左右主支气管在肺门分成第二级支气管,第二级支气管及其分支所辖的范围就是一个肺叶,第二级支气管向下又分为第三级支气管,第三级支气管及其分支所辖范围就是一个肺段。支气管反复分支可达 23 ~ 25 级,最后形成肺泡。细支气管、呼吸性支气管和肺泡之间的结构就像葡萄的串状结构。

Q: 什么是肺部肿瘤?

顾名思义,肺部肿瘤就是发生于人体肺部的肿瘤,按其病理性质可以分为良性肿瘤和恶性肿瘤。良性肿瘤的细胞和正常细胞相似,但增殖较快,聚集成块,形成肿瘤样结节,但总体来说生长速度慢,对周围器官的损害为压迫所导致。而恶性肿瘤的细胞具有明显的异型性,生长或扩散程度快,易发生远处转移,对患者的健康和生命造成危险。其中,最常见的为肺癌,它是起源于支气管黏膜或腺体的恶性肿瘤,其他的有恶性淋巴瘤、肺肉瘤等。

Q: 目前肺癌的发病率怎么样?

根据世界卫生组织 2020 年公布的资料,肺癌的发病人数为 220 万,居全球癌症第二位,仅次于乳腺癌。但肺癌仍是导致癌症死亡的首要原因,估计全球有 180 万人死于肺癌,占总体癌症死亡的 18.0%。全球男性新发病例数肺癌位居第一,占比 14.3%,死亡人数也位居第一,占比 21.5%。全球女性新发病例数肺癌位居第三,占比 8.4%,死亡人数位居第二,占比 13.7%。但在中国不论是新发病例数还是死亡人数肺癌均位居第一。2020年中国肺癌新发病例数为82万。2020年中国癌症死亡人数300万，肺癌死亡人数遥遥领先，高达71.5万，占癌症死亡总数的23.8%。

Q: 肺癌常见的病因有哪些？

肺癌的病因至今不是十分明确。发病可能与吸烟、空气污染、职业暴露、电离辐射、基因突变等因素有关，也可能与慢性肺部疾病、肺结核、某些病毒感染以及身体缺乏必要的微量元素有关。

吸烟是肺癌最常见且公认的原因。同不吸烟者相比，吸烟者发生肺癌的风险要高20倍之多，死亡率比不吸烟者高4～10倍。吸烟的初始年龄、吸烟时间长短、吸烟量都与肺癌的发生有关。被动吸烟与环境吸烟也是肺癌的病因之一。

职业暴露：某些职业的工作环境中存在石棉、砷、铬、煤焦油等致癌因子，这些都会使肺癌发生率增加。

空气污染：燃料燃烧和烹饪产生的室内污染，以及工业废气、汽车尾气等室外污染，均为肺癌的危险因素。

电离辐射：大剂量电离辐射可引起肺癌。

饮食与营养：食用水果、蔬菜少者，以及血清中 β 胡萝卜素水平低者，肺癌发生的危险性增加。

遗传与基因：家族聚集、遗传易感性、基因改变在肺癌中起重要作用。

既往肺部疾病和某些病毒感染也是肺癌的危险因素。

Q: 肺癌常见的临床表现有哪些？

肺癌的临床表现与肿瘤的大小、类型、发生部位，以及有无并发症和是否转移密切相关。早期患者可无任何症状，多为体检时发现。随着病情进展，可表现为咳嗽、痰中带血或咯血，可出现喘息、胸痛、声嘶、癌性发热等。咳嗽为最常见的早期症状，表现为阵发性刺激性干咳，以咳嗽为首发症状者占肺癌患者总数的50%。痰中带血或咯血是最有提示意义的肺癌症状，以中心型肺癌多见。以咯血为首发症状者占25%～40%，约有10%的肺癌患者以呼吸困难为首发症状。肿瘤患者发生阻塞性肺炎或肺不张时可出现发热。肺癌侵犯邻近气管可引起胸痛、声音嘶哑、胸腔积液、上腔静脉阻塞综合征、霍纳综合征等。如肿瘤转移到远处也会引起相应的症状和体征。

Q: 什么是中心型肺癌？

中心型肺癌和周围型肺癌是根据肿块所在位置来分的。中心型肺癌也叫作中央型肺癌，是指发生于段支气管以上的肺癌，病理上以鳞癌和未分化癌比较多。中心型肺癌一般可通过纤维支气管镜检查获得病理诊断，容易合并阻塞性肺气肿或者是肺不张，导致咳嗽、咳痰、咯血比较厉害。很多患者的中心型肺癌发现的时候就已经是中晚期，已失去手术治疗的机会，可以考虑应用放疗和化疗的方式控制病情发展。

Q: 什么是周围型肺癌？

周围型肺癌与中心型肺癌相对。是指发生于段支气管以下、呼吸性细支气管以上的肺癌，以腺癌多见。临床上周围型肺癌早期症状不明显，而一旦出现明显症状时一般提示疾病已是晚期。一般纤维支气管镜不能直接看到病灶，只能通过支气管刷插入肺段病灶部位做涂片送检，或者在 CT 或彩超引导下做穿刺活检获取病理。周围型肺癌胸腔积液的发生率高于中心型肺癌，可通过胸腔积液脱落细胞学检查明确病理。早期肺癌患者可行肺叶切除。

Q: 肺癌常用的影像学检查及其各自的优劣势有什么？

X 线：一般用于肺癌高危人群的筛查。但因其容易漏诊和误诊，不作为肺癌治疗前后的常规检查。

CT：是肺癌最主要和最常用的影像学检查方法。对肺癌的诊断、分期、疗效评价及治疗后随诊具有重要意义。对于肺癌患者建议常规行胸部增强 CT 检查。

磁共振成像：一般不常规用于肺癌的诊断。但其是观察纵隔、肺门大血管受侵及淋巴结肿大的首选方法。

超声：一般用于观察锁骨上淋巴结及腹部实性器官及腹腔淋巴结转移。超声还常用于胸腔积液、心包积液及腹腔积液抽取前的定位，亦可引导穿刺活检。

PET–CT：是肺癌诊断、鉴别诊断、分期、疗效评价和预后评估的有效方法。但因其价格昂贵，同时属于自费项目而不作为常规检查。其对脑转移瘤检出不敏感。

Q: 肺癌患者为什么需要做增强 CT？禁忌证有哪些？

肺部增强 CT 的作用主要体现在以下方面：首先，胸部 CT 平扫可发现占位性病变，通过增强 CT 观察病变的强化程度能进一步确定病变性质。其次，患者表现为周围型肺癌需做肺穿刺明确病理时，需要完善增强 CT 进一步观察病变的范围、性质及血供情况。但是对碘过敏者、甲状腺功能亢进症患者、妊娠期妇女、糖尿病服用二甲双胍者、肝肾功能不全及有严重基础病患者不能做增强 CT 检查。

Q: 肺癌在 X 线片和 CT 上有什么表现？

胸部 X 线片的特点：中心型肺癌可表现为一侧肺门类圆形阴影，边缘毛糙，可见分叶或切迹，与肺不张或阻塞性肺炎并存时下缘可表现为倒 "S" 状影像，是右上叶中心型肺癌的典型征象。周围型肺癌早期多呈局限性小斑片阴影，边缘不清，密度较淡，也可呈结节、球状、网状阴影或磨玻璃影，随着肿瘤的增大，阴影逐渐增大，密度增高，呈圆形或类圆形，边缘常呈分叶状，伴有脐凹征或细毛刺，常有胸膜牵拉。

胸部 CT 的特点：中心型肺癌可显示支气管管壁增厚、管腔狭窄及堵塞，肺癌病灶处的支气管可表现为切断、压迫、包埋等征象。周围型肺癌结节边缘一般欠规整，可以呈现小分叶、小锯齿状，还可能为短小毛刺，结节内部可出现小空泡征、支气管充气征、钙化及空洞等。肺癌结节内部还可能有血管影穿行。

通常肺癌有较为明显的影像学特征，但也有一些肺癌无明显影像学特征，需要进一步完善其他检查，明确诊断。肺穿刺活检及病理检查是诊断肺癌的金标准。

Q: 肺部有结节就是肺癌吗？

随着人们体检意识的增强，很多患者都遇到体检做胸部 CT 发现肺部结节的情景。估计大部分人都会大惊失色，担心自己得了肺癌。其实肺结节分为良性和恶性。良性结节一般比较小，与周围正常肺组织界限清楚，生长比较缓慢。而恶性结节一般生长速度快，呈浸润性、破坏性生长，并且在影像学上可有胸膜牵拉征、毛刺征、分叶征、血管集束征、空洞征等征象。所以如果体检发现肺结节，建议到正规医院就诊，医生会根据结节的大小、形态给出初步判断，然后建议进一步检查，或者定期随访观察。

Q: 肺癌是否具有传染性？

肺癌常见的症状为咳嗽、咳痰、痰中带血，甚至咯血，合并阻塞性肺炎或肺不张时可出现发热，故与肺结核症状十分相似，所以很多患者患肺癌后家属都担心自己会不会被传染。其实肺癌是起源于肺部支气管黏膜和腺体的恶性肿瘤，而不是由细菌和其他的微生物引起，所以肺癌没有传染性。

Q: 肺癌是不是遗传病？

肺癌不属于遗传病，但肺癌确实有一定的遗传易感性。如果家族中其他亲属患有肺癌，那么发生肺癌的概率会比普通人更高一些，但绝不是肺癌患者子女必然患肺癌。因此，如果家族中有肺癌患者，平时更要注意做好预防工作，避免抽烟，注意饮食健康，养成良好的作息习惯，并坚持运动，还要定期做胸部 CT 进行筛查。

Q: 肺癌获取病理的方式有哪几种？

众所周知，肺癌要确诊，病理是金标准。肺癌常用的获取病理的方法有五种。

纤维支气管镜：中心型肺癌多用。纤维支气管镜主要适用于肺叶、段、亚段和支气管病变的观察和活检采样。

经皮穿刺肺活检术：适用于周围型肺癌。一般在 CT 或者彩超引导下，将穿刺针刺入肺病变部位，穿刺活组织进行病理学检查。

手术切除：适用于各类肺癌早期，可行手术切除后手术标本直接送检，同时达到检验和治疗的目的。

痰脱落细胞学检查：一般适用于肺癌高危人群普查。要求留取气管深部痰液，血痰的阳性率更高，是比较简单无创的病理诊断方法。可多次取痰，以提高阳性率。

胸腔积液脱落细胞学检测：如果患者有胸腔积液，可抽取一定量的胸腔积液进行细胞学检测。一般连续送检 3 日标本以提高阳性率。

Q: 肺癌常见的病理类型有哪些？

肺癌的病理分型可以分为非小细胞肺癌和小细胞肺癌两大类。其中非小细胞肺癌最为常见，占肺癌总发病率的 85% 左右。非小细胞肺癌包括鳞癌、腺癌、大细胞癌及其他腺鳞癌、肉瘤样癌。鳞癌多见于老年男性；腺癌多见于女性，富于血管，早期容易发生转移；大细胞癌一般比较少见。小细胞肺癌包括类癌、非典型类癌、小细胞类癌和大细胞神经内分泌癌。小细胞肺癌一般以增殖快速和早期广泛转移为特征，初次确诊时 60% ~ 88% 的患者已经有脑、肝、肾上腺的转移，只有约 1/3 的患者病变局限于肺内。

Q: 体检时发现肿瘤标志物高能确诊肺癌吗？

这个答案肯定是否定的。肺癌主要的检查手段为胸部 CT，确诊需要靠病理检查。一部分患者得了肺癌，肿瘤标志物却不高，反之有一些肿瘤标志物高的患者也不一定是肺癌。肿瘤标志物的增高需结合临床症状和影像学检查才具有诊断意义。如果是肺癌术后或化疗后的患者，血清肿瘤标志物出现升高，要考虑复发或对化疗药物不敏感等可能性。肺癌常用的肿瘤标志物有癌胚抗原、神经特异性烯醇酶、细胞角蛋白 19 片段抗原、胃泌素释放肽前体、鳞状细胞癌抗原，其联合检查对肺恶性肿瘤的诊断起辅助性作用。

Q: 为什么做完病理了医生却建议加做免疫组化？

很多患者纳闷我都做了病理检查，为什么又让加做免疫组化呢？免疫组化可以起到帮助诊断的作用，每一种癌症都有不同的免疫组化的抗体对其进行标识。P40、P63、CK56 是鳞癌的特异性标志。腺癌的标志抗体是 CK7、TTF-1、NaspinA、SPA、SPB。小细胞癌的特异性标志抗体是 Syn、CgA、CD56，如果这几个标志抗体阳性，可以确诊为小细胞癌。免疫组化的第二个用处是指导用药。如 HER-2 的检测指导抗 HER-2 靶向药物治疗。免疫组化的第三个作用是辅助判断预后。如 Ki67 主要看增殖速度，一般 Ki67 数值越高，增殖越快。

Q: 哪些人需要做肿瘤基因检测？

目前肿瘤的治疗已经进入精准医学治疗时代，只有精准检测才能做到精准治疗。对于非小细胞肺癌患者，医生常推荐患者进行基因检测，尤其对于肺腺癌患者。不抽烟女性基因突变的概率比抽烟男性更高。约 70% 不吸烟的肺腺癌患者可以通过基因检测找到相应靶向药物，从而延长生命周期，提高生活质量。所以，基因检测为肺癌的检查方式之一。对于大部分肺腺癌及鳞状细胞癌患者建议进行基因检查。对于伴有基因位点突变的，可选择相应的靶向治疗药物。如果在应用靶向药过程中出现肿瘤进展，考虑靶向药耐药的情况下，也可以重新进行基因检查。如 *EGFR* 敏感突变口服吉非替尼的患者出现进展，需再次做基因检测看是否出现 *EGFR T790M* 突变，从而考虑是否更换为奥西替尼。虽然靶向药效果好，但是俗话说"是药三分毒"，盲目吃靶向药物会增加 23% 的死亡风险。小细胞肺癌由于靶向药物较少，所以基因检测的价值相对较小。

Q: 肺癌患者可以抽血做基因检测吗？

大家肯定有疑问，既然建议非小细胞肺癌患者做基因检查，那怎么做基因检查才准确呢，抽外周血可以吗？首先，用肿瘤组织做出来的基因检测肯定是最准确的，而用血做基因检测的准确率高低主要根据癌症的早期或晚期而定。早期癌症使用血液做基因检测的准确率相对较低，而晚期癌症使用血液做基因检测准确率相对较高。使用血液做基因检测可能会出现"假阴性"，也就是肺癌存在基因突变，但抽血做基因检测结果是阴性，从而对治疗造成影响。所以应该将组织活检作为基因检测的首选方法，但对于无法获取组织标本的患者尤其是晚期患者可考虑进行血液基因检测。

Q: 肺癌需要和哪些疾病鉴别？

典型的肺癌容易识别，但有时需与以下疾病鉴别。

肺结核：肺结核患者一般有午后低热、盗汗、咯血症状，易与肺癌混淆。痰病原学检查非常重要。肺结核患者痰中可找到抗酸杆菌，而肺癌患者则可以找到癌细胞。结核菌素试验也可协助诊断。如果诊断困难，可试用抗结核治疗。

肺炎：肺部炎症长期蔓延形成团块状炎性假瘤，容易与肺癌混淆。但是肺炎一般急性起病，有寒战、高热等症状，抗生素治疗有效，病理学检查无癌细胞。但如果同一部位反复发生肺炎，要高度怀疑肿瘤所致。

肺脓肿：组织化脓形成空洞，容易与癌性空洞混淆。但肺脓肿起病急，以高热、寒战、咳嗽、咳大量脓臭痰为主。病理学检查是鉴别的关键。

肺部良性肿瘤：临床上多无症状，X 线常表现为圆形肿块，边缘整齐，没有毛刺和分叶。主要靠病理学鉴别。

Q: 怎么区分肺癌的早期和晚期？

很多患者都有一个疑惑，为什么我刚发现肺癌，医生却说我已经是晚期了呢？其实肿瘤的分期与肿瘤本身的大小、淋巴结的转移部位及数目，以及是否有远处转移有关，它分别对应的是肺癌分期中的 T、N、M。T 分期一般与肿瘤的大小和肿瘤直接侵犯的器官有关；N 分期对应的是淋巴结转移部位和数目；M 分期指远处转移。早期一般指局部肿瘤较小，同时没有淋巴结和远处脏器转移；局部晚期指局部肿瘤较大或者有肿瘤周围淋巴结转移；晚期指患者出现远处转移。早期肿瘤一般选手术治疗；局部晚期可在新辅助治疗后行手术治疗；晚期患者以综合治疗为主。

Q: 肺癌常用的治疗方法有哪些？

肺癌一旦确诊，根据其分期情况会采取不同的治疗方式。

手术治疗：对于早期肺癌患者首选手术治疗方式。术后根据病理情况确定下一步辅助治疗。

化疗：可能是大多数肺癌患者都需要的治疗方式，包括术前新辅助治疗、术后辅助治疗和晚期的维持性治疗。

放射治疗：可用于肺癌的各期。包括根治性放疗、姑息性放疗、辅助放疗。

靶向治疗：肺癌靶向治疗是指在细胞分子水平上，给予相应的药物直接作用于已明确的致癌位点，使肿瘤细胞特异性死亡。Ⅳ期驱动基因阳性的非小细胞肺癌首选靶向治疗。

免疫治疗：是近 5 年内出现的治疗方法，是继化疗、靶向治疗后的一大类药物治疗方法。

中药治疗：中药单独治愈肺癌的可能性较小。但在对抗放化疗的毒副作用、提高患者的免疫力、改善患者症状方面有其独特优势。

其他的方法包括射频消融、粒子植入等。

Q: 肺癌患者行根治术后还需要进一步治疗吗？

很多患者觉得肺癌做了根治手术就万事大吉了，但是术后如果有以下情况是需要进一步治疗的。

术后病理诊断为小细胞肺癌的患者均需要化疗。

对于非小细胞肺癌，术后病理提示有淋巴结转移的均需要化疗。

虽然没有淋巴结转移，但肿瘤直径大于 5 cm 的均需要化疗。

肿瘤直径在 3 ~ 5 cm，如果有高危因素，如累及主支气管、累及脏层胸膜等，均需要化疗。

术后恢复好的话，一般 3 ~ 4 周可以化疗，原则是越早越好。术后存在支气管瘘或其他并发症者，建议延缓化疗或取消化疗。如果术后 2 ~ 3 个月由于各种因素仍无法化疗，再做化疗效果有限，不推荐化疗。

Q: 肺癌常用的化疗方案有哪些？

化疗是治疗肺癌的一种极其重要的手段，通过化疗药物起到控制肿瘤的目的。不同的病理类型，所选用的化疗方案也不同。小细胞肺癌在肺癌中所占比例大概在 15% 左右，这类患者常用的化疗方案是顺铂联合依托泊苷。肺鳞癌患者，选用的方案多是吉西他滨、多西他赛或者紫杉醇联合铂类。腺癌大多数会首选培美曲塞联合铂类，其中铂类包括顺铂、卡铂或者洛铂等。如果病情进展则进入二线治疗。不同的化疗方案有不同的预处理方案，如培美曲塞治疗过程中必须补充叶酸和维生素 B_{12}，多西他赛、紫杉醇则需要给予地塞米松及苯海拉明进行预处理。

Q: 肺癌化疗后有哪些需要注意的？

化疗后 3 天内患者仍会有恶心、呕吐等胃肠道反应，建议少食多餐，多进食高蛋白、高纤维、易消化的食物。如食欲差可口服甲地孕酮改善食欲。

注意休息，多饮水，适当锻炼增强体质。

化疗结束后 3 ~ 5 天复查血常规，如果白细胞、血小板偏低，予以升白细胞、血小板治疗。如果血常规正常，建议每周复查 1 ~ 2 次，直至下次化疗。

Q: 肺癌患者化疗过程中为什么要定期复查血常规？

肺癌患者常用的化疗药物有铂类、紫杉醇、培美曲塞和吉西他滨等，化疗药物最常见的不良反应为骨髓抑制，表现为白细胞总数、中性粒细胞数、血红蛋白或血小板的下降。这些细胞的下降可能会给患者带来危害，如白细胞明显低于正常，机体对外界细菌、病毒以及其他病原体的抵抗力也将大大下降。如果不能及时发现并治疗，可能会因化疗并发症而导致患者病情加重，甚至死亡。及时进行干预治疗，可以保证化疗按时按期进行，并保证化疗的效果。所以，化疗过程中检测血常规就显得十分重要。

Q: 肺癌常用的靶向治疗药物有哪些？

目前肺癌的靶向药物主要包括两大类。一类是直接作用于肺癌细胞的药物，这类靶向药物是在细胞分子水平上，给予相应的药物直接作用于已明确的致癌位点，使肿瘤细胞特异性死亡。Ⅳ期驱动基因阳性的非小细胞肺癌首选靶向治疗。如果患者有 *EGFR* 敏感突变可首选吉非替尼、厄洛替尼、埃克替尼、奥西替尼等靶向药物。ALK 融合阳性的患者可首选阿来替尼、克唑替尼、塞瑞替尼等药物。ROS1 融合阳性的患者可首选克唑替尼。靶向治疗效果好、副作用小，但需要有明确的作用靶点。另一类是作用于血管的靶向药物，如贝伐珠单抗、恩度、安罗替尼等，一般单药使用或联合化疗、免疫等药物起协同抗肿瘤作用。

Q: 肺癌什么情况下选择放疗？

肺癌放射治疗可应用于肺癌的各个时期。根据目的不同可分为根治性放疗、姑息性放疗和辅助放疗。

根治性的放疗适用于 KPS 评分 ≥ 70 分的患者，包括因医源性或个人因素不能手术的早期非小细胞肺癌、不可切除的局部晚期非小细胞肺癌，以及局限期的小细胞肺癌。

姑息性放疗适用于对晚期肺癌原发灶和转移灶的减症治疗。

辅助放疗适用于术前放疗、术后切缘阳性的患者，以及纵隔淋巴结阳性的患者。

Q: 肺癌放射治疗的适应证是什么？

放射治疗是一种局部治疗，只对放疗的局部起治疗作用。肺癌的类型不同，放疗的疗效也不尽相同，肿瘤增殖速度或生长快慢与放疗的疗效成正比。小细胞肺癌、肺低分化鳞癌增殖速度快，对放疗高度敏感，也就意味着放疗效果好。反之，高度分化的腺癌对放射敏感性低，放疗效果差。单纯放疗对肺癌的治愈率并不高，小细胞肺癌或低分化鳞癌易远处转移，根治性放疗也很难达到根治的目的。对放射中度敏感的肺鳞癌，局部淋巴结转移多，治愈率最高。所以目前对于肺癌提倡手术、放疗、化疗、免疫、中药等综合治疗。

Q: 肺癌放疗的禁忌证有哪些？

肺癌放疗禁忌证：①晚期肺癌有明显的恶病质，如消瘦、脱水、电解质紊乱等不能耐受放疗。②双肺多发病灶。③癌性大咯血或大空洞。④对放疗中度敏感的肿瘤，在足量放疗后局部复发，周围正常组织不能耐受二次放疗者。⑤对放疗中度敏感的肿瘤已有远处转移者。⑥大量胸腔积液者。⑦食管气管瘘。⑧重度肺气肿，肺功能严重代偿不全。⑨其他严重疾病。

Q: 放疗常见的不良反应有哪些？怎么处理？

任何抗肿瘤治疗都有其毒副作用。放疗常见的不良反应如下。

厌食、恶心、呕吐：恶心、呕吐是肿瘤放疗时常见的不良反应。防治办法：卧床休息，多饮水，以利代谢物的排泄。少食多餐，吃易消化、清淡的食物。若上述症状较重、处理效果不佳，可考虑输液或停止放疗。

发热：放疗本身造成的组织损伤，尤其是肿瘤组织坏死吸收可引起发热；血细胞下降、免疫功能减退可致合并病毒或细菌感染而引起发热；联合化疗或其他免疫增强药等可使发热加重。因此，出现发热应首先寻因。对于低于 38 ℃的发热，多饮温开水，注意休息，促其排汗、排尿，多能耐受并稳定至正常。如体温超过 38 ℃，引起明显头痛或全身不适，应及时退热，明确发热原因后再做相应处理。如体温持续升高达 38.5 ℃以上，应暂停放疗，静脉输液给予支持，必要时应用抗生素。

骨髓抑制：造血系统对放射线高度敏感。患者接受放疗时，尤其是照射范围较大的扁骨、骨髓、脾及其他大面积放疗，会使造血系统受影响导致全血细胞下降。放疗期间应每周检查血常规一次。放疗过程中应加强饮食营养，促进造血功能，食物宜高维生素、高蛋白，用升高血细胞的药物。必要时还可采用成分输血或输新鲜全血。

Q: 中医能治愈肺癌吗？

中医对肺癌的治疗主要体现在减轻患者疾苦，延长生命上，曾获得一定疗效。据我们所知，中医有所谓"带瘤生存"者，即肺癌肿块虽依然存在，但相对稳定，患者自觉良好，无痛苦缠身，外表一如常人，也有少数中晚期患者存活 5 年以上的报道。但中医更多的是经验性用药，很难有循证医学证据，治疗癌症重复性差，更没有单用中药治愈肺癌的例子。中医对肺癌治疗的优势在于减轻放化疗的毒副作用，提高患者免疫力。

Q: 肺癌常见的转移部位有哪些？

肺癌常见的转移途径有三种：直接侵犯，淋巴转移，血行转移。肺癌常见的转移部位有头颅、肝脏、骨骼、对侧肺部、纵隔淋巴结等。

肺癌细胞在生长过程中可能会随着血液系统进入颅内而造成脑转移，导致颅压增高、头痛、头晕、恶心、呕吐、偏瘫、失语等症状。

肝转移：可导致食欲减退、恶心、肝区疼痛、黄疸、腹腔积液等消化道症状。

骨转移：出现骨痛、病理性骨折等。如果转移至脊柱后可压迫椎管导致尿潴留或尿失禁、便秘，甚至引起截瘫。

上腔静脉综合征：多由肿瘤侵犯或压迫上腔静脉导致静脉回流受阻所致，主要表现为头面部和上半身淤血水肿、颈部肿胀，颈静脉扩张。

肾上腺转移：多为单侧，一般无症状。

淋巴结转移：最常见的为锁骨上淋巴结转移，可触及锁骨上肿物，但多无痛感。

约 10% 的肺癌可以异位激素分泌综合征为首发症状。

Q: 肺癌骨转移发生的多吗？

恶性肿瘤骨转移按病变特征可分为溶骨型、成骨型和混合型。肺癌以溶骨型骨转移多见。肺癌骨转移发生率为 10% ~ 15%。肺癌骨转移后患者的中位生存时间仅 6 ~ 10 个月，经过治疗后 1 年生存率也仅为 40% ~ 50%。肺癌骨转移好发于脊柱和躯干骨近段，发生于脊柱者占 50%，股骨占 25%，肋骨和胸骨占 12%。46% 的肺癌骨转移患者并发骨相关事件。50% 的肺癌骨转移患者出现临床表现，骨痛为骨转移最主要的临床表现。约 1/3 的患者以骨转移瘤为首发症状。

Q: 肺癌骨转移的治疗方法有哪些？

肺癌骨转移的治疗目标是提高生活质量，延长生命，缓解症状及心理痛苦，延长或延缓病理性骨折发生。采取全身治疗为主的综合治疗方式，包括针对肺癌原发病的治疗、放疗、手术、止痛（双膦酸盐）和心理支持治疗。双膦酸盐是肺癌骨转移的基础用药，可减轻患者的疼痛，预防和延缓骨事件的发生。双磷酸盐一般 3 ~ 4 周输注一次。地诺单抗是新型的骨转移治疗药物，但因价格比较贵，目前不能报销而应用受限。关于镇痛药物的选择，非甾体类抗炎药物用于轻中度疼痛，中重度疼痛适用阿片类药物。

Q: 肺癌脑转移怎么治疗？

肺癌患者无明显诱因出现头痛、恶心、呕吐、视物障碍、偏瘫等症状时一定要警惕肺癌脑转移。这时要及时完善头颅 CT 或头颅磁共振成像明确诊断。肺癌患者发生脑转移即提示肺癌晚期，应以手术、放疗、化疗及分子靶向药物等综合治疗为主。如果患者一般状态好，脑转移为单发病灶或转移数目少时可考虑手术治疗。对于多发脑转移建议使用脑部立体定位放疗或全脑放疗。化疗药物与全脑放疗序贯或同步应用，可明显提高疾病的控制率。小细胞肺癌脑转移的一线治疗即全身化疗。同时为了避免发生脑疝，对颅高压的患者应密切观察呼吸、脉搏、血压、瞳孔变化，严格限制摄水量和使用甘露醇、激素等脱水、降颅压治疗。

Q: 恶性胸腔积液都是由肺癌引起的吗？

恶性胸腔积液可分为两大类：原发肿瘤：一方面是原发于胸膜的恶性肿瘤，以恶性间皮瘤较多见。临床表现为剧烈胸痛、气短、胸闷、咳嗽，胸腔可见大量积液，胸腔积液及胸膜活检可确诊。胸膜转移瘤：最多见的是肺癌合并胸膜转移，但是其他部位的肿瘤也可转移到胸膜而引起胸腔积液，如乳腺癌、食管癌、胃癌、恶性淋巴瘤、甲状腺癌、肾癌等。所以，即使胸腔积液中找到癌细胞也不一定就是肺癌，需进一步完善检查，寻找原发灶，明确诊断。

Q: 肺癌引起的胸腔积液有哪些治疗方式？

恶性胸腔积液一旦确诊，应尽早考虑姑息治疗，治疗目的主要是减轻呼吸困难。一般结合患者的症状、一般情况及预期生存时间确定治疗方案。

患者原发肿瘤诊断明确，虽有胸腔积液，但无明显症状，以治疗原发病为主，而对胸腔积液给予密切观察。

胸腔穿刺术：抽取胸腔积液的目的是缓解呼吸困难的症状。但反复胸腔穿刺易导致壁胸膜和脏胸膜粘连包裹。

胸腔穿刺置管术及胸膜固定术：一方面可缓解症状，另一方面可减少反复穿刺的痛苦。患者可少量多次引流积液，同时可进行药物注射，减少胸腔积液的产生。

Q: 肺癌引起疼痛的治疗原则是什么？

疼痛是肺癌患者最常见的症状。癌症初诊时，约 25% 的患者伴有疼痛，治疗期间约 35% 的患者伴有疼痛，晚期癌症疼痛发生率高至 75%。WHO 癌性疼痛三阶梯止痛治疗方案遵循 5 项基本原则。①口服用药：首选口服及无创途径给药口服用药无创、方便、安全、经济。若患者存在吞咽困难、严重呕吐或胃肠梗阻，可选用透皮贴剂、直肠栓剂等。必要时可选用微量泵连续皮下输注。②按阶梯用药：轻度疼痛首选非阿片类止痛药物，如阿司匹林、对乙酰氨基酚片等；中度疼痛则选用非阿片类药物加上弱阿片类药物，如可待因；重度疼痛，则选用强阿片类药物，同时可给予辅助止痛药物。③按时用药：是指止痛剂应有规律地按规定间隔给药，如吗啡缓释片或羟考酮缓释片建议 12 小时使用 1 次。如中间有爆发痛，则按需给药。④个体化给药：由于个体差异，阿片类药物无理想标准用药剂量，能使疼痛得到缓解的剂量就是正确的剂量。⑤注意具体细节：密切观察其疼痛缓解程度，注意止痛药物不良反应的处理。

Q: 常用阿片类药物的不良反应有哪些？怎么处理？

阿片类止痛剂是临床上治疗癌性疼痛的最常用药物，常见不良反应有便秘、恶心、呕吐、尿潴留、嗜睡和过度镇静等。

不良反应真正发生时，可使用以下方式处理。

便秘：增加膳食纤维和液体的摄入，适量活动促进肠蠕动，选择软化大便的药物（如乳果糖果导片），直肠润滑剂（如开塞露山梨醇栓剂），还可考虑中医中药等方法调理气机，滋润肠道。

恶心、呕吐：有恶心、呕吐倾向时预防给予止吐药，恶心、呕吐发生时需定时给药；多巴胺拮抗剂有甲氧氯普胺、多潘立酮等，5-HT3 拮抗剂有昂丹司琼、格拉司琼、托烷司琼等；抗组胺类药物有美克洛嗪、赛克力嗪等；病情允许时可联合糖皮质激素增加止痛效果。

尿潴留：老年患者较为常见，此类患者应尽可能减少镇静类药物同用，流水诱导、热水局部冲洗或局部按摩可有所改善，必要时应行导尿处理，也可考虑中医针灸治疗。

嗜睡、过度镇静：此种状况在剂量规律增加患者中比较少见，但也不能掉以轻心，发作时立即停用阿片类药物，并加用吸氧及催醒治疗。

Q: 肺癌患者怎么调整生活方式？

患者一旦诊断肺癌势必会引起心理、生理等一系列变化。为了更好地适应癌症的治疗，有利于身体的康复，患者必须做出一系列的改变。

医护及家属要帮助患者建立起积极乐观的生活态度、正视现实、克服消极悲观的情绪。

改变不良作息习惯，每天按时休息，合理安排饮食，适当锻炼，且做到规律化。

改善饮食习惯，多进食鱼、鸡蛋、大豆等优质蛋白，多吃蔬菜、水果，尽量避免辛辣刺激性食物，避免油腻食物。

若身体状况允许，可进行适当锻炼，体育锻炼要循序渐进。伴有呼吸困难的患者应卧床休息，减少氧气消耗，必要时给予持续低流量吸氧。

Q: 肺癌患者术后怎么随访？

肺癌手术后首先需要根据原发肿瘤的大小和淋巴结转移情况确定是否需要辅助放、化疗。当完成规定的放、化疗后，如无临床症状或症状稳定，建议前2年每6个月复查一次，复查内容包括血肿瘤标志物、胸部增强 CT、头颅磁共振成像、上腹部 CT 或彩超。必要时还需完善下腹部 CT、血常规、肝肾功能等检查。3 ～ 5年内每年复查一次，复查内容包括胸部平扫 CT、腹部 CT 或彩超、血肿瘤标志物。5年以后每年复查一次，鼓励患者继续进行胸部 CT、腹部 CT 或彩超检查。如果患者有新发临床症状或者症状出现恶化就需要即时随访。

Q: 泌尿系统有哪些恶性肿瘤？

常见的泌尿系统恶性肿瘤包括肾癌、肾盂及输尿管癌、膀胱癌和前列腺癌。在中国，膀胱癌排在泌尿系肿瘤发病率的第一位，全身肿瘤中男性膀胱癌居第七位，女性膀胱癌居全身肿瘤第十位，男女比例（4 ~ 6）∶1。肾癌多发生于 50 ~ 70 岁，男性比女性发病率高一倍以上，肾癌的病因至今不清，可能与吸烟、肥胖、遗传、高血压及抗高血压治疗等有关。

Q: 什么是膀胱癌？

来自膀胱的恶性肿瘤主要是尿路上皮癌（95%），少数是鳞状细胞癌、腺癌、肉瘤、未分化癌。发病病因未明，但有明确的诱因：①吸烟；②化学药物接触（职业接触及染发）；③含马兜铃酸的中药，如龙胆泻肝汤、冠心苏合丸。

Q: 引起肾盂及输尿管肿瘤的职业因素有哪些？

从事化工、石油、塑料制品行业的工人以及接触煤或焦炭、沥青的人群是上尿路上皮肿瘤的好发人群。苯胺染料、β - 萘胺、联苯胺是重要的致癌剂，这些致癌剂导致的上尿路上皮肿瘤的潜伏期一般为 15 年以上。

Q: 镇痛药可导致尿路上皮细胞癌吗？

目前的研究已经证实滥用镇痛药，特别是非那西丁，是尿路上皮肿瘤的危险因素之一。滥用镇痛药的男性发生肾盂肿瘤的概率增加 4 ~ 8 倍，女性为10 ~ 13 倍。组织学研究发现，滥用镇痛药后患者肾盂基膜增厚以及肾盏乳头部瘢痕形成，从而容易诱发肾盂癌。

Q: 膀胱癌的症状有哪些？有哪些检查？

膀胱癌早期可无任何症状。肉眼血尿不是唯一信号也不是早期信号，其特点为间歇性、无痛性、全程肉眼血尿可伴血块。可伴有尿频、尿急、尿痛、排尿困难等尿路刺激症状（无特异性，不作为判断指标）。晚期有消耗性表现，如消瘦、乏力、盗汗等，如有转移会引起相关系统病变。膀胱癌检查有以下几个方面：①泌尿系彩超，初步筛查（有血尿、体检）；②尿脱落细胞学检查，检测尿液中肿瘤脱落的细胞；③ CT/ 磁共振成像检查，评估肿瘤大小、侵犯深度，盆腔淋巴结转移的情况；④膀胱镜检查，是最直观最确切的检查方法，并可活检送病理。

Q: 肾盂、输尿管肿瘤常见的症状有哪些？

常见症状为血尿、疼痛（多为顿痛）。晚期症状可有消瘦、体重下降、贫血、下肢水肿及骨痛等，膀胱刺激症状占 5%～10%。约 15% 的患者可无症状。

Q: 肾癌的临床表现有哪些？

最常见的症状是腰痛和血尿，少数患者可表现为腹部肿块，亦有部分患者出现副肾综合征，出现高血压、贫血、体重减轻、发热、红细胞增多症、高血糖、神经肌肉病变、淀粉样变性、溢乳症、凝血机制异常等改变。预后需要根据具体情况来确定：如果肾癌是早期的，手术治疗可以考虑保留肾单位，保留肾脏功能，预后较好；如果肾癌是晚期的，可能会导致肾功能损害，需要切除整个肾脏；如果发生转移，手术治疗的效果可能不太理想，所以通常不能治愈。

Q: 肾癌有哪些检查及治疗方法？

肾癌的检查方法很多，一般有 CT 扫描、静脉肾盂造影、磁共振成像、肾动脉造影、实验室检查等。这些方法是现代医学当中最常用的，也是最先进的检测手段。肾癌首选手术治疗，术后可以配合免疫治疗及放疗、化疗，同时定期复查，防止术后复发和转移。

Q: 肾盂、输尿管肿瘤有哪些检查方法？

彩超对肾盂、输尿管肿瘤，尤其是输尿管中、下段小肿瘤的诊断价值有限，但可以鉴别肾肿瘤、肾积水和阴性结石。CT 可用于肾盂、输尿管肿瘤的诊断和分期，并且对鉴别诊断有一定的价值。多数学者认为，多层螺旋CT 可以替代静脉肾盂造影成为一种上尿路上皮癌的检查方法。尿路造影是肾盂、输尿管肿瘤诊断的基本方法，包括静脉肾盂造影和逆行肾盂造影，一般50% ~ 70% 的患者可发现病灶。

Q: 磁共振成像对肾盂、输尿管肿瘤的适用情况？

尿路磁共振成像作为一种安全、无创的检查方法，是对静脉尿路造影（IVU）技术的一种补充，特别适用于重度积水 IVU 不显影者。其优点是非侵袭性，不需要对比剂，无辐射，安全性高；对于肾功能受损者，其显示尿路扩张明显优于静脉肾盂造影（IVP）；磁共振成像可多方位、多角度成像，联合常规 T_1WI，T_2WI 可获得大量信息，达到明确诊断的目的；磁共振成像图像如同IVU，清晰直观。磁共振成像对输尿管肿瘤导致的尿路梗阻的部位、程度的判断具有高度敏感性和准确性。

Q: 输尿管镜检查的诊断价值是什么？

输尿管镜活检是诊断早期输尿管癌最可靠的方法。输尿管镜对肿瘤小、其他检查难以明确诊断者有较高的诊断价值，不仅可以直视病变，观察全段输尿管及其病变，还可进行活组织检查以定性诊断，其适应证为原因不明的血尿，尤其是膀胱镜下见一侧输尿管口喷血尿，以及影像学未能确诊的输尿管充盈缺损、原因不明的输尿管狭窄等。

Q: 膀胱癌怎么分期？治疗方案有哪些？

膀胱癌局部 T 分期：早期，肌肉层没有；中期，肌肉层有，外面没有；晚期，外面都有了。

膀胱癌淋巴结 N 分期：0，没转移；1，近处单区域转移；2，近处多区域转移；3，远处转移。

膀胱癌 M 分期（其他脏器）0，无转移；1，远处转移。

早期肌肉层未浸润选择经尿道电切；中期浸润肌肉层但外面没有选择膀胱部分或全切；晚期肿瘤浸润外面需要手术辅助放疗、化疗、免疫、介入治疗；很晚期远处转移，没有手术机会，给予放疗、化疗，或免疫治疗、介入治疗。

Q: 经尿道膀胱肿瘤电切术是什么？术后注意事项有哪些？

　　经尿道膀胱肿瘤电切术就是在脊椎麻醉或全身麻醉下经器械将一个电刀从患者尿道伸进去，直接在膀胱里面把肿瘤切掉。手术没有皮肤切口，保留膀胱，属微创手术，适用于表浅肿瘤，也可以诊断性电切，送病检。术后恢复快，1 ~ 2 天下地，2 ~ 7 天可出院。饮食基本无禁忌。需要长期持续戒烟（包括二手烟），不能染发。多饮水，建议每天 2000 mL，不憋尿。定期膀胱灌注治疗。

Q: 膀胱灌注治疗是什么？有哪些注意事项？

　　膀胱灌注治疗是用细尿管插入膀胱，再注入药物杀死残存的肿瘤细胞，作用是降低肿瘤的复发概率，是非浸润性膀胱癌电切术后必做的治疗。灌注前：清洁下体，2 小时内不喝或少喝水，排空尿液。灌注时：仰、俯、左右卧（化疗药每体位 15 分钟，卡介苗每体位 30 分钟）。灌注后：每天饮水 2000 mL，清洁下体，饮食无禁忌。手术后第一年每 3 个月复查一次膀胱镜。

Q: 膀胱癌的全身化疗是什么？适用于什么病情？常见的不良反应、禁忌证有哪些？什么是髂内动脉栓塞化疗？

　　全身化疗是静脉给药，属于肿瘤偏晚期的治疗方案。临床应用于：①新辅助。术前肿瘤大，为缩小肿瘤、降低手术难度，增加可切性。②辅助。术后肿瘤分期晚，有淋巴转移，杀灭残余的癌细胞。③保守。远处转移，无法手术。因为化疗药物直接杀死癌细胞的同时也会对身体正常细胞有损害，所以存在不良反应。常见的不良反应包括：①骨髓抑制；②消化道反应；③身体虚弱，抵抗力下降；④毛发脱落；⑤过敏、皮疹、口腔溃疡等。禁忌证包括：①身体状况差，不耐受化疗；②严重骨髓抑制者；③合并严重心、肺、脑、肾病，预计生存期很短者；④对化疗药物过敏者；⑤妊娠或哺乳期妇女。最重要的是遵从医嘱按时监测指标与评估状态。

　　髂内动脉栓塞化疗是对恶性肿瘤局部保守性治疗，先注射化疗药物，再用吸收性明胶海绵栓塞，是可逆的，可复通。优点为创伤小，效果好，4 ~ 8 周可重复做 2 ~ 4 次。不良反应是一过性的，无须特殊处理。局部有臀部和会阴疼痛、排便异常、性功能障碍、皮疹等。全身症状如肾毒性、发热、骨髓抑制等少见。适用于保守性、姑息性治疗，如膀胱癌血尿严重，反复发作者；膀胱癌广泛多发，无法电切干净，不能行根治手术者。

Q: 膀胱癌的免疫治疗是什么？常见的不良反应和禁忌证有哪些？与化疗的区别是什么？

免疫治疗是用药物激活人体免疫系统，对肿瘤细胞进行杀伤，属于肿瘤偏晚期的保守方案。临床应用于①新辅助：术前肿瘤大，为缩小肿瘤、降低手术难度，增加可切性。②辅助：术后肿瘤分期晚，有淋巴转移，杀灭残余的癌细胞。③保守：远处转移，无法手术。被激活的免疫细胞杀伤癌细胞的同时也会对身体正常细胞有损害，但整体比化疗舒适。免疫治疗不良反应是任何时间、任何部位出现为皮疹、瘙痒、疲乏，肝功能异常等，需特别注意肝炎、肺炎、心脏毒性，需 1 ~ 3 个月化验监测。

膀胱癌治疗首选化疗，免疫治疗是二线选择，肾功能不全、身体弱或化疗耐药可选免疫治疗。存在的禁忌证包括：①本身有免疫细胞病变者；②严重的自身免疫性疾病者；③不可控制的感染性疾病者；④怀孕及哺乳期妇女；⑤严重器官功能衰竭者。

膀胱癌的免疫治疗与化疗的区别：化疗是药物直接对癌细胞有毒性，直接杀伤癌细胞；免疫治疗是通过发动患者自身免疫细胞杀伤癌细胞。

Q: 全膀胱切除是什么？肌层浸润性膀胱癌有保留膀胱的治疗方法吗？

全膀胱切除是指根治性全膀胱切除 + 盆腔淋巴结清扫。男性是将膀胱、前列腺、精囊腺切除；女性就是将膀胱、子宫、阴道切除（根据病情）。适用于肌层浸润性膀胱癌。

那么肌层浸润性膀胱癌有保留膀胱的治疗方法吗？答案是有，就是"TMT三联方案"，其目的就是保留膀胱，针对不能耐受根治性全膀胱切除，或强烈要求保留膀胱的患者，代价就是肿瘤进展、转移。方案内容包括最低限度经尿道肿瘤电切 + 全身铂类化疗 + 盆腔化疗 + 严格复查。

Q: 肾癌手术疗效怎么样？可以转移到哪些部位？转移途径有哪些？

早期肾癌手术治疗后效果比较理想。晚期肾癌手术治疗有一定局限性，可以配合放疗、化疗来控制病情。肾癌最常见的转移部位包括肺、淋巴结、骨、肝、脑部等。肾癌的转移途径包括直接侵犯、淋巴转移、血行转移 3 个途径，其中最常见的转移方式是血行转移。

Q: 肾癌放疗的相关知识有哪些？

黏膜反应。可表现为口腔黏膜充血，分泌物减少，口腔溃疡形成出现疼痛，进食困难。

皮肤反应。干性皮肤表现为瘙痒，脱皮，产生褐色斑；湿性皮肤表现为湿疹、水疱，严重时可造成糜烂、破溃。

全身反应。表现为身体功能紊乱、失调等。

肾癌的放疗主要作为部分选择性病例手术前、后的辅助治疗及复发、转移性晚期肾癌的姑息治疗。

Q: 肾盂、输尿管肿瘤的治疗手段有哪些？

肾盂、输尿管肿瘤患者主要通过手术治疗改善，术后可进行放射治疗、化学药物治疗，常用的化学药物有丝裂霉素、吉西他滨、顺铂、甲氨蝶呤。

Q: 肾盂、输尿管肿瘤的手术治疗有哪些方案？

手术治疗包括肾及输尿管全长切除 + 输尿管口膀胱袖套状切除术，常规切除输尿管及肿物，切除部分膀胱组织术等方案。

Q: 肾盂、输尿管肿瘤的预后如何？

肾盂、输尿管肿瘤预后一般，完全治愈的病例较少，输尿管癌手术切除后的 5 年总生存率约为 40%，肿瘤分期和分级为影响手术切除后疾病复发的重要预测因素，如果肿瘤表浅并局限于肾盂或输尿管，超过 90% 的患者可能治愈；T_a 期肿瘤的 5 年生存率超过 80%；但 T_3 期肿瘤仅为 15% ~ 30%，因为一部分输尿管癌患者（20% ~ 50%）会发生膀胱癌。所以，对输尿管癌已行明确治疗者应对膀胱肿瘤进行密切监视，定期行膀胱镜和细胞学检查，起初 2 年，每 3 个月一次，再接下来的 2 年，每 6 个月一次，以后每年一次。

Q: 肾癌的术后饮食应注意什么？

多吃各种蔬菜、水果，可以补充各种维生素及纤维素，既可增加抗感染能力，又能通便。

低糖、低脂饮食，避免高脂血症、移植后糖尿病的发生。

适量摄入蛋白质，以（1 ~ 2）g/（kg·d）为宜，而且应选择优质蛋白食物，如鸡蛋清、奶制品、鱼、家禽类。

食物要干净、新鲜，且必须煮熟才能吃。

第九节　　前列腺癌

Q: 前列腺癌就诊哪个科室？前列腺增生与前列腺癌的区别是什么？

前列腺癌是泌尿外科疾病，需要去泌尿外科就诊。前列腺癌常见症状是尿频、尿急、尿痛、进行性排尿困难、血尿等。前列腺增生一般是指良性病变，而前列腺癌是恶性病变。一般在男性 35 岁左右就开始有腺体增生，这是一个缓慢的过程，增生的前列腺如果压迫尿道，患者一般会在 55 岁左右出现尿频症状，尤其夜尿频，随着增生越来越严重，就会出现排尿困难症状，接着出现膀胱功能减退、膀胱憩室、肾功能不全等。前列腺癌早期患者一般没有任何症状，但抽血化验血前列腺特异性抗原（PSA）增高，肛门指诊前列腺质硬，早期手术可以明显延长患者生存期。

Q: 前列腺癌的发病原因是什么？

前列腺癌是指发生在前列腺腺泡上皮和导管上皮的恶性肿瘤，常见于老年男性。前列腺癌的发生与遗传、年龄有密切的关系。前列腺癌的发病率随年龄的增长而增加，在 50 岁以下的人群中是非常少见的。前列腺癌与肥胖、激素和吸烟也有一定的关系。目前前列腺癌的发病机制还不明确，只知道临床上与以下因素有关：①年龄。随着年龄增大，前列腺会出现变化，一般前列腺癌在 65 岁左右发病率最高。②遗传。前列腺癌具有一定的遗传性，有家族史的人比普通人发病率高 5 ~ 10 倍。③感染。尿路感染、前列腺感染等都可能导致前列腺癌。④职业因素。长期处于镉污染环境及职业的暴露。⑤摄入动物脂肪、肉、乳脂及油类中饱和脂肪酸过量。

Q: 前列腺癌有什么征兆？有哪些症状？

前列腺癌早期没有任何征兆，早期与前列腺增生症状基本相同，没有特异性的症状，都有尿急、尿频、排尿费力、肉眼血尿等，尤其是无痛性的肉眼血尿，则要高度怀疑泌尿系统有肿瘤。晚期可以出现转移性症状，如排尿困难伴骶尾部的疼痛，常见于前列腺癌并骶骨转移，伴胸肋部的疼痛常见于前列腺并肋骨转移，伴头痛常见于前列腺癌并颅骨转移。临床上绝大多数前列腺癌都是由前列腺增生就诊或者体检时发现的。

前列腺癌有哪些症状呢？前列腺癌的症状其实和良性前列腺增生症状类似，早期会有尿频、夜尿增多的症状，晚期严重的可以出现尿潴留，或者出现转移的症状，常见的是骨转移，腰部疼痛，侵犯膀胱，可以出现肉眼血尿的情况。

Q: 前列腺结节与前列腺癌有什么关系？前列腺癌严重吗？

前列腺结节说明存在前列腺癌的可能，当直肠指诊发现有前列腺结节或者是前列腺彩超发现有结节时，建议最好是到医院去做前列腺穿刺活检，可以明确是否有前列腺癌；另外，建议做前列腺特异性抗原，这个也可以在一定程度上反映是否有前列腺癌的可能性；还可以去做前列腺磁共振检查，有助于判断是否有前列腺癌。前列腺癌是否严重不能一概而论，是否严重与患者身体状况、前列腺癌分级、有无转移等因素均有关。对年龄偏小、心肺功能良好、前列腺癌未突破前列腺包膜者，能耐受手术的，可以行前列腺根治性切除术，可达到治愈水平。对于病灶已经突破前列腺包膜并转移者，可考虑内分泌治疗，因为大多数前列腺癌为雄性激素依赖性癌，所以内分泌治疗敏感，效果可靠。随着病情加重，出现多发骨转移、肺部转移等，则预后不良。

Q: 前列腺癌一般几年形成？死亡率高不高？

前列腺癌是泌尿外科很常见的恶性肿瘤，具体几年形成，没有一个确定的数据，因为癌症的形成都是一个慢性发展的过程。前列腺癌患者的早期症状多不典型，所以容易漏诊和误诊，等出现症状的时候往往已经处于中晚期。早期前列腺癌根治的概率很大，但是对于中晚期的患者，只能通过放疗、化疗、内分泌治疗等来提高患者的生活质量，延长患者的生存时间。前列腺癌本身一般不会引起患者死亡，引起死亡的原因往往是因为前列腺癌发生了转移，转移到肠管产生了并发症，如肠穿孔、肠梗阻、肠出血、恶性贫血等；还会发生骨转移，引起患者截瘫、严重贫血等，导致患者死亡。早期前列腺癌术后预后一般是比较好的。晚期前列腺癌，给予内分泌治疗、药物去势或者手术去势，必要时配合放射治疗，中西医结合治疗，都可以提高患者的生活质量，延长患者的寿命。总体来说。前列腺癌的死亡率相对是比较低的。

Q: 前列腺癌是怎么检查出来的？手淫会得前列腺癌吗？

想要排查前列腺癌，建议去做前列腺特异性抗原、前列腺彩超检查来做初步的判断。如果前列腺特异性抗原异常增高，或者是前列腺彩超检查发现有低回声结节，就需要进一步到医院去做个磁共振成像检查和前列腺穿刺活检术，取得病理，才能够最终确诊前列腺癌。前列腺癌早期一般没有特异性临床症状，随着肿瘤的发展，有可能会出现尿频、尿急、夜尿增多、尿不尽、尿等待等临床症状。

手淫是不会得前列腺癌的。有手淫的习惯是一个非常普遍的现象，手淫并不会导致前列腺癌的发病概率升高。前列腺癌仍然是一种老年男性疾病，很少发生于中青年人。前列腺癌的发病与遗传因素、环境因素，以及自身组织细胞的异常分化有关。当然，频繁的手淫习惯对身体本身是不利的，可以导致生殖道反复充血，从而可能引起无菌性前列腺炎。

Q: 前列腺癌怎么确诊？指标有哪些？

如果要确诊前列腺癌，一般来说需要通过前列腺的穿刺活检、病理学检查才能明确。平时做前列腺癌筛查，可以通过抽血化验前列腺特异性抗原这个指标，如果这个指标升高，下一步需要做前列腺的磁共振成像检查。如果磁共振成像检查考虑也有前列腺癌的风险，就要做前列腺的穿刺活检，就能够完全明确是否是前列腺的恶性肿瘤了。前列腺癌的指标一般指的是前列腺特异性抗原，这个指标是比较敏感的，而特异性相对来说就要差一些。一般情况下，前列腺癌患者的前列腺特异性抗原都会升高，其他的原因也有可能导致这个指标升高，如射精、前列腺炎、保留导尿、做膀胱镜检查、做前列腺穿刺活检等，都有可能导致这个指标升高，所以需要结合其他的检查项目来进行综合的分析与判断。

Q: 前列腺癌病情发展速度是快还是慢？怎么区分严重程度？

一般来说，前列腺癌的发展速度是比较快的，前列腺癌初期到晚期要发展多久时间并不是固定的，由于患者身体状况、免疫力、心态、病理分型不同，发展时间也是不一样的。对于患者的身体及心理都会产生很大的影响。患前列腺癌时，常会出现以下几种症状：排尿困难、尿痛、尿滴沥、血尿、脓尿等。一定要注意及早发现，尽早治疗，能够有效地控制发展速度。如果是前列腺癌在早期被发现，通过手术治疗，治愈的可能性是相对较大的，其预后良好，存活期可大大延长。

前列腺癌一般可以分为四期：第一期表现为癌肿局限于前列腺组织内，临床上一般没有症状，只是在前列腺标本的病理检查中偶尔发现癌肿；第二期癌肿一般局限于前列腺组织内，直肠指诊可以摸到，B超或CT检查也可以发现，一般没有淋巴结转移；第三期是癌肿已经侵犯到前列腺包膜之外，局部淋巴结有转移。第四期一般是伴有骨骼及其他器官的转移。

Q: 前列腺癌的并发症有哪些？前列腺的治疗方法有哪些？

前列腺癌是男性泌尿系统最常见的恶性肿瘤，恶性程度并不高，但是如果不治疗容易导致前列腺癌进一步的发展，主要的并发症为尿潴留、严重的血尿、阴茎勃起功能障碍、会阴小腹部的持续疼痛、反复难治性的尿路感染。前列腺癌晚期出现转移，还会引起全身骨骼的疼痛。前列腺癌指的是前列腺的恶性肿瘤，早期的前列腺癌，建议选择根治性前列腺切除术，治疗效果还是比较不错的。晚期的前列腺癌可能会伴有远处转移，如骨盆转移、腰椎、胸椎转移，有可能会导致骨痛，或者病理性骨折，此时建议可以选择内分泌治疗、放射治疗，或者化学治疗等。

Q: 前列腺癌的治疗药物有哪些？用什么药最好？

前列腺癌是男性生殖系统比较常见的恶性肿瘤，包括前列腺腺癌、前列腺导管腺癌、尿路上皮癌、鳞状细胞癌等。其中前列腺腺癌占95%以上，所以通常说的前列腺癌指的是前列腺腺癌。目前治疗前列腺癌比较有效的还是手术治疗。药物可以做辅助治疗，可以选择抗雄性激素的药物，其有助于抑制肿瘤细胞继续生长。前列腺癌的药物治疗一般都是针对晚期转移性前列腺癌，激素依赖性前列腺癌首选内分泌治疗，内分泌治疗的药物治疗包括促黄体素释放激素类似物（LHRH–A）缓释剂，如醋酸戈舍瑞林、醋酸亮丙瑞林等；非类固醇类抗雄激素制剂，如比卡鲁胺、氟他胺等。如果内分泌治疗后出现雄激素非依赖性前列腺癌，则需要在内分泌治疗的基础上加用阿比特龙或恩杂鲁胺等药物，或者改用多西他赛化疗。

Q: 前列腺癌什么时候需行放射治疗？化疗后可出现哪些不适？

早期前列腺癌患者可以采取手术治疗，大部分患者手术治疗效果还不错。但对于中晚期前列腺癌患者或者已经出现骨转移的患者，单纯手术治疗效果不佳，这时候放射治疗就是治疗前列腺癌比较重要的手段之一，放射化疗可以缓解症状，减轻痛苦，提高生活质量。放射治疗一般临床靶体积需要包括整个前列腺及其包膜，对于中高危前列腺癌患者放射治疗还需包括精囊。

一般来说前列腺癌患者在采取化疗后会出现轻微的食欲不振、消化不良、乏力、恶心、呕吐、免疫力降低等。部分身体素质较差的患者可能会出现贫血，白细胞降低，以及局部的皮肤反应等。从患者的外表来看，最明显的症状就是面色发白，发量稀少。因为化疗是对身体的细胞进行大规模的灭活，对大量的正常细胞也进行杀灭，会影响到机体的正常功能。

Q: 前列腺癌的治愈率是多少？前列腺癌患者是最后怎么死亡的？

前列腺癌的治愈率和前列腺癌所处的时期是有关系的，如果早期发现，进行了根治性的前列腺切除手术，那么前列腺癌基本可以彻底治愈，5 年生存率高达 95% 以上。如果前列腺癌属于晚期，发生了骨转移或者其他脏器的转移，那么治疗效果就比较差了，可能 5 年生存率不到 30%。所以一旦怀疑有前列腺癌，应该尽早进行前列腺穿刺活检，明确病理后尽早治疗是提高治愈率的关键。

前列腺癌是常见的恶性肿瘤，前列腺癌晚期时会发生远处转移，引起各种临床症状。前列腺癌转移到骨骼后会引起全身骨头剧烈疼痛，影响患者的休息和食欲；转移到肺部可以引起咳嗽、胸腔积液、腹腔积液及呼吸困难等；一段时间后可以引起患者呼吸衰竭、血氧饱和度下降、恶病质及循环系统衰竭，最终引起死亡。

Q: 前列腺癌应该怎么预防？

前列腺癌的发病率与种族、地域、年龄、遗传、肥胖、饮食、激素的相互作用等相关。其中可控制的因素为肥胖、饮食，通过适当的体育锻炼控制体重，并避免动物脂肪的过量摄入，多食用青菜、大豆类食物，增加富含维生素

E 和硒的食物摄入。50 岁以上定期进行前列腺癌相关筛查，对于家族中有前列腺癌病史者，建议 45 岁以上即开始进行筛查，包括直肠指诊、前列腺特异性抗原检测、泌尿系彩超（观察前列腺有无异常结节等），以达到早期发现、早期治疗的目的。

Q: 前列腺癌选择吃什么好？不能吃什么？

前列腺癌患者主要是合理膳食，营养均衡，少食刺激性食物，如辣椒、酒等，少食腌制的食物，少食烧烤类食物，少吃隔夜的饭和菜。适当的多吃新鲜瓜果蔬菜；适当的运动，保持良好的心态；改变不良的生活习惯，作息规律。前列腺癌是老年男性发病率比较高的一种恶性肿瘤，饮食上主要以高蛋白、高热量为主，可以多吃鸡肉、牛肉、羊肉、海鱼、新鲜蔬菜和水果，忌食壮阳食物，忌烟酒咖啡。前列腺癌饮食方面没有特殊的禁忌，一般建议是以清淡的、容易消化的饮食为主，不要吃太多辛辣刺激和油腻的食物，尽量避免抽烟、喝酒。还有就是不要进食太多高脂肪的食物，特别是动物脂肪，这个有可能会增加前列腺癌的发病率。

Q: 肾上腺位于什么地方？

人体的肾上腺是成对器官，位于腹膜后，在双侧肾的内前方，平对于第 1 腰椎椎体，相当于第 11 肋水平。

Q: 肾上腺分泌什么激素？

肾上腺有皮质和髓质之分。

肾上腺皮质分泌盐皮质激素、糖皮质激素和性激素（雄激素和雌激素），其中有代表性的是醛固酮和皮质醇。

肾上腺髓质分泌肾上腺素和去甲肾上腺素。

这些激素对人体正常生命的维持以及应激反应和性功能都有非常重要的意义。

Q: 常见的肾上腺疾病有哪些？

如果肾上腺皮质和髓质出现肿瘤或者增生疾病，就会引起肾上腺正常激素分泌功能异常，从而引起一系列疾病。

如果醛固酮分泌增多，就会引起醛固酮增多症；皮质醇分泌增多，就会引起皮质醇增多症；肾上腺素和去甲肾上腺素分泌增多，不除外嗜铬细胞瘤的情况。

Q: 醛固酮增多症的分类是什么？

可分为原发性和继发性两大类。

原发性：肾上腺皮质腺病、特发性醛固酮增多症、原发性肾上腺皮质增生、糖皮质激素可抑制的醛固酮增多症、肾上腺皮质癌、肾上腺外产生醛固酮肿瘤。

继发性：肾素原发性增多所致的继发性醛固酮增多症、全身有效循环血量下降所致高肾素活性的继发性醛固酮增多症。

Q: 原发性醛固酮增多症的表现是什么？

高血压：是最先表现出来的症状之一。病程长时舒张压升高明显[（150 ~ 240）/（90 ~ 145）]mmHg；产生机制主要是水钠潴留导致的血容量增加及血管阻力增加。

低钾引起的症状：一般认为是中晚期的表现。低血钾会出现一系列典型症状，如乏力、倦怠、肌肉软弱无力或典型的周期性麻痹、四肢受力多见。

其他：长期低血钾，出现烦渴、多饮、多尿、夜尿增多等现象；严重者出现肾功能不全，甚至肾衰竭。

Q: 皮质醇增多症有哪些表现？

向心性肥胖：是本病最主要的症状之一，也是最早出现的症状。其特征性表现为"满月脸""鲤鱼嘴""猪眼""水牛背""罗汉腹"等。

皮肤变化：患者头面部皮肤菲薄、细嫩、温暖、潮湿、油腻，呈多血质面容。

高血压和低血钾。

糖尿病及糖耐量的降低。

骨质疏松与肌肉消瘦。

性功能紊乱与副性征变化。

对造血系统和机体免疫力的影响。

精神症状。

Q: 原发性醛固酮增多症诊断做什么检查？

血清电解质检查，24h 尿 K^+ 检查。如果 24h 尿 K^+ 超过 25 ~ 30 mmol/L，有临床意义。

血清醛固酮、24h 尿醛固酮测定及血浆肾素活性检测。如血清醛固酮高于 554 pmol/L，应怀疑原发性醛固酮增多症存在；24h 尿醛固酮高于 27.7 μmol，血钾纠正正常，应怀疑原发性醛固酮增多症存在；血浆肾素活性检测，若站立 4h 原测定低于 2.46 nmol/L，考虑肾素活性降低。

盐负荷试验、肾素活性刺激试验、螺内酯试验。

Q: 原发性醛固酮增多症做什么检查？

B超：作为定位诊断的初步手段，分辨 0.8 ~ 1.0 cm 腺瘤。

CT：作为定位诊断首选检查手段，分辨 0.1 ~ 0.5 cm 以上的腺瘤。

磁共振成像：与 CT 相似，因无放射性危害，可用于孕妇肾上腺疾病的诊断。

非典化胆固醇肾上腺核素扫描。

Q: 原发性醛固酮增多症怎么治疗？

原发性醛固酮增多症以外科手术治疗为主。腹腔镜手术治疗已成为原发性醛固酮增多症治疗的"金标准"。

Q: 原发性醛固酮增多症做手术时需要做什么准备？

术前患者需做充分准备，纠正水、电解质紊乱和酸碱平衡状态，调整血钾升至正常，适当加压治疗。

口服：螺内酯，初始剂量 200 ~ 400 mg/24h，分次口服，同时补钾药每日 4 ~ 6 g，服药后 1 ~ 2 周血钾可逐步正常，血压也逐渐平稳下降。

降血压：首先口服螺内酯，1 周后血压无变化就辅助其他降压药物。

补充皮质激素：一般术前准备甲泼尼龙肌内注射 80 mg；术中静脉滴注氢化可的松 100 ~ 200 mg，术后补充递次减少。

其他注意事项：调整患者全身状态，改善营养状态。

Q: 怎么诊断皮质醇增多症？

首先应结合病史、临床症状、体检进行筛选，对可疑者需要行实验室检查进行病因诊断，同时依靠影像学检查做出确切的定位诊断。

Q: 皮质醇增多症的实验室检查有哪些？

血、尿皮质醇及其代谢产物的测定：①血浆皮质醇浓度（PF）：昼夜节律的丧失对早期提示疾病有重要重大意义；② 24h 尿游离皮质醇（UFC）；③ 24h 尿 17- 羟皮质类固醇（17-OHCS）；④ 24h 尿 17- 酮类固醇（17-KS）。

地塞米松抑制试验（大小剂量地塞米松抑制试验），小剂量是确定皮质醇增多症有价值的诊断方法之一。

胰岛素诱发低血糖试验：定性诊断的重要方法之一。

血 ACTH 及其相关肽测定：对病因诊断和鉴别具有重要意义。

钾吡酮试验：是皮质醇合成过程中最后一步 11- 羟化酶的抑制药。

CRH 兴奋试验：是下丘脑分泌的促垂体激素释放素之一。

静脉插管分段取血测 ACTH 及相关肽。

Q: 皮质醇增多症检查有哪些？

B 超、CT、磁共振成像及 X 线检查、^{131}I 标记胆固醇肾上腺皮质扫描。

Q: 皮质醇增多症怎么治疗？

治疗原则：①要除去病因，以减少体内皮质醇；②保证垂体及肾上腺的正常功能不受损害。

垂体肿瘤的治疗首选垂体肿瘤摘除术；肾上腺病变的治疗行腹腔镜腺瘤切除术。

Q: 儿茶酚胺增多症有哪些表现？

高血压：可表现为持续性高血压或阵发性高血压。

心脏以及循环的其他表现：可出现心肌伴心律失常或心肌退行性病变、坏死、高血压性心肌肥厚、心脏扩大、心力衰竭。

代谢改变：基础代谢率增高、血糖升高、脂代谢紊乱、低钾血症。

消化症状：出现便秘、腹胀、胆汁潴留、胆结石。

Q: 嗜铬细胞瘤有哪些临床表现？

临床特征可分为三联征、5 个 H、7 个 10%：①患者头痛、多汗、心悸三联征；② 5 个 H 是高血压、头痛、多汗、代谢亢进、高血糖；③ 7 个 10% 是指家族史、双侧肾上腺病变、恶性、多发性病变、肾上腺外病变、好发于儿童、合并 MEN-2 或家族性疾病。

Q: 嗜铬细胞瘤的定性诊断是什么？

生化检查对有典型临床表现的患者进行。

生化检查原则：①应用特有的方法为诊断本症提供有力的佐证；②持续性高血压，在血尿或尿中有明显升高的儿茶酚胺及其代谢产物；③阵发性高血压，儿茶酚胺和24h尿检正常；④某些药物结果的干扰；⑤酚妥拉明阻滞试验。

Q: 嗜铬细胞瘤的定位诊断是什么？

CT、磁共振成像、超声、反射性核素。^{131}I标记间碘苄胍定位试验是定位诊断的最佳选择，其特异性高，但与CT、磁共振成像相比敏感性差，另外对于小病变、肾上腺外病变、双侧病变、恶性肿瘤转移部位的定位等有很高价值。

Q: 嗜铬细胞瘤危象诊断标准是什么？

嗜铬细胞瘤危象包括高血压危象、高血压与低血压交替、发作性低血压与休克、急性左心功能不全、上消化道大出血、糖尿病酮症酸中毒及低血糖危象等。在骤发高血压或持续性高血压、阵发性加剧的基础上，同时伴有下列症状：①发作时有剧烈头痛、呕吐、视力下降且血压＞29.3 KPa/23.9 KPa（220 mmHg/180 mmHg）；②均有短暂意识丧失、抽搐、脑出血等明显高血压脑病症状者；③严重心律失常，心力衰竭、心肌损害等心脏损害者；④剧烈腹痛、消化道出血、急性溃疡穿孔等消化道急症者；⑤高热＞39 ℃者；⑥出现休克或高、低血压反复交替出现者。

Q: 嗜铬细胞瘤怎么治疗？

治疗原则为手术治疗（腹腔镜手术、开放手术），手术切术是嗜铬细胞瘤或副神经节瘤最有效的治疗方法。

Q: **妇科恶性肿瘤有哪些？**

妇科恶性肿瘤主要有卵巢癌、子宫内膜癌、宫颈癌三大常见的恶性肿瘤，以及输卵管癌、外阴癌、阴道癌、子宫肉瘤、滋养细胞肿瘤等比较少见的恶性肿瘤。另外还有子宫内膜异位病灶恶性变、转移性妇科肿瘤（库肯勃瘤）。

Q: **妇科肿瘤的常见症状有哪些？**

妇科肿瘤常见症状包括以下四点。①不规则阴道出血，尤其是绝经后妇女出现不规则出血和性交后出血；②阴道分泌物异常，可以是浆液性、透明或血性，也可以呈脓性，常常伴有异味或恶臭；③下腹疼痛，可伴有恶心、呕吐等消化道症状；④盆腔包块，少数消瘦患者自己发现，多数经超声或妇科检查发现。

Q: **什么是卵巢肿瘤？**

卵巢肿瘤是妇科常见的肿瘤，可发生于任何年龄段。由于肿瘤早期没有明显症状，往往是患者在做妇科检查、超声或健康查体时意外发现，及时治疗预后会很好。多数患者确诊时已是中、晚期。虽然卵巢癌的治疗有很大进步，但是晚期患者仍然疗效欠佳，其致死率居妇科恶性肿瘤首位。

Q: **卵巢恶性肿瘤有哪些症状？**

早期常无症状，晚期主要症状为腹胀、腹部肿块、腹腔积液，有时可扪及腹股沟、腋下或锁骨上肿大的淋巴结，以及其他消化道症状。部分患者可有消瘦和贫血等恶病质表现，也可能出现不规则阴道流血或绝经后出血。

Q: 卵巢癌可以预防吗？

因卵巢恶性肿瘤的恶性程度高，其发现多在晚期，且无较好的特异性筛查方法，所以只能增加相关检查的频次与次数。一般女性建议每年做一次妇科检查＋盆腔超声＋血清 CA125 检测，有高危因素的女性至少每半年一次，也就是尽量在较早期捕获到盆腔肿物。遗传咨询和相关基因检测对高风险人群的卵巢癌预防有一定意义，如有卵巢癌、输卵管癌、乳腺癌、腹膜癌、子宫内膜癌、非息肉结直肠癌家族史的妇女。预防性双侧输卵管切除可以降低卵巢癌的发生风险，即在实施保留卵巢的子宫切除术时采用。曾有文献建议若母亲患有卵巢癌，其女儿在完成生育功能后可预防性切除双侧附件。

Q: 宫颈癌是怎么回事？

宫颈癌是最常见的妇科恶性肿瘤之一，宫颈癌的致病原是人乳头瘤病毒（HPV）。好发年龄为 50～55 岁。它是全身恶性肿瘤唯一明确病因的肿瘤，故可以消除。

宫颈癌早期常无明显症状和体征。主要症状如下。①阴道流血：常为接触性出血，即性生活或妇科检查后阴道流血，也可为不规则阴道出血，老年患者常表现为绝经后不规则出血；②阴道排液：多数患者有血性或白色、米泔状或稀薄如水样，有腥臭味的阴道排液；③晚期的症状：肿瘤累及或压迫，出现尿频、尿急、便秘及下肢肿痛等。

Q: 什么是子宫颈鳞状上皮内病变？

子宫颈鳞状上皮内病变是与子宫颈浸润癌密切相关的一组子宫颈病变，常发生于 25～35 岁妇女。可分为低级别和高级别病变，大部分低级别鳞状上皮内病变可自然消退，但高级别鳞状上皮内病变具有癌变潜能，因此高级别病变为癌前病变。

Q: 子宫颈鳞状上皮内病变发病相关因素是什么？

子宫颈鳞状上皮内病变主要与以下因素相关。① HPV 感染：与高危型 HPV 持续感染密切相关，约 70% 与 HPV16 和 HPV18 型相关；②性行为和分娩次数：多个性伴侣、初次性生活年龄＜16 岁、早年分娩、多产均与宫颈癌发生有关，与有前列腺癌、阴茎癌或其性伴侣曾患有宫颈癌的高危男子性接触的妇女，也容易患宫颈癌；③吸烟可增加感染 HPV 的概率，屏障避孕法有一定的保护作用。

Q: 什么是子宫内膜癌？

子宫内膜癌是指原发于子宫内膜的一组上皮性恶性肿瘤，也称子宫体癌。占女性生殖道恶性肿瘤的 20% ~ 30%，占女性全身恶性肿瘤的 7%，平均发病年龄为 60 岁，其中 2/3 发生于 50 岁以上的妇女。子宫内膜癌的病理类型有：①子宫内膜样癌，占 80% ~ 90%，分为三级，高分化（G1）、中分化（G2）和低分化（G3），低分化者的恶性程度高；②浆液性腺癌，很少见；③黏液性腺癌；④透明细胞腺癌；⑤癌肉瘤，较少见，常见于绝经后妇女，恶性程度高。

Q: 子宫内膜癌的常见症状及高危因素有哪些？

子宫内膜癌的常见症状。①阴道流血：常见于绝经后阴道流血，量一般不多；未绝经者可表现为月经量增多，经期延长或月经紊乱，即异常子宫出血；②阴道排液：多为血性液体或浆液性分泌物，合并感染者则呈脓血性排液，多伴恶臭；③下腹疼痛及其他：如果肿瘤扩散延及宫颈内口，可引起宫腔积脓，出现下腹胀痛以及痉挛样疼痛。

子宫内膜癌的高危因素：①肥胖、糖尿病、高血压、不育、绝经延迟者（绝经年龄 > 52 岁）；②有长期应用雌激素或他莫昔芬，或有雌激素增高疾病史者，如多囊卵巢综合征、功能性卵巢肿瘤；③有乳腺癌、子宫内膜癌家族史者。

Q: 什么是宫颈癌的三级预防？

一级预防：普及 HPV 疫苗的接种，进行安全健康的性教育，在未行性行为前接种 HPV 疫苗，接种后仍常规进行宫颈癌筛查；二级预防：适龄女性定期宫颈癌筛查，癌前病变人群早诊早治，筛查起始年龄为 25 ~ 30 岁或更早，结果为阳性的女性应行进一步确诊并治疗；三级预防：宫颈浸润癌的治疗主要是根据临床分期开展适宜的手术、放疗、化疗及姑息疗法。

Q: 世界卫生组织提出的 2030 年达成"90-70-90"目标是什么？

世界卫生组织提出的 2030 年目标具体内容是：①让 90% 的女性在 15 岁之

前完成 HPV 疫苗接种；②约 70% 的女性在 35 岁之前接受筛查，在 45 岁时再次筛查；③让 90% 的宫颈疾病确诊的女性接受治疗（90% 处于癌症前期的女性得到有效治疗；让 90% 处于癌症扩散期的女性疾病得到有效控制）。

Q: 子宫内膜癌能筛查吗？

子宫内膜癌筛查不像宫颈癌筛查是无创的，因此暂时无理想的筛查方法。最小创伤的子宫内膜冲洗宫腔吸引涂片等方法准确率达 90% 左右，但是有创的。B 超测定子宫内膜的厚度有一定的参考价值。还没有已知敏感的肿瘤标志物可用于子宫内膜癌的诊断和随访。诊断性刮宫可能会漏诊。

宫腔镜检查与分段诊刮是子宫内膜癌诊断的金标准，可作为异常子宫出血、子宫内膜增厚等除外子宫内膜癌的筛查理想的方法。

Q: 什么是子宫肉瘤？

子宫肉瘤多见于 40 ~ 60 岁以上妇女。恶性程度高。来源于子宫肌层、肌层内结缔组织、内膜间质，也可继发于子宫平滑肌瘤。此病比较少见，大多数预后极差。

早期无明显症状，随病情发展可出现：①最常见的是阴道不规则流血，量多少不等；②腹痛，肉瘤生长比较快，子宫迅速增大，瘤内出血、坏死或子宫肌壁破裂引起急性腹痛；③腹部包块，患者常能感觉到下腹部包块迅速增大；④压迫及其他症状，当压迫膀胱或直肠时，会有尿频、尿急、尿潴留、大便困难等症状。如果宫颈肉瘤或肿瘤自宫腔脱出至阴道内，常会有大量恶臭分泌物。

Q: 外阴癌是怎么回事？

外阴癌不多见，以鳞状细胞癌最常见，少见的有恶性黑色素瘤、基底细胞癌、疣状癌、前庭大腺癌、肉瘤。外阴黑色素瘤恶性程度高，最常见症状有外阴瘙痒，局部肿块或溃疡，晚期患者可能有疼痛、渗液、出血，肿块或溃疡周围出现红、肿、热、痛，即为癌肿感染。癌灶最常见部位为大阴唇，也可见于小阴唇、阴蒂、会阴、尿道口、肛门周围，若在髂窝（腹股沟）摸到增大、质硬、固定的结节，可能为转移的淋巴结。

外阴癌早期以手术为主，晚期患者手术结合放、化疗。所有外阴的不适、包块、溃疡经久不愈应及时到医院就诊，所有外阴赘生物、溃疡和可疑病灶宜尽早做活检即组织学检查，这是外阴癌唯一的确诊方法。

Q: 什么是妊娠滋养细胞疾病与妊娠滋养细胞肿瘤？

是一组来源于胎盘滋养细胞的增生性疾病，顾名思义是指胚胎的滋养细胞发生增生而形成的疾病。可分为：①妊娠滋养细胞肿瘤，包括绒毛膜癌（简称绒癌）、胎盘部位滋养细胞肿瘤、上皮样滋养细胞肿瘤；②葡萄胎妊娠，包括完全性葡萄胎和部分性葡萄胎、侵蚀性葡萄胎；③异常（非葡萄胎）绒毛病变；④非肿瘤病变。

妊娠滋养细胞肿瘤 60% 来自葡萄胎妊娠，30% 来自流产，10% 继发于足月妊娠或异位妊娠。其中侵蚀性葡萄胎（曾称为恶性葡萄胎，简称恶葡）全部继发于葡萄胎妊娠，绒癌可继发于侵蚀性葡萄胎，也可继发于非葡萄胎妊娠及流产或足月分娩。

Q: 什么是葡萄胎以及如何处理？

葡萄胎是因妊娠以后胎盘绒毛滋养细胞的增生与间质水肿，所形成大小不一的水泡，水泡之间相连成串，形状如葡萄而得名，也称水泡状胎块。临床上将葡萄胎分为完全性葡萄胎和部分性葡萄胎两类。其为良性疾病，但部分可发展成妊娠滋养细胞肿瘤，即侵蚀性葡萄胎。

葡萄胎一旦确诊，应及时清宫。每次刮宫的刮出物必送病检；黄素化囊肿一般不需处理，多在葡萄胎清宫后自然消退；一般不推荐预防性化疗；子宫切除术极少应用。

Q: 侵蚀性葡萄胎与绒毛膜癌之间有什么关系，如何区别？

侵蚀性葡萄胎在组织学分类中属于交界性或不确定行为的肿瘤，因其临床表现、诊断及处理原则与绒毛膜癌有相似性，故临床上仍将其与绒毛膜癌一起合称为妊娠滋养细胞肿瘤。侵蚀性葡萄胎恶性程度比绒毛膜癌低，预后较好。绒毛膜癌恶性程度极高，发生转移早且广泛。

滋养细胞肿瘤的主要诊断依据是血清 HCG 异常升高，组织学诊断和影像学证据不是必需的。在子宫肌层内或子宫外转移灶组织中如果见到绒毛或退化的绒毛阴影，则诊断为侵蚀性葡萄胎；未见绒毛结构者，则诊断为绒毛膜癌。

Q: 不规则阴道出血可能是哪些疾病，做何检查？

一旦出现不规则阴道出血，不论年龄多大，均应除外与妊娠相关的疾病，如宫外孕、葡萄胎、绒毛膜癌等，血清 HCG 有诊断与鉴别诊断的价值。血常规＋凝血功能可除外血液系统疾病。再进一步做妇科检查，TCT+HPV 筛查可了解有无宫颈癌；妇科超声可了解盆腔脏器是否有相应疾病。上述均为无创检查，若均已排查，B 超示子宫内膜厚、不均质、占位，均需宫腔镜检查（宫检）＋诊刮。若内膜薄，结合年龄＜35 岁，多为功能性，可激素调节；若系绝经期者，宜行宫检＋诊刮，除外子宫内膜癌。

Q: 卵巢肿瘤常用的辅助检查有哪些？

①影像学检查：超声检查、CT、磁共振成像、PET 检查；②肿瘤标志物：血清 CA125、血清 AFP、血清 HE4、血清 HCG、性激素；③腹腔镜检查：可直接观察肿块外观和盆腔、腹腔及横膈等部位，在可疑部位进行多点活检，抽取腹腔积液进行细胞学检查；④细胞学检查：取腹腔积液或腹腔冲洗液及胸腔积液，查找癌细胞。

Q: 怀疑子宫内膜癌可以做宫腔镜吗？

近年来研究表明，与传统诊断性刮宫相比较，宫腔镜在诊断子宫内膜癌的准确性和敏感度，对子宫颈及子宫下段受累的评估，以及与病理诊断的符合率等方面均有明显提高。因此，可疑子宫内膜病变者推荐行宫腔镜检查。宫腔镜需要膨宫，即灌流液通过一定的压力将闭合的子宫撑开，医生可看到宫腔的形态、图形，并采集图片。但灌流液的流动可通过双侧通畅的输卵管口，部分灌流液会进入腹腔，可能会导致子宫内膜癌细胞的腹腔播散，不过曾有数据表明，在早期病例中，此差异无统计学意义，且宫腔镜检查对患者的复发以及生存预后没有影响。故宫腔镜检查中可适当降低膨宫压力，尽量保证出入宫腔仅一次，可预防内膜癌细胞的腹腔播散。

Q: 宫腔镜用什么麻醉？

宫腔镜可分为检查镜和手术镜两种。检查镜与手术镜不一样，直径为 3～5 mm，用 3 mm 的镜子做检查是不用扩张颈口的，其比人工流产时用的最细的吸管细很多，所以痛感轻，不需麻醉。手术镜粗，多采用硬膜外麻醉或静脉麻醉。

曾有患者因疼痛敏感、紧张，宫检时要求采用硬膜外麻醉或静脉麻醉，这样的选择不推荐。宫检时疼痛轻，采用局麻、宫旁神经阻滞麻醉基本上是可以耐受的，而且局麻药在宫检术后基本已代谢，作用消失，不影响活动、大小便，恢复快。硬膜外麻醉大多数需要平卧 6 小时后才能活动，多数在第二天才能排气、自行小便，全麻后短时间内也不能活动。不管哪种麻醉，均有麻醉的风险及意外，应注意安全第一。

Q: 宫腔镜检查及手术的适应证有哪些？

宫腔镜检查的主要指征有：①异常子宫出血；②影像学检查提示宫腔内占位病变；③可疑妊娠物残留；④可疑宫腔粘连及畸形；⑤反复流产或原因不明的不孕；⑥宫腔内异物；⑦宫内节育器异常；⑧宫腔镜术后相关评估。

宫腔镜手术是通过宫检诊断后有计划地进行的宫腔镜下手术。宫腔镜手术的适应证：①子宫内膜息肉；②子宫黏膜下肌瘤及部分的肌壁间肌瘤；③子宫内膜去除；④宫腔粘连；⑤流产残留物及嵌顿节育器等宫腔内异物取出；⑥宫腔镜引导下输卵管插管通液、注药及绝育术；⑦纵隔子宫。

Q: 怀疑阴道癌应做哪些检查、处理？

阴道癌有原发性和继发性的。继发性者多见，由邻近器官的直接蔓延、血性或淋巴转移而来，主要症状以阴道不规则出血、白带增多为主，也可有腰痛、腹痛及二便障碍，亦可呈不同程度的贫血。阴道癌的诊断以阴道壁异常组织做病检确诊。不是所有患者都需要进行阴道癌的筛查。无 CIN2 ~ 3 病史的患者，不必行 TCT、HPV 筛查。若有宫颈肿瘤或宫颈癌的病史，则需每年进行 TCT、HPV 筛查阴道癌。

Q: 宫颈癌该怎么治疗？

宫颈癌的治疗主要是手术治疗和放疗，化疗多应用于与手术、放疗配合的综合治疗或晚期复发性宫颈癌的治疗。

宫颈癌的综合治疗不是把几种方法的盲目叠加，而是有针对性地分步骤实施，根据手术结果和放疗后肿瘤消退情况予以适当调整，原则上是早期宫颈癌以手术治疗为主，中晚期宫颈癌以放疗为主。其他治疗有免疫治疗、靶向治疗及淋巴化疗。新药开坦尼具有高效、低毒的特点。开坦尼联合铂类化疗＋贝伐珠单抗可治疗复发或转移性宫颈癌。

Q: 子宫内膜癌怎么治疗？

根据肿瘤累及范围及组织学类型，再结合患者年龄及全身情况，制订个体化治疗方案。早期患者以手术治疗为主，术后根据高危因素选择辅助放化疗。晚期患者采用手术、放疗、药物等综合治疗。药物治疗有化疗及孕激素治疗。常用化疗药物有顺铂、多柔比星、紫杉醇等，可单独或联合应用。早期子宫内膜癌患者可以保留生育功能。

Q: 什么样的子宫肌瘤可以经宫腔镜切除？

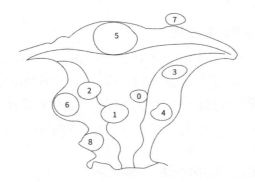

0 型：完全位于宫腔内的黏膜下肌瘤。
1 型：肌瘤大部分位于宫腔内，肌瘤位于肌壁间的部分 ≤ 50%。
2 型：肌壁间突向黏膜下的肌瘤，肌瘤位于肌壁间的部分 > 50%。
3 型：肌瘤完全位于肌壁间，但位置紧贴黏膜。
4 型：肌瘤完全位于肌壁间，既不突向肌层也不突向黏膜层。
5 型：肌瘤突向浆膜，但位于肌壁间部分 ≥ 50%。
6 型：肌瘤突向浆膜，但位于肌壁间部分 < 50%。
7 型：有蒂的浆膜下肌瘤。
8 型：其他类型（如子宫阔韧带肌瘤）。

图 2-1 子宫肌瘤常见位置

如图 2-1 示，除 6 型、7 型、8 型外，都可尝试行宫腔镜手术，0 型、1 型、2 型宫腔镜手术相对容易；5 型切开黏膜层，肌瘤会由于压力的变化凸向宫腔，有手术的机会；3 型、4 型虽然宫腔镜下看不到肌瘤的位置，但术前做 B 超，评估肌瘤的位置和大小，术中 B 超监测下针状电切环打开此处黏膜及浅肌层，与 5 型一样，肌瘤也会凸向宫腔。

经宫腔镜切除术尤其对于年轻患者或要求保留生育功能者更有利。腹腔镜下子宫肌瘤剔除术，术后 2 年才可以怀孕，TCRM 术后，2 ~ 3 个月即可怀孕。

Q: 卵巢肿瘤如何治疗？

卵巢肿瘤一经发现，应行手术。手术前，通过全面的检查对肿瘤的良恶性进行鉴别，术前准备要充分。手术目的：①明确诊断；②切除肿瘤；③恶性肿瘤进行手术病理分期；④解除并发症。术中常规剖视肿瘤，必要时做冰冻切片以明确诊断。良性肿瘤可于腹腔镜下手术，而恶性肿瘤一般经腹手术，部分早期的患者也可在腹腔镜下完成分期手术。恶性肿瘤患者术后应根据肿瘤组织学类型、细胞分化程度及手术病理分期和残余病灶大小来决定是否进行辅助性治疗，化疗是主要的辅助治疗。卵巢上皮性肿瘤常用的化疗药物有顺铂、卡铂、紫杉醇、环磷酰胺等。

Q: 卵巢肿瘤的并发症有哪些？

①蒂扭转：是常见的妇科急腹症，大约 10% 的卵巢肿瘤可能发生蒂扭转；②破裂：大约 3% 的卵巢肿瘤会发生破裂，有自发破裂与外伤性破裂；③感染：比较少见，多继发于蒂扭转或破裂，也可能来自邻近器官感染灶（比如阑尾脓肿）的扩散；④恶变：肿瘤的迅速生长，尤其双侧性应考虑有恶变可能。

Q: 卵巢恶性肿瘤是通过哪些途径转移的？

卵巢恶性肿瘤是易于转移而广泛播散的肿瘤，在就诊时 70% 的病例已属晚期。其主要转移途径是直接蔓延、腹腔种植与淋巴转移。转移特点有盆腔、腹腔内广泛性转移灶，包括大网膜、横膈、壁腹膜、腹腔脏器表面等，以及腹膜后淋巴结转移。即使原发部位外观局限的肿瘤，也有可能发生广泛转移，尤其是上皮性癌。

Q: 子宫内膜癌随访应注意什么？

子宫内膜癌治疗后要定期随访。因为 75% ~ 95% 的患者在术后 2 ~ 3 年复发，所以一般术后 2 ~ 3 年每 3 个月随访一次。3 年后每 6 个月一次，5 年后每年一次。随访内容应包括详细询问病史、阴道细胞学检查、盆腔检查、腹盆腔超声、胸部 X 线片、血清 CA125 检测等，必要时也可以做 CT 及磁共振成像检查。

Q: 卵巢恶性肿瘤随访与监测什么?

恶性肿瘤易复发,应长期随访与监测。一般在治疗后第 1 年,每 3 个月随访一次;第 2 年后每 4 ~ 6 个月随访一次;第 5 年后每年随访一次。随访内容包括询问病史、体格检查、肿瘤标志物检测与影像学检查。血清 CA125、HCG 和 AFP 等肿瘤标志物测定则根据组织学类型选择。超声为首选的影像学检查,有异常时进一步选择 CT、磁共振成像和(或)PET-CT 等检查。

Q: 葡萄胎如何随访?

葡萄胎患者清宫后必须定期随访,以便尽早发现恶变并及时处理。随访内容包括:①定期 HCG 测定,葡萄胎清宫后每周查一次,连续 3 次阴性;以后每月一次,共 6 次;再每 2 个月查一次,共 6 个月,自第一次阴性后共计 1 年。②询问病史,包括月经情况、有无阴道流血、咳嗽及咯血等症状。③妇科检查,必要时可做超声、X 线摄片或 CT 等检查。

葡萄胎患者在随访期间应可靠避孕,避孕时间为 6 个月。若发生随访不到 6 个月的意外妊娠,只要 HCG 已经正常,也不需要考虑终止妊娠。但妊娠后,应在早期做超声检查和 HCG 测定,以确认正常妊娠,产后也要复查 HCG 至正常。避孕方法可选用阴茎套或口服避孕药,为避免混淆子宫出血的原因或造成穿孔,不选用宫内节育器。

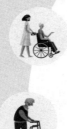

▶ ▶ ▶ 第三章

常见传染病

第一节　　结核病

Q: 结核病到底是一种什么样的病原体？是细菌感染还是病毒感染？

结核分枝杆菌（俗称结核杆菌）是一种细菌，而非病毒或其他病原体，肺结核属于乙类传染病。在自然界中有很多能导致人体发病的病原体，包括细菌、病毒、支原体、衣原体、立克次体。结核病系感染结核杆菌致病，该菌属于分枝杆菌，生长缓慢，在改良罗氏培养基上培养需 4 ~ 6 周才能繁殖为菌落。涂片染色具有抗酸性，也称抗酸杆菌，镜检为细长、稍弯的杆菌。对外界抵抗力较强，阴湿处可生存 5 个月以上。也就是说结核杆菌是一种比较厉害的细菌。

Q: 结核病在我国已经很少见了吗？结核病是不治之症吗？

结核病是全世界单一致病菌导致死亡人数最多的疾病，到 20 世纪 40 年代链霉素等抗结核药物发明之前，结核病仍然是不治之症。使用化学疗法前结核病的感染传播情况严重，每例传染源平均每年可传染 10 人左右，每例结核病死亡者可传染 30 ~ 50 人。20 世纪 40 年代后，多种抗结核药物相继出现，结核病已成为可治之症，在 20 世纪 80 年代初甚至认为在世纪末可以消灭结核病，但是，随着艾滋病的增多，艾滋病和结核病的合并感染，耐药菌株的产生，以及流动人口中结核病控制的困难，结核病已成为严重的公共卫生问题。

1994 年以来，报道新发涂阳患者每年增加 12 万人。1999 年全球结核病新发病例 840 万人，比 1997 年的 800 万人增多。在艾滋病流行严重的非洲国家，结核病发病率增加 20% 以上。全球 80% 的结核病患者在 22 个结核病高负担国家，这 22 个国家共有 37 亿人口，估算每年新发结核病患者 662 万人，其中涂阳患者 297 万。

中国是 22 个结核病高负担国家之一，结核患病人数仅次于印度而居于第二位。全球潜伏性结核感染人群约 20 亿，占全人类的 1/4 左右。2020 年全球新发病例 987 万（2019 年 996 万，近几年新发病例基本持平）。全球结核病发病率 127/10 万（2019 年 130/10 万），我国 59/10 万（2019 年 121/10 万）。中国估算新发患者数为 84.2 万（2019 年 83.3 万）。

Q: 结核病是家族遗传性疾病吗？

不是。目前未发现结核患者有家族遗传倾向或有家族基因遗传该病。该病症系传染病，通过呼吸道传播，包括空气、飞沫等途径传播。易感人群通过吸入结核患者的痰液、分泌物等而致病。

Q: 结核菌素皮肤试验（TST 或 PPD 皮肤试验）阳性就一定是患了结核病吗？

不一定。结核菌素试验是皮下注射纯化蛋白结核菌素衍生物，72 小时后评估接种部位皮肤的反应情况（有无红晕、硬结出现或大小），通常硬结直径大小超过 5 mm 为阳性，伴有水疱或大小超过 20 mm 为强阳性，原理是基于Ⅳ型变态反应。但阳性仅提示人体已被结核杆菌感染，需就诊咨询医生进一步完善相关检查排查或明确诊断。结核菌素试验临床上用来辅助医生评估及诊断疾病，不能仅凭此检查就诊断为结核病。

Q: 结核菌素试验阴性能排除结核病吗？

不能。某些情况下不排除已受结核杆菌感染，如变态反应前期、患急性传染病、发热、使用免疫抑制剂等，免疫功能低下如重症结核病、慢性消耗性疾病、肿瘤、艾滋病、高龄等。

Q: 得过肺结核的患者一定传染吗？

结核杆菌可能会潜伏在人体中成为定植菌，机体与细菌"和平共处"，机体处于带菌生存状态，而不排菌，即不传染。结核患者治疗期间，治疗强化期过后，排菌可能性迅速降低。肺结核病是否传染是由该患者是否通过呼吸道向外排菌来决定的。肺结核治愈后不排菌，所以不会传染。

Q: 与结核病患者共餐可能会传染吗？

一般不会。因为肺结核是呼吸道传播疾病，患者咳嗽、排痰时，通过痰中细菌传染给其他人。肺结核患者的唾液、血液和汗液中通常情况下都没有病原菌，不会通过消化道传播，短暂的共餐传染结核的可能性小。但如果患者频繁地咳嗽、咳痰，时间长了，也会导致肺结核的传播。所以，长期与肺结核患者共同生活的人需做好呼吸道防护。

Q: 结核病传染源及传播途径是怎样的？

传染病传播的 3 个环节是传染源、传播途径、易感人群。传染源是带菌且排菌的患者；传播途径主要是呼吸道，当排菌患者咳嗽、打喷嚏、大声说话时，喷出带有结核杆菌的飞沫，健康人吸入肺部造成感染；未感染过结核杆菌，而且对结核杆菌无特异性免疫力的人群、与排菌的肺结核患者密切接触的亲属、亲友、同事及医务人员均属于结核病的易感人群。

Q: 阿莫西林及左氧氟沙星有抗结核作用，是否可以在可疑结核时使用呢？

答案是不能。以上两种药物虽然有抗结核作用，但属于二线抗结核治疗药物。结核治疗的原则是早期、联合、适量、全程、规律。之所以有这样的治疗原则是因为结核杆菌治疗可能会由治疗不当引起耐药或复发，或成为难治性肺结核。在临床诊断可疑或确诊结核时应当早期、联合使用一线抗结核药物治疗，防止产生耐药等不良后果。如果是初治患者，应当使用一线抗结核药物治疗，而上述药物属于二线抗结核药物，若单一使用或直接使用，可能会掩盖病情或使得患者成为耐药结核。一些复治或耐药结核患者在治疗时，有经验的医生会酌情考虑使用上述二线抗结核药物。

Q: 结核病怎样诊断？

结核病诊断分为 3 个层次：疑似病例、临床诊断病例、确诊病例。

疑似病例。成人及 5 岁以上儿童仅胸部影像有活动性肺结核相符的病变。5 岁以下儿童有肺结核可疑症状伴以下任一条：①有与涂阳肺结核患者密切接触史；②结核菌素试验中度以上阳性；③γ 干扰素释放试验阳性。

临床诊断病例。①成人胸部影像学检查提示结核，同时满足以下任何一条，即可临床诊断：具有肺结核的临床表现；PPD 中度阳性或强阳性；γ 干扰素释放试验阳性；结核分枝杆菌抗体阳性；肺外组织病理检查证实为结核病变者；支气管镜检查发现气管和支气管结核相关病变，可诊断为气管 – 支气管结核。②儿童胸部影像学有活动性肺结核相符的病变；伴有肺结核可疑症状；伴结核菌素试验中度以上阳性或 γ 干扰素释放试验阳性。

确诊病例。①痰涂片阳性肺结核；②仅分枝杆菌分离培养阳性肺结核；③分子生物学阳性肺结核；④肺部组织病理阳性肺结核。

Q: 糖尿病患者合并结核怎样治疗？

首先，糖尿病患者感染结核病的危险是非糖尿病患者的 2 ~ 3 倍。糖尿病发病率的增加，会使肺结核患病率上升 8%；血糖水平的高低影响肺结核的发生、发展及预后；增加了治疗的难度，治疗失败率增高。糖尿病患者糖代谢紊乱，高糖、高胆固醇利于结核杆菌生长，感知合成维生素 A 能力下降，蛋白质代谢紊乱，抗体、补体减少，白细胞吞噬能力下降等均导致糖尿病患者罹患结核的概率增高，使得糖尿病患者成为易感人群中的"易感者"。结核病与糖尿病共病时，适当延长抗结核疗程至 9 个月较标准疗程 6 个月更为有效。出现以下 3 种情况时建议延长至 9 个月至 1 年：①强化治疗 2 个月末痰抗酸杆菌检查仍为阳性者；②肺部病变广泛，且发生空洞者；③血糖控制差，且临床症状不缓解者。推荐方案：2H-R-Z-E/7-10H-R-E（H：异烟肼，R：利福平，Z：乙胺丁醇，E：吡嗪酰胺）。

Q: 除肺部外哪些器官或部位可出现结核感染呢？

结核杆菌通过呼吸系统感染，还可以由肺部病变通过血液或淋巴系统播散到人体的各个脏器，常见的肺外结核病有淋巴结结核、结核性脑膜炎、结核性胸膜炎、结核性腹膜炎、骨结核、肠结核、卵巢结核等。

Q: 什么是抗结核治疗的五原则？

1. 早期：早期病灶部位血液供应好，有利于药物渗透，促进病变吸收。病变早期吞噬细胞活跃，可吞噬大量的结核杆菌，与抗结核药物协同发挥作用，利于病变消散。疾病早期结核分枝杆菌繁殖旺盛，代谢活跃，对抗结核药物敏感，最易被杀灭，可减少传染。

2. 联合：在结核分枝杆菌的菌群中存在着自然耐药菌，联合用药可通过交叉的杀菌作用消灭各自的敏感菌，防止耐药菌的繁殖，减少耐药发生。联合用药能促进药物发挥协同作用，提高疗效。

3. 适量：选择适当的剂量进行治疗，既能发挥最大杀菌和抑菌作用，又可避免因不良反应不能耐受。

4. 规律：严格遵照执行方案所规定的给药次数和给药间隔，避免遗漏和中断，可有效防止耐药产生。

5. 全程：按规定的疗程完成治疗，可降低失败率和复发率。

Q: 治疗肺结核的药物有哪些？

常用的一线抗结核药物有异烟肼、利福平、利福喷汀、利福布汀、吡嗪酰胺、乙胺丁醇。常见的二线抗结核药物有左氧氟沙星、莫西沙星、贝达喹啉、利奈唑胺、环丝氨酸、特立齐酮、氯法齐明、丙硫异烟胺、德拉马尼、对氨基水杨酸钠、对氨基水杨酸、亚胺培南西司他汀、美罗培南、阿米卡星、卷曲霉素。随着近年来药物研发的进步与对结核的进一步深入探索，相信会有更多有效的药物开发并进入临床。

Q: 肺结核治疗需要多长时间？

肺结核治疗疗程根据初治、复治的不同，通常有半年、9 个月、一年或 18 个月。可能会因合并糖尿病或伴有其他影响疗程的疾病延长疗程或更长时间。

Q: 治疗肺结核的药物有什么不良反应呢？

是药三分毒，通常服用药物后可能会有胃肠道刺激引起的恶心、食欲下降、呕吐、反酸、腹部不适、腹泻等消化道症状。抗结核药物最常见的不良反应是肝损害，需要定期复查肝功能，如肝酶及胆红素等，具体需要应向专科医生咨询。药物过敏反应与其他任何药物一样，由于个人体质的不同、免疫力的差异，可能会出现皮疹、皮肤瘙痒等过敏反应。

Q: 出现药物性肝损害后抗结核治疗如何进行？

在使用抗结核药物治疗过程中出现生化检查 ALT（谷丙转氨酶）高于正常范围上限的 3 倍以上或胆红素高于正常范围上限的 2 倍以上即考虑存在肝细胞损伤，如果结核病情允许可暂停使用抗结核药物。待 ALT 降至 < 3 倍正常范围上限及胆红素 < 2 倍正常范围上限时，可考虑试用抗结核药物。如果结核病情不允许停药，采取边保肝，边抗结核治疗方式。可先试用未曾用过的药物，此

后按照药物致敏可能性由小到大逐步试药，如考虑为利福平引起的超敏反应，不建议再次试用。

Q: 耐药结核怎么治疗？

对于既往未接受二线抗结核药物治疗且无氟喹诺酮类药物耐药、非多发结核病变或重症肺外结核的全球耐多药 / 利福平耐药（MDR/RR–PTB）患者，首选全程口服短程化学治疗方案。

Q: 结核复发怎么治疗？

WHO 对复发结核患者的定义：既往有明确的活动性结核病史（包括肺内、肺外结核），曾完成化疗疗程（含利福平方案达 6 个月，不含利福平的方案达 12 个月），医生认为已治愈之后又出现痰涂片阳性者。

治疗原则：在采用以 HRZ 为核心方案的同时，应根据治疗史，有条件做药敏试验时，须按照药敏结果选择 3 种以上敏感的抗结核药物来制订个体化方案，对耐一线药物或耐多药的患者，可选用未曾用过的二线药物和可能敏感的药物，且总疗程不少于一年。

Q: 特殊人群的治疗原则是什么？

1. 儿童：根据患儿体重变化调整药物剂量；除乙胺丁醇外，按照药物剂量范围的高限；不使用耳毒性药物；抗结核新药缺乏安全性数据，暂不推荐，期待形成共识。

2. 老年人：选择杀菌剂和不良反应小的抗结核药物；高于 70 岁的高龄患者，选药要适当酌减；慎用肝肾毒性大的药物；使用剂量上选择安全范围的低限。

3. 孕妇：治疗如推迟到妊娠 3 个月之后开始则可避免畸形；禁用生殖毒性、耳毒性药物。

4. 糖尿病患者：胰岛素和二甲双胍控制血糖；预防或避免使用易于加重糖尿病及其并发症发生的相关药物；至少有 5 种有效敏感的药物；总疗程 18 ~ 24 个月。

5. 肝肾功能不全者：禁用肝肾毒性药物；根据肌酐清除率计算药物剂量；治疗药物监测。

6. 艾滋病患者：在抗结核治疗后尽早开始抗病毒治疗；及时进行结核相关的免疫重建炎症综合征的诊断及处理；注意药物的相互作用。

Q: 耐药结核有哪些分类？

单耐药：结核病患者感染的结核分枝杆菌经药敏试验证实对一种一线抗结核药物耐药。

多耐药：对两种及以上的一线抗结核药物耐药（不同时包括异烟肼、利福平）。

耐多药（MDR-TB）：至少同时对异烟肼、利福平耐药。

广泛耐药（XDR-TB）：除异烟肼、利福平耐药外，还对任何喹诺酮类抗生素（左氧氟沙星、莫西沙星、加替沙星）产生耐药，以及对至少一种二线注射类（阿米卡星、卷曲霉素）抗结核药物耐药。

利福平耐药（RR-TB）：对利福平耐药。

Q: 结核病应如何预防？

防治结核病要从传染病 3 个环节同时入手：控制传染源、切断传播途径及增强免疫力、降低易感性，从而保护易感人群。具体来说，养成良好的卫生习惯，不随地吐痰，不对着别人打喷嚏、咳嗽或大声说话等。经常保持室内通风换气，经常锻炼身体，保持身体健康，增强免疫力。对新生儿和婴幼儿接种卡介苗。对已感染结核杆菌的患者早发现、早治疗，治愈传染源。

Q: 怎样知道自己是否得了肺结核呢？

肺结核常见症状有全身不适、倦怠、乏力、不能坚持日常工作、容易烦躁、心悸、食欲减退、体重减轻、妇女月经不正常等轻度毒性和自主神经功能紊乱的症状。发热是肺结核的常见早期症状之一，体温多不稳定，可能有高热，达到 39 ~ 40℃。早起咳嗽轻微，无痰或有少量黏液痰。1/3 ~ 1/2 的患者有咯血，小血管损伤时可有中等量咯血，大血管瘤破裂可以引起大咯血。患者罹患结核后，部分患者于睡眠之后出现头面部乃至全身出汗，醒后汗止，称为盗汗，是结核病特征之一。若病灶波及胸膜可引起胸痛。可疑患者如有以上症状，或慢性咳嗽超过 2 周，可行肺部 X 线片或 CT 检查初步排查，或进一步行结核相关检查以诊断或排查。

Q: 为什么要给入学的学生做结核菌素试验（PPD 试验）?

肺结核是长期严重危害人民群众身体健康的慢性传染病，我国发病人数居全球第二位。肺结核主要通过呼吸道传播，人人都有可能被传染，学校人员密集，是结核病防控的重点场所。学生是特殊的群体，正处于身心发育阶段，学习压力大，活动比较集中，容易群体性发病。结核病检查是学校常规体检项目之一，而结核菌素试验是排查结核病最简单、最基本的项目。

Q: 哪些情况不能行结核菌素试验?

1. 患急性传染病，如麻疹、百日咳、肺炎、急性眼结膜炎、急性中耳炎、全身性皮肤病等。

2. 有多种药物过敏反应史、癫症史。

3. 48 ~ 72 小时无法查验结核菌素试验结果者。

4. 临床医生判定不适合进行结核菌素检测的其他情况。

Q: 结核菌素试验后出现异常反应应该如何处理?

一般反应如局部红肿、硬结，不需处理，几天后即可自行消退。

局部发生水疱、溃疡、坏死及淋巴管炎等强烈反应时，处理方法如下。①小水疱：保持皮肤干燥；②大水疱：将水疱内液体抽出，用消毒纱布包扎，以免污染；③溃疡或坏死：保持皮肤干燥；④淋巴管炎：可采取热敷。

在试验过程中，个别接受试验者会出现头晕、心慌、面白、出冷汗的症状，甚至突然失去知觉，俗称"晕针"。此时应立即起针，让其躺下，头部放低，松解领扣及腰带，保持安静，注意保暖，可同时针刺或掐压人中、合谷、足三里等穴位。稍好转后可酌饮开水或糖水，一般不需特殊处理，在短时间内即可恢复正常。如数分钟后未恢复正常，可皮下使用激素，注射肾上腺素等抗过敏、抗休克治疗。

Q: 得了结核病，机体会有怎样的反应呢? 会产生怎样的免疫力呢?

人体对结核杆菌的自然免疫力（先天免疫力）是非特异性的。接种卡介苗或经过结核杆菌感染后获得的免疫力（后天性免疫力）具有特异性，能将入侵的结核杆菌杀死或包围，制止其扩散，使病灶愈合。结核病的免疫主要是细胞免疫，表现为淋巴细胞的致敏和吞噬作用增强。结核杆菌侵入人体后 4 ~ 8 周，身体组织对结核杆菌及其代谢产物发生的敏感反应称为变态反应，属于第Ⅳ型（迟发型变态反应），使得局部出现渗出性炎症，甚至干酪样坏死，并伴发热、乏力及食欲减退等全身症状，此时结核菌素试验呈强阳性。免疫对人体起保护作用，变态反应常伴有组织破坏，但对细菌也不利。严重疾病、营养不良或应用免疫抑制剂均可削弱免疫力，变态反应也同时受到抑制，表现为使结核菌素试验无反应。入侵结核杆菌的数量、毒力，以及人体免疫、变态反应的高低决定着感染后结核病的发生、发展与转归。肺部首次感染后，细菌被吞噬细胞携带至肺门淋巴结并可周身传播；在受过轻微感染或接种过卡介苗后，机体已有相当的免疫力，此时再感染，多不引起局部淋巴结肿大，也不易发生周身性播散，而在再感染局部发生剧烈组织反应，病灶为渗出性，甚至干酪样变质、液化而成空洞。

第二节　乙型肝炎

Q: 什么是乙型肝炎？在我国的流行现状如何？

乙型肝炎是乙型病毒性肝炎的简称，是我国法定的乙类传染病，由乙型肝炎病毒感染所致，是主要通过血液途径传播的肝脏疾病。目前我国一般人群乙型肝炎表面抗原（HBsAg）感染率为 5%～6%，慢性乙型肝炎病毒（HBV）感染者约 7000 万例，其中慢性乙肝患者 2000 万～3000 万例。由于社会经济状态的改善、推广疫苗接种及有效的抗病毒治疗，原先的高流行强度已减弱。我国肝硬化和肝细胞癌患者中，由 HBV 所致者分别为 77% 和 84%。HBsAg 持续存在是发生慢性肝病并在疾病晚期发展为肝细胞癌的主要标志。

Q: 什么叫乙肝携带者？

是指血中携带乙肝病毒标志物的患者，根据乙肝病毒脱氧核糖核酸（HBV DNA）水平和谷丙转氨酶（ALT）水平，又可将携带者分为以下两种类型。①慢性 HBV 携带者：多为处于免疫耐受期的 HBsAg、HBeAg 和 HBV DNA 阳性者，1 年内连续随访 3 次以上均显示血清 ALT 和 AST 在正常范围，肝组织学检查无明显异常；②非活动性 HBsAg 携带者：血清 HBsAg 阳性、HBeAg 阴性、抗 –HBe 阳性或阴性，HBV DNA 低于最低检测限，1 年内连续随访 3 次以上，ALT 均在正常范围。

Q: 乙肝是通过哪些途径传播的？

乙肝的传染源主要是 HBV 携带者和乙型肝炎患者，由于前者感染人群多，活动范围大，因此成为主要传染源。HBV 经母婴、血液及血制品（包括皮肤和黏膜微小创伤）和性传播。

在我国实施新生儿乙型肝炎疫苗免疫规划前，HBV 以母婴传播为主，占

30% ~ 50%，多发生于围生期，通过 HBV 阳性母亲的血液和体液传播。母亲的 HBV DNA 水平与新生儿感染 HBV 风险密切相关；HBeAg 阳性、HBV DNA 高水平母亲的新生儿更易发生母婴传播。

成人主要经血液和性传播。有静脉注射毒品史、应用免疫抑制剂治疗的患者，既往有输血史、接受血液透析的患者，丙型肝炎病毒（HCV）感染者，艾滋病病毒（HIV）感染者，HBsAg 阳性者的家庭成员，有接触血液或体液职业危险的卫生保健人员和公共安全工作人员，以及未接种乙肝疫苗的糖尿病患者等均有较高的 HBV 感染风险。由于对献血员实施严格的 HBsAg 和 HBV DNA 筛查，采取安全注射措施，经输血或血液制品传播已较少发生。

HBV 也可经破损的皮肤或黏膜传播，如修足、文身、扎耳环孔、医务人员工作中的意外暴露、共用剃须刀和牙具等。与 HBV 感染者发生无防护的性接触，特别是有多个性伴侣者、男男同性性行为者，其感染 HBV 的危险性高。

HBV 一般不经呼吸道感染和消化道传播。因此，日常学习、工作或生活接触，如在同一办公室（包括共用计算机等）、握手、拥抱、同住一宿舍、同一餐厅用餐和共用厕所等无血液暴露的接触，一般不会传染 HBV。

流行病学和实验室研究未发现 HBV 能经吸血昆虫传播。

Q: 慢性 HBV 感染的自然史及分期是如何确定的？

慢性 HBV 感染的自然史根据自然病程一般可分为 4 期。①免疫耐受期：HBeAg 阳性慢性 HBV 感染或慢性 HBV 携带状态。②免疫清除期：HBeAg 阳性慢性 HBV 感染。③免疫控制期：HBeAg 阴性慢性 HBV 感染或非活动性 HBsAg 携带状态。④再活动期：HBeAg 阴性慢性乙型肝炎。

并非所有的慢性 HBV 感染者都经过以上 4 期，青少年和成年时期感染 HBV 多无免疫耐受期，直接进入免疫清除期。

Q: 乙肝的潜伏期及演变结局如何？

HBV 感染的潜伏期为 30 ~ 160 天，平均为 60 ~ 90 天。临床类型呈多样化，可表现为急性肝炎、慢性肝炎、肝衰竭、淤胆型肝炎或 HBV 慢性携带等。95% 的成人 HBV 感染可以最终痊愈，伴有血清 HBsAg 消失和抗 –HBs 的出现。大约 30% 的成人急性 HBV 感染者表现为黄疸型肝炎，其中 0.1% ~ 0.5% 表现为急性重型肝炎。

Q: 什么叫隐匿性慢性乙型肝炎？

隐匿性慢性乙型肝炎指血清 HBsAg 阴性，但血清和（或）肝组织中 HBV DNA 阳性，并有慢性乙型肝炎的临床表现。除 HBV DNA 阳性外，患者可有血清抗 –HBs、抗 HBe 和（或）抗 –HBc 阳性，但约 20% 隐匿性慢性乙型肝炎患者的血清学标志均为阴性。诊断需排除其他病毒及非病毒因素引起的肝损伤。

Q: HBeAg 阳性者是否可以自身免疫清除？

HBeAg 阳性者是可以自身免疫清除的，但比例不高。自发性 HBeAg 血清学转换主要出现在免疫清除期，年发生率为 2% ～ 15%，其中年龄小于 40 岁、谷丙转氨酶（ALT）升高者发生率较高。HBeAg 血清学转换后每年有 0.5% ～ 1.0% 发生 HBsAg 清除。

Q: HBV 感染与肝硬化发生率的关系？

慢性 HBV 感染者的肝硬化发生率与感染状态有关。HBV 感染人体后，由于乙肝病毒具有嗜肝性，其在肝脏中长期存在但并不破坏肝细胞；另一方面，由于人体的免疫能力会设法阻止这种破坏，其结果就是用纤维组织去修复破损的肝细胞，导致肝脏纤维组织增生，而纤维组织的硬度较之前的肝脏明显增加，当纤维化达到一定程度即为肝硬化。免疫清除期是肝硬化的高发时期，肝硬化的累积发生率与持续高病毒载量成正比，HBV DNA 滴度越高，发生肝硬化的比例就会越高，因此 HBV DNA 是独立于 HBeAg 和 ALT 以外能够独立预测肝硬化发生的危险因素。发生肝硬化的高危因素还包括嗜酒、合并 HCV、丁型肝炎病毒（HDV）或 HIV 感染等。

Q: 慢性乙肝与肝细胞癌的关系？

非肝硬化的患者较少发生肝细胞癌，肝硬化患者中肝细胞癌年发生率为 3% ～ 6%。HBeAg 阳性和（或）HBV DNA > 2000 IU/mL（相当于 10^4 拷贝 /mL）是肝硬化和肝细胞癌发生的显著危险因素。大样本研究显示，年龄大、男性、ALT 水平高也是肝硬化和肝细胞癌发生的危险因素。肝细胞癌家族史也是相关因素，但在同样的遗传背景下，HBV 病毒载量更为重要，即 HBV 载量越大，传染性越大，发生肝硬化和肝细胞癌的风险也越高。

Q: **急性乙型肝炎的临床表现有哪些？**

急性乙型肝炎根据临床有无黄疸，可分为急性黄疸型和急性无黄疸型。①急性黄疸型肝炎：在黄疸前期，患者可表现为发热，一般持续 3 ~ 7 天，伴全身乏力、不适、食欲缺乏、恶心、呕吐、上腹部饱胀。黄疸前期一般持续数日至 2 周。随后进入黄疸期，患者逐渐出现尿色加深，呈浓茶样，巩膜及皮肤黄染。部分患者出现大便颜色变浅，淤胆明显者可有大便颜色变浅及皮肤瘙痒。黄疸出现后，发热常已消退，食欲缺乏、恶心、呕吐等消化道症状逐渐减轻，肝脏轻度肿大，部分患者有脾脏轻度肿大，黄疸期持续 2 ~ 6 周。进入恢复期后，黄疸逐渐消退，症状消失，肝脏、脾脏缩小。整个病程 2 ~ 4 个月。②急性无黄疸型肝炎：临床表现与急性黄疸型肝炎相似，但不出现黄疸，症状较轻，急性乙型肝炎以无黄疸型多见。

Q: **慢性乙型肝炎的临床表现有哪些？**

慢性乙型肝炎的临床症状呈多样性，轻者可无症状或症状轻，重者可出现食欲缺乏、恶心、呕吐、腹胀、全身乏力和黄疸等。慢性乙型肝炎长期或反复发作，可引起肝脏和脾脏肿大、肝病面容、肝掌和蜘蛛痣，部分患者出现出血倾向、内分泌紊乱等。根据 HBeAg 是否阳性，慢性乙型肝炎可分为以下两种类型：① HBeAg 阳性慢性乙型肝炎，血清 HBsAg、HBeAg、HBV DNA 阳性，抗 –HBe 阴性，ALT 持续或反复升高，或肝组织学检查有肝脏病理改变。② HBeAg 阴性慢性乙型肝炎，血清 HBsAg 阳性，HBeAg 持续阴性，抗 –HBe 阳性或阴性，HBV DNA 阳性，ALT 持续或反复异常，或肝织学检查有肝脏病理改变。

根据生物化学试验及其他临床和辅助检查结果，慢性乙型肝炎也可进一步分为轻、中、重度。

Q: **乙型肝炎肝硬化的临床表现有哪些？**

乙型肝炎肝硬化是慢性乙型肝炎发展的结果，其病理学定义为弥漫性纤维化伴有假小叶形成，其临床表现如下：

1. 代偿期肝硬化。影像学、生化学或血液学检查有肝细胞合成功能障碍或门静脉高压症（如脾功能亢进及食管胃底静脉曲张）证据，或组织学符合肝硬化诊断，但无食管胃底静脉曲张破裂出血、腹腔积液或肝性脑病等严重并发症。

2. 失代偿期肝硬化。患者已发生食管胃底静脉曲张破裂出血、肝性脑病、腹腔积液等严重并发症。

亦可将代偿期和失代偿期肝硬化再分为活动期或静止期。

Q: 肝功能衰竭的分型及临床表现有哪些？

急性肝衰竭：又称"暴发性肝炎"或"急性重型肝炎"，急性起病，病情进展迅速，2 周内出现 II 度及以上肝性脑病（按 IV 度分类法划分）并有以下表现者可诊断为急性肝衰竭：①极度乏力，并有明显厌食、腹胀、恶心、呕吐等严重消化道症状；②短期内黄疸进行性加深；③出血倾向明显，凝血酶原活动度（PTA）＜ 40%，且排除其他原因；④肝脏进行性缩小。在后期，患者常并发脑水肿、电解质紊乱、细菌和（或）真菌感染，消化道出血、肝肾综合征或急性肾衰竭。该病预后甚差，病程一般不超过 3 周。

亚急性肝衰竭：又称"亚急性重型肝炎"或"亚急性肝坏死"，起病较急，15 日～ 26 周出现以下表现者，可诊断为亚急性肝衰竭：①极度乏力，有明显的消化道症状；②黄疸迅速加深，血清总胆红素大于正常值上限 10 倍或每日上升 ≥ 17.1 mol/L；③凝血酶原时间明显延长，PTA ＜ 40% 并排除其他原因者。

慢加急性（亚急性）肝衰竭：又称慢性重型肝炎，是在慢性肝病基础上，短期内发生急性肝功能失代偿的主要临床表现。

慢性肝衰竭：在肝硬化基础上，肝功能进行性减退和失代偿。诊断要点：①有腹腔积液或其他门静脉高压表现；②可有肝性脑病；③血清总胆红素升高，白蛋白明显降低；④有凝血功能障碍，PTA ＜ 40%。

Q: 淤胆型肝炎的临床表现如何？

淤胆型肝炎主要为一般肝炎中毒症状加胆汁淤滞表现，化验表现为胆淤指示酶升高，但 PTA 正常。临床以急性淤胆型肝炎多见。急性淤胆型肝炎起病类似急性黄疸型肝炎，但乏力和消化道症状较轻，主要表现为肝内胆汁淤积、大便色浅、皮肤明显瘙痒、黄疸较重、尿色呈深茶色；尿胆红素强阳性，但尿胆原和尿胆素减少或消失；血清总胆红素明显升高，以结合胆红素升高为主，血清碱性磷酸酶（ALP）、γ 谷氨酰胺转肽酸（GGT）明显升高；血清胆固醇升高，但 PTA 正常；B 超显示肝内、外胆管不扩张，无胆囊肿大，病程常在 3 周以上。

Q: 如果怀疑患了乙肝，应做哪些检查？

HBV 血清学检测：HBV 血清学标志物包括 HBsAg、抗 –HBs、HbeAg、抗 –HBe、抗 –HBc 和抗 –HBc IgM。其意义分别为 HBsAg 阳性表示 HBV 感染；抗 –HBs 为保护性抗体，阳性表示具备 HBV 免疫力，见于乙型肝炎康复期及接种乙型肝炎疫苗者；HBeAg 是病毒复制活跃的标志物，阳性表明感染者的血液和体液具有高度传染性；抗 –HBe 阳性表示 HBV 复制受到不同程度的抑制；抗 –HBc 主要指抗 –HBc IgG，只要感染过 HBV，不论病毒是否被清除，此抗体多为阳性；抗 –HBC IgM 多见于急性乙型肝炎，慢性 HBV 感染急性发作多表现为低水平阳性。

HBV 的病毒学检测：HBV DNA 定量主要用于评估 HBV 感染者病毒复制水平，主要用于慢性 HBV 感染的诊断、治疗适应证的选择及抗病毒疗效的判断。在抗病毒治疗过程中，获得持续病毒学应答可降低肝硬化进展及肝细胞癌的发生。目前 HBV DNA 检测方法多种多样，正常值下限可见 ≤ 1000 IU/mL、≤ 500 IU/mL、≤ 100 IU/mL、≤ 50 IU/mL、≤ 20 IU/mL、≤ 10 IU/mL 等不同灵敏度的检测方法，根据《慢性乙型肝炎防治指南（2019 年版）》，建议采用检测下限 ≤ 20 IU/mL 的敏感检测方法。

Q: 常见的反映肝脏受损程度的化验项目有哪些？有何临床意义？

血清 ALT 和 AST：可在一定程度上反映肝细胞的损伤程度。

血清总胆红素：血清总胆红素水平与肝细胞坏死程度有关，肝衰竭患者总胆红素可呈进行性增高。

血清白蛋白：反映肝脏合成功能，慢性乙型肝炎、肝硬化和肝衰竭患者可有血清白蛋白水平下降。

凝血酶原时间（PT）、PTA 及国际标准化比值（INR）：反映肝脏凝血因子合成功能，对判断疾病进展及预后有重要价值。INR 升高和 PTA 下降是肝衰竭的诊断标准之一。

甲胎蛋白（AFP）：AFP 明显升高是诊断原发性肝癌的重要指标。应注意 AFP 升高的幅度、动态变化，以及其与 ALT 和 AST 的消长关系，需结合临床表现和肝脏影像学检查结果进行综合分析。

Q: 影像学辅助检查在肝病的诊断中有何意义？

肝脏硬度值测定可数字化表达肝脏硬化程度及脂肪含量，能够比较准确地识别进展期肝纤维化及早期肝硬化，一定程度可替代肝穿刺有创检查，具有无创伤、易操作、可重复的优势，是 WHO 推荐、肝病界认可，特别是患者乐于接受的检测方法，但其成功率受肥胖、肋间隙大小、取点范围多少等因素影响，其测定值受肝脏炎症坏死、胆汁淤积和脂肪变等多种因素影响。

影像学诊断：影像学检查主要包括腹部超声检查、CT 及磁共振成像，可以观察肝脏和脾脏的大小、形态，从而判断慢性 HBV 感染的临床疾病进展程度，有无肝硬化及门静脉高压，能有效发现肝内占位性病变并鉴别其性质。通过动态监测对及时发现和诊断原发性肝细胞癌（HCC）至关重要。

Q: 什么叫"肝脏活检"？

"肝脏活检"是通过有创操作手段，获取活体肝脏组织标本，进行病理学检查的过程，是肝炎诊断的"金标准"。但它是一种有创检查，目前肝硬度检测可替代其部分功能，主要用于各种肝脏疾病的鉴别诊断，并可以直接了解肝脏组织的病理变化，做出较精确的诊断还可以判断病情、指导治疗和评估预后。

Q: 慢性乙肝治疗的意义与目标是什么？

慢性乙肝治疗的意义在于长期抑制 HBV 复制，减轻肝细胞炎症坏死和肝纤维化，延缓和减少肝衰竭、肝硬化失代偿、肝细胞癌和其他并发症的发生，延长生存时间，改善生存质量。目标在于尽可能在停止治疗后仍保持 HBsAg 阴性（伴或不伴抗–HBs 出现）、HBV DNA 检测不到、肝脏生物化学指标正常、肝脏组织病变改善，达到临床治愈（或功能性治愈）。

Q: 慢性乙肝如何治疗？

临床上目前用于治疗乙肝的药物主要有两大类，第一类为核苷（酸）类似物（NAs），包括恩替卡韦（ETV）、富马酸替诺福韦酯（TDF）、富马酸丙酚替诺福韦片（TAF）、替比夫定（LdT）、阿德福韦酯（ADV）、拉米夫定（LAM）等。该类药物可强效抑制病毒复制，改善肝脏炎症，安全性好，长期治疗可改善乙型肝炎肝硬化患者的组织学病变，显著降低肝硬化并发症和肝细胞癌的发生率。该类药物可以迅速抑制乙肝病毒，但不能完全清除乙肝病毒，且存在耐药的风险。在治疗 1 年后若 HBV DNA 低于检测下限、ALT 复常和 HBeAg 血清学转换后，再巩固治疗 3 年，期间需定期复查相关指标，若保持不变可考虑停药，延长疗程可减少复发。第二类为干扰素 α，我国目前已经批准 Peg-IFN-α 和干扰素 α 用于治疗乙肝。干扰素通过直接抗病毒作用和免疫调节作用实现双重抗乙肝病毒，一旦治疗有效，不容易复发，且该类药物可能会出现乙肝表面抗原的消失，并且产生乙肝表面抗体，该类药物疗程为 48 周，完成疗程即可停药，但存在发热、流感样综合征、皮疹、脱发、出血倾向、骨髓抑制、精神异常等不良反应，但大多数可以做相应处置。妊娠、肝硬化失代偿期、心力衰竭、慢性阻塞性肺疾病等为该类药物的禁忌证。

Q: 慢性乙肝抗病毒治疗的适应证有哪些？

慢性乙肝是否需要抗病毒治疗，需要根据 HBV DNA、ALT 水平和肝脏发病程度，还需结合年龄、家族史、并发症等因素，来判定是否采用抗病毒治疗。具体来说：①血清 HBV DNA 阳性的慢性 HBV 感染者，若其 ALT 持续异常，建议抗病毒治疗。②肝硬化代偿期患者，只要检测到 HBV DNA，建议抗病毒治疗。③肝硬化失代偿期者，如果 HBV DNA 检测不到但 HBsAg 阳性，建议抗病毒治疗。④ HBV DNA 阳性、ALT 正常患者，肝组织学存在明显的肝脏炎症或纤维化，建议抗病毒治疗。⑤ HBV DNA 阳性、ALT 正常患者，但有肝硬化、肝癌家族史且年龄 > 30 岁，建议抗病毒治疗。⑥ HBV DNA 阳性、ALT 正常患者，虽无肝硬化、肝癌家族史但年龄 > 30 岁，建议完善肝脏硬度值测定或肝组织学检查，若肝脏存在明显炎症或纤维化，建议抗病毒治疗。

Q: 如何选择核苷（酸）类似物（NAs）？

初治患者应首选强效低耐药药物，进一步降低耐药风险，建议选择恩替卡韦（ETV）、富马酸丙酚替诺福韦片（TAF）、富马酸替诺福韦酯（TDF）。替比夫定（LdT）总体耐药率仍偏高，在阻断母婴传播中具有良好的效果和安全性。TDF 用于拉米夫定（LAM）耐药、阿德福韦酯（ADV）耐药、ETV 耐药或多药耐药患者的治疗，均可获得 70% ~ 98% 的病毒学应答率，且随着治疗时间的延长，病毒学应答率逐渐升高。

Q: 如何预防核苷（酸）类似物耐药？

严格掌握治疗适应证：对于肝脏炎症病变轻微、难以取得持续应答的患者（如 ALT 正常、HBeAg 阳性的免疫耐受期患者），特别是当这些患者 < 30 岁时，应当尽量避免使用核苷（酸）类似物治疗。

谨慎选择核苷（酸）类药物：如条件允许，开始治疗时宜选用抗病毒作用强和耐药发生率低的药物，或采用 NA 联合治疗（如拉米夫定和阿德福韦联合治疗），尤其是已有肝硬化、需要长期抗病毒治疗的患者。

治疗中密切监测，及时联合治疗：定期检测 HBV DNA，以及时发现原发性无应答或病毒学突破。对合并 HIV 感染、肝硬化及高病毒载量等早期应答不佳者，宜尽早采用无交叉耐药位点的核苷（酸）类药物联合治疗。

尽量避免单药序贯治疗：因对某核苷（酸）类发生耐药而先后改用其他苷（酸）类药物治疗，可筛选出对多种苷（酸）类耐药的变异株。因此，应避免单药序贯治疗。

Q: 核苷（酸）类似物发生耐药该如何处理？

一旦发现耐药，尽早给予挽救治疗。对于发生拉米夫定耐药的患者，可改为替诺福韦单药治疗，或加用阿德福韦治疗（如果无替诺福韦）；对于发生阿德福韦耐药者，如在用阿德福韦治疗前未应用过 NAs 治疗，可改用恩替卡韦或替诺福韦，如 HBV DNA 水平较高，优先选择恩替卡韦。如在用阿德福韦治疗前已有拉米夫定耐药，可改为恩曲他滨 200 mg 和替诺福韦 300 mg 治疗，或改为替诺福韦加上一种核苷（酸）类似物（如拉米夫定等）；对于替比夫定耐药者，可加用替诺福韦，或改为单药治疗，或加用阿德福韦治疗（如果无替诺福韦）；对于恩替卡韦耐药者，可换用或加用替诺福韦治疗，或加用阿德福韦治疗（如果无替诺福韦）。

Q: 核苷（酸）类似物多久可以停药？

HBeAg 阳性慢性乙型肝炎（CHB）患者采用 ETV、TDF 或 TAF 治疗。治疗 1 年若 HBV DNA 低于检测下限、ALT 复常和 HBeAg 血清学转换后，再巩固治疗至少 3 年（每 6 个月复查一次）仍保持不变，可考虑停药，延长疗程可减少复发。

Q: 乙肝肝硬化如何抗病毒治疗?

代偿期乙型肝炎肝硬化患者,推荐采用 ETV、TDF 或 TAF 进行长期抗病毒治疗,或采用长效 Peg-IFN-α 治疗,但需密切监测相关不良反应。失代偿期乙型肝炎肝硬化患者,推荐采用 ETV 或 TDF 长期治疗,禁用干扰素治疗,若必要可以应用 TAF 治疗。

Q: 育龄期乙肝及妊娠期乙肝该如何处理?

育龄期及准备妊娠的女性均应筛查 HBsAg,对于 HBsAg 阳性者需要检测 HBV DNA。对于有抗病毒治疗适应证患者,可在妊娠前应用 Peg-IFN-α 治疗,最好在妊娠前 6 个月完成治疗。在治疗期间应采取可靠的避孕措施。若不适合应用 Peg-IFN-α 或治疗失败,可采用 TDF 抗病毒治疗。对于妊娠期间首次诊断 CHB 的患者,其治疗适应证同普通 CHB 患者,可使用 TDF 病毒治疗。妊娠前或妊娠期间开始服用抗病毒药物的 CHB 孕产妇,应答后应继续抗病毒治疗,并根据病毒学应答情况,决定是继续原治疗方案,还是换用其他 NAs 或 Peg-IFN-α 继续治疗。抗病毒治疗期间意外妊娠的患者,若正在服用 TDF,建议继续妊娠;若正在服用 ETV,可不终止妊娠,建议更换为 TDF 继续治疗;若正在接受干扰素 α 治疗,建议向孕妇和家属充分告知风险,由其决定是否继续妊娠,若决定继续妊娠则要换用 TDF 治疗。血清 HBV DNA 高水平是母婴传播的高危因素,妊娠中后期如果 HBV DNA 定量 $> 2 \times 10^5$ IU/mL,建议与患者充分沟通,在其知情同意的基础上,于妊娠第 24 ~ 28 周开始抗病毒治疗,应用 TDF 或 LdT。应用 TDF 时,母乳喂养不是禁忌证。

Q: 乙肝合并艾滋病该如何治疗?

对于符合慢性乙型肝炎诊断标准的艾滋病患者应当实施治疗。一过性或轻微 ALT 升高(1 ~ 2 倍)的艾滋病患者应当考虑肝活检。对于没有进行高效抗反转录病毒治疗(HAART,俗称鸡尾酒疗法),治疗和近期不需要进行 HAART 治疗的艾滋病患者,应当选用无抗 HIV 活性药物进行抗乙型肝炎病毒治疗,如聚乙二醇化干扰素 α、阿德福韦酯。尽管替比夫定无抗 HIV 活性,总体耐药性偏高,在这种情况下也不应当选用。对于将要同时进行抗 HBV 和抗 HIV 治疗的患者,应当选用对这两种病毒均有效的药物,优先选用拉米夫定加替诺福韦或恩曲他滨加替诺福韦。

Q: 乙肝合并丙肝该如何治疗？

对 HBV 合并 HCV 感染患者应先确定是哪种病毒占优势，然后决定如何治疗。如患者 HBV DNA $\geqslant 10^4$ 拷贝 /mL，而 HCV RNA 测不到，则应先治疗 HBV 感染。对 HBV DNA 水平高且可检测到 HCV RNA 者，传统治疗是先用标准剂量聚乙二醇干扰素和利巴韦林治疗 3 个月，如 HBV DNA 无应答或升高，则加用拉米夫定或恩替卡韦或阿德福韦酯治疗。目前推荐的是 DAA 药物治疗方案，也叫小分子抗病毒药物，我国临床批准治疗 HCV 的 DAA 药物包括索磷布韦维帕他韦片、艾尔巴韦格拉瑞韦片等药物。

Q: 肝移植患者如何进行抗病毒治疗？

对于拟接受肝移植手术的 HBV 相关疾病患者，如 HBV DNA 可检测到，最好于肝移植术前 1～3 个月开始服用拉米夫定；术中无肝期给予乙型肝炎免疫球蛋白（HBIG）；术后长期使用拉米夫定和小剂量 HBIG，并根据抗 –HBs 水平调整 HBIG 剂量和用药间隔，但理想的疗程有待进一步确定。

Q: 如何预防乙肝？

预防乙肝重点为 3 个环节，即管理传染源、切断传播途径和保护易感人群。

保护易感人群：接种乙型肝炎疫苗是预防 HBV 感染最有效的方法。乙型肝炎疫苗的接种对象主要是新生儿，其次为婴幼儿，15 岁以下未免疫人群和高危人群。乙型肝炎疫苗全程需接种 3 针，按照 0、1 个月和 6 个月的程序，即接种第 1 针疫苗后，在 1 个月和 6 个月时注射第 2 针和第 3 针。接种乙型肝炎疫苗越早越好。

管理传染源：对首次确定的 HBsAg 阳性者，如符合传染病报告标准的，应按规定向当地疾控中心报告，并建议对其家庭成员进行乙肝五项检测，对易感者接种乙型肝炎疫苗。

切断传播途径：大力推广安全注射（包括取血针和针灸针等针具），并严格遵循医院感染管理中的标准预防原则。慢性 HBV 感染者应避免与他人共用牙具、剃须刀、注射器及取血针等，禁止献血、捐献器官和捐献精子等，服务行业所用的理发、刮脸、修脚、穿刺和文身等器具应严格消毒。若性伴侣为 HBsAg 阳性者，应接种乙型肝炎疫苗或采用安全套。对 HBsAg 阳性的孕妇，应尽量避免羊膜腔穿刺，保证胎盘的完整性，减少新生儿暴露于母血的机会。

Q: 新生儿如何接种乙型肝炎疫苗?

对于 HBsAg 阴性母亲的新生儿,在出生 12 小时内尽早接种 10 μg 重组酵母乙型肝炎疫苗,在 1 月龄和 6 月龄时分别接种第 2 针和第 3 针乙型肝炎疫苗。

对于 HBsAg 阳性母亲的新生儿,在出生 12 小时内尽早注射 100 IU 乙型肝炎免疫球蛋白(HBIG),同时在不同部位接种 10 μg 重组酵母乙型肝炎疫苗,并在 1 月龄和 6 月龄时分别接种第 2 针和第 3 针乙型肝炎疫苗。建议接种第 3 针乙型肝炎疫苗后 1 ~ 2 个月时进行 HBsAg 和抗 –HBs 检测。若 HBsAg 阴性,抗 –HBs < 10 mIU/mL,可按 0、1 个月和 6 个月免疫程序再接种 3 针乙型肝炎疫苗;若 HBsAg 阳性,为免疫失败,应定期监测。

Q: 接种乙型肝炎疫苗后多长时间有效?

接种乙型肝炎疫苗后有抗体应答效果一般至少可持续 30 年,因此,一般人群不需要进行抗 –HBs 监测或加强免疫,但对高危人群或免疫功能低下者等可监测抗 –HBs,如抗 –HBs < 10 mIU/mL,可再次接种 1 针乙型肝炎疫苗。

Q: 全程接种了乙肝疫苗未产生抗体怎么办?

对于接种了乙肝疫苗无应答的成人,应增加疫苗接种剂量(如 60 μg)和针次;对 3 针免疫程序无应答者,可再接种 1 针 60 μg 或 3 针 20 μg 乙型肝炎疫苗,并于第 2 次接种乙型肝炎疫苗后 1 ~ 2 个月时检测血清抗 –HBs,如仍无应答,可再接种 1 针 60 μg 重组酵母乙型肝炎疫苗。

Q: 意外暴露 HBV 怎么办?

多见于医护人员在处置乙肝患者时意外被锐器刺伤。处置流程:在伤口周围轻轻挤压,排出伤口中的血液,再用 0.9% 氯化钠溶液冲洗伤口,然后用消毒液处理。应立即检测 HBV DNA、HBsAg,3 ~ 6 个月后复查。如接种过乙型肝炎疫苗,且已知抗 –HBs 阳性(抗 –HBs ≥ 10 mIU/mL)者,可不进行处理。如未接种过乙型肝炎疫苗,或虽接种过乙型肝炎疫苗,但抗 –HBs < 10 mIU/mL 或抗 –HBs 水平不详者,应立即注射 HBIG 200 ~ 400 IU,同时在不同部位接种 1 针乙型肝炎疫苗(20 μg),于 1 个月和 6 个月后分别接种第 2 针和第 3 针乙型肝炎疫苗(20 μg)。

Q: 乙肝患者可以献血吗？

乙肝患者是不能够进行献血的，因为乙肝是一种传染病，而且血液传播是乙肝病毒传播的主要途径之一，血站在收集到血液之后首先会对血液进行传染病系列检查，其中就包涵乙肝表面抗原。如果含有乙肝病毒的血源进入到了血液制品中，就会使受血者感染乙肝病毒，为了预防乙肝病毒的传播，禁止乙肝患者献血。

Q: 乙肝患者可以喝酒吗？

乙肝患者不建议喝酒。酒精的主要成分为乙醇，肝脏是乙醇的主要分解和代谢器官，乙肝病毒和酒精会成为肝脏的双重负担，使肝细胞受到损害，最终引起肝细胞坏死。肝细胞有很强的再生能力，但是酒精会抑制肝细胞的再生和修复功能，酒精能够降低人体的免疫功能，使机体清除乙肝病毒的能力减弱。在临床上许多长期饮酒或大量饮酒的乙肝患者后期会发展成肝硬化甚至肝癌，因此乙肝患者不建议喝酒。

第三节　　丙型肝炎

Q: **什么是丙肝病毒及丙型病毒性肝炎？**

　　丙肝病毒是一种 RNA 病毒，目前已知丙型肝炎病毒有 6 个不同的基因型及不同亚型。我国常见 1b 和 2a 型；3 型主要见于澳大利亚、印度和巴基斯坦等国家；4 型见于非洲和中东地区；5 型我国没有，其他地区也很罕见；6 型见于我国的香港特区、澳门特区和广东省等。基因分型在丙肝抗病毒治疗时具有重要指导意义。丙肝病毒存在于感染者的肝细胞和血液中，并主要在肝细胞中复制，丙型肝炎病毒会诱发机体免疫清除反应，从而使肝细胞受损，并诱发肝脏炎症，使肝功能出现异常，早期仅有转氨酶（ALT、AST）升高，损害较重时出现胆红素代谢异常，临床表现为不同程度黄疸等。

　　丙型病毒性肝炎简称丙肝，是一种由丙肝病毒引起的，导致肝脏炎症坏死的传染病，属于病毒性肝炎的一种。对人的健康和生命危害极大。根据《中华人民共和国传染病防治法》，丙肝被列为乙类传染病。

Q: **丙肝如果不及时治疗，会有什么后果？**

　　如果不及时治疗，60% ~ 85% 的丙肝病毒感染者会发展成为慢性肝炎，并进而导致丙肝后肝硬化，肝硬化失代偿时，肝组织被反复破坏，又被纤维组织反复修复，加之免疫系统与各种致癌因子的参与，肝细胞突变，最终有可能发展成为肝癌。一旦确诊丙肝，应立即到正规医院治疗，听从专科医生的指导，进行规范保肝、抗丙肝病毒治疗，切忌自行购药服药，或轻信虚假广告宣传。

Q: **与丙型病毒性肝炎相关的术语及定义如何判读？**

　　① HCV 感染：HCV 在体内活跃复制，其标志是血液中的 HCV 阳性。②慢

性 HCV 感染：感染 HCV 后，感染持续 6 个月或更长时间。③持续病毒学应答（SVR）：按照治疗方案完成治疗 12 周或 24 周后，血液中检测不到 HCV RNA，SVR 被认为相当于 HCV 感染被治愈的标志。④病毒学突破：治疗结束时血液中检测不到 HCV RNA，但在随后治疗过程中又检测到 HCV RNA，且不是由新的 HCV 感染引起的。⑤复发：治疗结束时血液中检测不到 HCV RNA，但在治疗结束后 12 周或 24 周内检测到 HCV RNA。⑥初治：既往未经过任何抗病毒药物治疗。⑦ DAAs（是指针对丙型肝炎病毒生命周期中的病毒蛋白、靶向特异性治疗的小分子化合物）经治：既往经过规范的 DAAs 药物抗病毒治疗，但是治疗失败，包括含 NS5A（一种 HCV 蛋白，是潜在的抗病毒靶标，对早期病毒 RNA 的复制和后期病毒组装非常关键）抑制剂的 DAAs 经治和不含 NS5A 抑制剂的 DAAs 经治。

Q: 丙肝的发展过程是怎样的？

丙肝具有感染隐匿、临床症状轻、肝功能异常不显著、进展缓慢，但易于慢性化，甚至发生肝硬化、肝癌的特点。丙肝感染后 1 ~ 3 周，在外周血中可检测到 HCV RNA，急性 HCV 感染者出现临床症状时，仅 50% ~ 70% 抗 –HCV阳性，3 个月后约 90% 患者抗 –HCV 阳转，最高 45% 的急性 HCV 感染者可自发清除病毒，多数发生于出现症状后的 12 周内，病毒血症持续 6 个月仍未清除者为慢性 HCV 感染，急性丙型肝炎易于慢性化，慢性化率为 55% ~ 85%，病毒清除后，抗 –HCV 仍可阳性。HCV 进展多缓慢，感染后 20 年，肝硬化发生率为 5% ~ 15%，肝硬化失代偿年发生率为 3% ~ 4%，肝细胞癌年发生率为 2% ~ 4%。

Q: 什么情况下应考虑去做丙肝检查？

丙肝症状并不明显，以下情况是导致 HCV 感染，并最终导致丙肝的高危因素：①曾接受过输血、器官移植或其他手术，与他人共用过注射器；②使用未经严格消毒的医疗器械侵入性操作，如口腔科治疗、内镜检查及各种穿刺等；③长期接受血液透析，曾使用未经严格消毒的器械进行过文身、穿耳孔等；④曾与丙肝病毒感染者发生过性行为，且没有使用安全套；⑤有多性伴或男男性行为，且没有使用安全套；⑥怀孕前或怀孕期间感染了丙肝病毒的妇女所生子女。如果有上述情况存在，即应考虑及时到医院做丙肝相关项目检查。

Q: 丙肝的传播途径是什么？

丙肝病毒主要通过血液、性和母婴等方式传播，其中血液传播是丙肝最主要的传播途径。①经输血和血制品、单采血浆回输血细胞传播；②经破损的皮肤和黏膜传播，包括使用非一次性注射器和针头、未经严格消毒的牙科器械、内镜、侵袭性操作和针刺等，共用剃须刀、共用牙刷、修足、文身和穿耳孔环等，注射药瘾者共用注射器和不安全注射等。意外刺伤、侵入性医疗检查及治疗、血液透析、器官移植等医源性传播也不能忽视。③部分患者通过性接触，由皮肤黏膜微小损伤传染。④母婴传播：丙肝病毒可通过胎盘及脐静脉，由母亲传染给胎儿，分娩过程中新生儿通过产道时皮肤擦伤可发生接触性感染。传播途径的关键点是"经血液"。

Q: 怀孕妇女会将丙肝病毒传给孩子吗？

丙肝是可以通过母婴垂直传播途径传染给子女的，其概率为 5% ~ 10%。丙肝病毒可通过胎盘或者分娩过程感染新生儿。因此建议感染了丙肝的妇女在治愈前应尽量避免怀孕。如果在怀孕后查出已经感染了丙肝病毒，则应避免羊膜腔穿刺，尽量缩短产程，保证胎盘的完整性，最大限度减少新生儿暴露于母血的机会，以减少母婴传播。

Q: 母乳喂养会造成丙肝传播吗？

母婴传播可分为产前（宫内）感染、产中（分娩时感染）传播和产后传播。产后传播主要是指哺乳传播，因乳汁中可检出 HCV RNA，所以在乳汁通过胎儿消化道的任意环节，只要有炎症、破损，就会增加 HCV 感染的机会，所以哺乳可以传播 HCV，特别是乳头有破损时，要避免母乳喂养。

Q: 工作和日常生活接触会不会传染丙肝？

工作和日常接触，如握手、拥抱、打喷嚏、咳嗽、礼仪性接吻、共用餐具、一起吃饭、共用喝水的水杯、聊天、共用劳动工具、共用厕所、共用办公用品、共用钱币和其他无皮肤破损或血液暴露接触的行为一般不会传染丙肝病毒。重点是无皮肤黏膜的破损及血液暴露。

Q: 丙肝有哪些症状？

急性和慢性丙肝患者的症状都不明显，很多患者可无症状、亚临床症状发展数年，往往在偶然的情况下被检查出了丙肝，经常在常规检查或体检时，或输血、手术前的常规检查时被发现。慢性丙肝多由急性丙型肝炎演变而来，分为轻度慢性肝炎和中度慢性肝炎，因临床上症状、体征常不显著，以单项 ALT 增高为唯一异常现象的病例较多，故常为亚临床型。如果有症状，常表现为乏力、食欲缺乏、关节疼痛、厌食、恶心、厌油腻和发热。若发展成丙型肝炎后肝硬化则可出现黄疸、腹胀、双下肢水肿或食管静脉破裂出血等。但是，有无症状或症状是否明显与肝脏的病损程度不成比例。

Q: 什么是 HCV 与 HBV 重叠感染？

急性 HCV 和乙肝病毒（HBV）混合感染可见于大量输血后，患者可出现抗 HCV 和 HCV RNA 阳性，抗 HBe IgM 阳性伴低水平 HBsAg，HBeAg 和 HBV DNA 可为阴性，提示 HCV 可干扰 HBV 的复制。在我国慢性乙肝患者中，合并抗 HCV 阳性者占 2% ~ 5%，重叠感染可加剧肝脏损害。对难以区分感染先后者统称为混合感染，通常情况下，也指细菌感染合并病毒感染。若能明确 HCV 或 HBV 感染先后者，称为 HCV（先）重叠 HBV 感染（后），反之亦然，明确重叠感染可帮助提供治疗方案的选择。

Q: HCV 与 HIV 重叠感染结果会怎么样？

与 HCV 单纯感染的患者相比，HCV 与 HIV 重叠感染具有其特殊性：疾病的进展速度加快，加速了 7 倍之多；增加了肝硬化的危险性，也缩短了发展到肝硬化的时间（感染 HCV 后 10 年内）；增加了病死率；增加了从代偿期肝硬化转变为失代偿期的可能性，其发生肝脏相关死亡的危险性增加了 5 倍之多，HCV 复制增加了 8 倍。

Q: 丙肝与肝细胞癌（HCC）的关系如何？

HCC 是慢性丙型肝炎重要的并发症之一，根据文献资料报道，HCV 感染是 HCC 最常见的病因。如果慢性丙型肝炎未发展至肝硬化，则 HCC 的发生率很低。HCV 感染所致肝硬化患者每年 HCC 的发生率相对较高，可达

2.6% ~ 6.9%。在我国 HCC 患者中，抗 HCV 检出率为 10.96% ~ 59%。较之于乙肝，丙肝患病后发生肝硬化并在此基础上发生癌变的比例更高，因此早期发现、及时诊断并在此基础上进行抗丙肝病毒治疗就显得意义重大，也为降低 HCC 的发生提供了可能。

Q: 丙肝的检查包括哪些？

常用的检测方法有丙肝病毒抗体（抗 –HCV）检测：HCV 感染后，机体可产生相应的抗体，是一种最基础的检测，仅提示该患者系丙肝病毒感染，常作为筛查，检测结果阳性需要进一步做丙肝病毒核酸检测（HCV RNA）。

HCV RNA 检测：在感染 HCV 几天内，即在 ALT 升高及抗 –HCV 出现前几周，即可测出 HCV RNA，若滴度增高，提示体内存在存活的丙肝病毒，并可复制；滴度越高，病毒复制越活跃，传染性越大，病情进展也愈快，肝病界经常把 HCV RNA 及 HBV–RNA 数值高低称作病毒载量，因此 HCV RNA 可作为 HCV 感染的早期诊断指标，也可作为 HCV 复制、转归及有无传染性的指标，有助于了解病毒复制程度、抗病毒治疗的选择及疗效评估等。

HCV 基因分型：采用基因型特异型 DAAs 方案治疗的感染者，需要先检测基因型。目前能够检索到的国内较近 HCV 基因检测是 2018 年 3 月上海交通大学医学院附属瑞金医院、金域医学检验中心发表的资料。

HCV RASs 检测：目前检测 RASs 的方法包括 PCR 产物直接测序法和新一代深度测序方法，PCR 产物直接测序法能够满足临床上 DAAs 方案选择的需求。

Q: 丙肝的治疗方案是什么？

国内丙肝有效的传统治疗仍然是干扰素联合利巴韦林治疗，主要指导意见为 2014 年以前的丙肝治疗指南，疗程根据患者的不同病毒基因型通常分为 24 周和 48 周，或者更长，但是不良反应大且疗效一般。

目前丙型肝炎治疗方案是 DDA 方案，有考虑基因分型的，目前也有泛基因型的索磷布韦维帕他韦片，同时要考虑是否有其他疾病以及服用其他药物，根据药物的相互作用进行选择，疗程要看目前肝脏是否有肝硬化，是失代偿期还是代偿期。根据丙肝治疗指南又分为初治或 PRS 经治的无肝硬化丙型肝炎病毒感染者方案与初治或 PRS 经治的代偿期肝硬化丙型肝炎病毒感染者方案。

Q: **初治或 PRS 经治的无肝硬化丙型肝炎病毒感染者治疗方案如何选择？**

表 3-1　初治或 PRS 经治的无肝硬化丙型肝炎病毒感染者治疗方案
（丙肝防治指南 2019 年版）

基因型	既往治疗经验	SOF/VEL	GLE/PIB	SOF/VEL/VOX	SOF/LDV	GZR/EBR	OBV/PTV+DSV
基因1a 型	初治	12 周	8 周	不推荐	12 周	12 周	不推荐
	经治	12 周	8 周	不推荐	12 周 +RBV/24 周	16 周 +RBV	不推荐
基因1b 型	初治	12 周	8 周	不推荐	8 周 /24 周	12 周	8 周（F0 ~ F2），12 周（F3）
	经治	12 周	8 周	不推荐	12 周	12 周	12 周
基因2 型	初治	12 周	8 周	不推荐	12 周	不推荐	不推荐
	经治	12 周	8 周	不推荐	12 周	不推荐	不推荐
基因3 型	初治	12 周	8 周	不推荐	不推荐	不推荐	不推荐
	经治	12 周	16 周	不推荐	不推荐	不推荐	不推荐
基因4 型	初治	12 周	8 周	不推荐	12 周	12 周	不推荐
	经治	12 周	8 周	不推荐	不推荐	16 周 +RBV	不推荐
基因5 型	初治	12 周	8 周	不推荐	12 周	不推荐	不推荐
	经治	12 周	8 周	不推荐	不推荐	不推荐	不推荐
基因6 型	初治	12 周	8 周	不推荐	12 周	不推荐	不推荐
	经治	12 周	8 周	不推荐	不推荐	不推荐	不推荐

　　注：PRS，聚乙二醇干扰素联合利巴韦林或索磷布韦；SOF，索磷布韦；VEL，维帕他韦；GLE，格卡瑞韦；PIB，哌仑他韦；VOX，伏西瑞韦；LDV，来迪帕韦；GZR，格拉瑞韦；EBR，艾尔巴韦；OBV，奥比他韦；PTV，帕立瑞韦；DSV，达塞布韦；RBV，利巴韦林。

Q: **初治或 PRS 经治的代偿期肝硬化丙型肝炎病毒感染者治疗方案如何选择？**

表 3-2　初治或 PRS 经治的代偿期肝硬化丙型肝炎病毒感染者治疗方案
（丙肝防治指南 2019 年版）

基因型	既往治疗经验	SOF/VEL	GLE/PIB	SOF/VEL/VOX	SOF/LDV	GZR/EBR	OBV/PTV+DSV
基因1a 型	初治	12 周	12 周	不推荐	12 周 +RBV/24 周	12 周	不推荐
	经治	12 周	12 周	不推荐	不推荐	16 周 +RBV	不推荐

基因型	既往治疗经验	SOF/VEL	GLE/PIB	SOF/VEL/VOX	SOF/LDV	GZR/EBR	OBV/PTV+DSV
基因1b型	初治	12周	12周	不推荐	12周+RBV/24周	12周	12周
	经治	12周	12周	不推荐	12周+RBV/24周	12周	12周
基因2型	初治	12周	12周	不推荐	12周+RBV/24周	不推荐	不推荐
	经治	12周	12周	不推荐	12周+RBV/24周	不推荐	不推荐
基因3型	初治	12周+RBV	12周	12周	不推荐	不推荐	不推荐
	经治	12周+RBV	16周	12周	不推荐	不推荐	不推荐
基因4型	初治	12周	12周	不推荐	12周+RBV/24周	12周	不推荐
	经治	12周	12周	不推荐	不推荐	16周+RBV	不推荐
基因5型	初治	12周	12周	不推荐	12周+RBV/24周	不推荐	不推荐
	经治	12周	12周	不推荐	不推荐	不推荐	不推荐
基因6型	初治	12周	12周	不推荐	12周+RBV/24周	不推荐	不推荐
	经治	12周	12周	不推荐	不推荐	不推荐	不推荐

注：PRS，聚乙二醇干扰素联合利巴韦林或索磷布韦；SOF，索磷布韦；VEL，维帕他韦；GLE，格卡瑞韦；PIB，哌仑他韦；VOX，伏西瑞韦；LDV，来迪帕韦；GZR，格拉瑞韦；EBR，艾尔巴韦；OBV，奥比他韦；PTV，帕立瑞韦；DSV，达塞布韦；RBV，利巴韦林。

Q: 新近获得 HCV 感染者如何治疗，其适用范围是什么？

新近 HCV 感染的患者，应当使用索磷布韦/维帕他韦或格卡瑞韦/哌仑他韦治疗 8 周，并定期复查抗 HCV RNA、肝功能及 B 超，有条件者行肝硬度检查，并要考虑是否有其他疾病以及使用药物与抗丙肝病毒药物的相互作用。因有延迟复发的报道，应监测持续病毒应答率 12 个月（SVR12）、持续病毒应答率 24 个月（SVR24），如有复发，按经治重新确定治疗方案。如无明确的 HCV

传播证据，不建议在暴露后预防性使用丙肝抗病毒药物治疗。

至于适用范围，所有 HCV RNA 阳性的患者，不论是否有肝硬化、是否合并慢性肾脏疾病或者肝外表现，均应接受抗病毒治疗。从丙肝向丙肝后肝硬化发展过程中的进展期肝纤维化或丙肝后肝硬化，已形成显著的肝外受损表现，肝移植后 HCV RNA 复发，以及合并加速肝病进展的疾病，患者均需立即进行治疗。

Q: 丙肝治疗期间如何进行治疗监测？

患者治疗过程中应进行疗效监测和安全性监测。

疗效监测主要是检测 HCV RNA，建议在治疗前的基线、治疗后 4 周、治疗结束时、治疗结束后 12 周或 24 周检测 HCV RNA，以保证患者的 SVR HCV RNA 能够持续转阴。接受包含 DAA 治疗方案的患者每次就诊均需评估临床不良反应。

需监测基线和治疗后 12 周 /24 周的谷丙转氨酶（ALT）水平，以评价肝功能受损程度。必要时可监测谷草转氨酶（AST）及 AST/ALT 比值，若扩大范围则需在酶损害、胆红素代谢、蛋白代谢及凝血机制 4 个方面进行评估，这就需要接受专业医生指导。治疗期间，若 ALT 出现 10 倍升高，需提前终止治疗；患者 ALT 升高小于 10 倍时，伴有疲乏、恶心、呕吐、黄疸，或胆红素、碱性磷酸酶、国际标准化比值显著升高，特别是凝血酶原活动度降低，需提前终止治疗；ALT 升高小于 10 倍，且无症状者，需密切监测，每 2 周复查 1 次，如果 ALT 水平持续升高，需提前终止治疗。以上监测的目的是防止原发病导致的肝功能衰竭或可能的药物性肝损害加剧病情。

肾小球滤过率（eGFR）水平下降的患者索磷布韦治疗中需每个月监测肾功能。

育龄期妇女和（或）其男性伴侣在使用索磷布韦时，必须在用药时以及用药 6 个月内采用有效避孕措施。

机制表明，索磷布韦与达拉他韦、西美瑞韦、来迪帕韦与胺碘酮合用有导致心动过缓和心脏传导阻滞的情况，应密切监测。

Q: 丙肝的治疗目标和治疗终点？

抗病毒治疗的目标是清除 HCV，获得治愈，清除或减轻 HCV 相关肝损害和肝外表现，逆转肝纤维化，阻止丙型肝炎进展为肝硬化，进而出现失代偿或肝癌的发生，提高患者的生存质量与长期生存率，预防 HCV 的传播。

治疗的终点为抗病毒治疗结束后 12 周或 24 周，采用敏感检测方法（检测下限 ≤ 15 IU/mL）检测的血清或血浆 HCV RNA 检测不到 SVR12、SVR24。患者的转氨酶恢复正常，血液中丙肝病毒核酸转阴，无症状及体征持续 3 年以上即视为临床治愈。

❓ 丙型肝炎领域的研究进展如何？

以 SOF 为基础的方案助力丙肝消除。① SOF/VEL 简化治疗减少随访监测策略有助于减少患者脱失，患者依存性好，利于基层开展丙肝治疗。②基于 SOF 的方案用于各期慢性肾功能损害的患者安全有效；我国已批准 SOF/VEL 应用于任何程度的肾功能损害患者（包括透析患者），且无须调整剂量，但应每月监测肾小球滤过率；③基于 SOF 的方案对于儿童 / 青少年感染者疗效高，且耐受性良好，不良事件与成人相似。

丙肝诊疗衔接优化。①新加坡与马来西亚调查研究均显示公众对病毒性肝炎，尤其是慢性丙肝的认知缺乏，且因发病率较低，我国国民乃至医务界认知严重不足；②可借鉴众包（Crowdsourcing）群策群力模式、院内 R.N.A 模式（一步诊断 + 自动预约就诊 + 电话回访失访患者）；③ COMPACT 研究丙肝高发区综合护理策略，提升丙肝公众认知、改善诊疗衔接。

评估、检测及随访流程烦琐、项目繁多；部分人群没有合适的治疗选择，不利于开展全员治疗，患者脱失严重。

❓ 如何对丙肝患者进行随访？

对于未治疗或治疗失败的患者，或因某种原因未进行抗病毒治疗者，应了解其未治疗的原因，以及其原因对于丙型肝炎疾病发展的可能影响。根据未治疗的具体原因和疾病状态，首先治疗对总体生存影响最重要的疾病，积极治疗禁忌证和并发症，以便寻求抗病毒治疗的时机。如果确定目前不能治疗，推荐以无创诊断方式每年复查，最好以无创检测肝硬度的方式及纤维化检验，评价一次肝纤维化的进展情况，对于有肝硬化基础的患者，推荐每 6 个月复查一次腹部超声检查和血清甲胎蛋白（AFP）。

对于既往抗病毒治疗失败者，应该明确既往治疗的方案、治疗失败的临床类型、有无肝硬化，根据药物可及性和直接抗病毒药物的靶点不同，选择无交叉靶点的直接抗病毒药物组合方案，并推荐以无创诊断的方式每年复查一次，评价肝纤维化的进展情况，对于有肝硬化基础的患者，推荐每 6 个月复查一次腹部超声检查（观察门静脉、脾静脉扩张程度）和血清甲胎蛋白，以防早期发生癌变。每年复查一次胃镜，观察食管胃底静脉曲张情况，目的是发现丙肝转为肝硬化情况，有利于及时处理；提早发现 HCC，采取相应对策。

Q: 怎样才能预防丙肝？

主要是早发现并控制传染源，切断传播途径尤为重要，进而保护易感人群。①拒绝毒品，不共用针具注射毒品；②倡导无偿献血，杜绝非法采、供血；③避免不必要的注射、输血和使用血液制品；④不与别人共用剃须刀、牙刷；⑤遵守性道德，保持单一性伴侣，正确使用安全套；⑥感染丙肝病毒的妇女在治愈前应尽量避免怀孕。

Q: 丙肝患者的生活要注意哪些问题？

绝对不能喝酒，因为酒精会加重肝脏损害，削弱与破坏肝脏解毒功能，加速肝硬化发生。应禁饮各种酒类饮品，除了治疗丙肝的药物外，应该尽量减少服用其他药物，以避免不必要的药物互相影响，减轻肝脏的负担。适当休息，保证足够睡眠，避免重体力劳动，注重营养均衡，食物宜清淡、少油腻，多吃新鲜蔬菜和水果，适当增加豆制品类食物，保持心情舒畅，增加交流与沟通。适当增加户外活动，呼吸新鲜空气，保持身心愉悦。要定期复查，及时发现无症状的丙肝患者，及时规范治疗。出现身体不适或病情变化及时与专科医生进行沟通，按照医嘱处理。

第四节 艾滋病

Q: 什么是艾滋病?

对大多数人来说,艾滋病不是一种陌生的疾病,但仍对这种疾病"谈虎色变",其定义是获得性免疫缺陷综合征,是由人类免疫缺陷病毒(艾滋病病毒,HIV)引起的慢性传染病。简单来说,这种病毒进入人体后,主要攻击人类的免疫细胞,可使免疫细胞的功能受损,甚至缺陷。而免疫细胞可理解为人体的"御林军",当"御林军"被"侵袭"后,机体的防御功能明显下降,可致各种机会性感染和肿瘤的发生。

Q: 哪些人群是艾滋病的高发人群?

人群普遍易感,发病年龄以 40 岁以下最多见,15 ~ 49 岁的发病者占 80%,因该年龄为性活跃期,且 HIV 传播以性接触、血液、母婴传播为主,故男男同性恋者、性伴侣不固定者、吸毒者、多次接受输血及血液制品者均为高危人群。

Q: 人类免疫缺陷病毒是如何传播的?

艾滋病传染源为 HIV 感染者和艾滋病患者,主要通过性接触、血液接触和母婴传播。HIV 广泛存在于血液、精液和阴道分泌物中,并且唾液、眼泪和乳汁等体液中也含有 HIV。①性传播(包括同性、异性和双性)是主要的传播途径,通过性接触,HIV 即可侵入机体,精液中 HIV 含量远远高于阴道分泌物。②吸毒人员共用针具静脉吸毒,输入含有 HIV 的血液或血制品等均可被感染。③含 HIV 的孕妇可通过胎盘、产道及产后血性分泌物、乳汁传染给婴儿。

Q: 蚊子叮咬会造成 HIV 传播吗?

艾滋病不是虫媒传染病,蚊子叮咬后不会造成 HIV 传播,首先 HIV 病毒不能在蚊子体内生长繁殖，甚至一段时间后就会灭活。其次，蚊子吸取艾滋病患者的血量非常少，HIV 病毒载量非常低，不足以造成传播。

Q: 献血会感染 HIV 吗？

正规的医疗单位和血站采血的器具都是经过严格消毒的，采血的过程都是无菌操作，所以正规献血是不会被感染艾滋病病毒的。

Q: 怎样知道是否感染了艾滋病病毒？

艾滋病病毒感染诊断的金标准是 HIV1/HIV2 抗体检测。金标准是指当前国内外公认的、诊断某种疾病最可靠的、在临床上能获得肯定结论的方法，可分为筛查试验（初筛和复检）、确诊试验两步，采用化验室检测方法筛查 gp24 及 gp120 抗体，灵敏度可达 99%。通常抗体初筛检测结果要经过蛋白印迹检测确认，这便是确诊试验。抗原检测对抗体产生窗口期和新生儿早期感染有帮助。病毒培养因操作复杂，主要用于科研，病毒载量测定有助于了解疾病进展，提供抗病毒治疗的依据，评估治疗效果，指导或调整治疗方案，以及提供早期诊断依据。

Q: 艾滋病病毒感染者与艾滋病患者有什么区别？

艾滋病病毒感染者与艾滋病患者的共同点为均感染了艾滋病病毒，而前者并不是即刻便会转变为艾滋病患者，短者数月，长者可达数年，由 HIV 病毒感染后潜伏期的长短决定，多数平均 8 ~ 9 年的潜伏期后才会进展为艾滋病患者。也就是说，感染者不一定是艾滋病患者，艾滋病患者肯定是感染者。需经过一系列的发病机制，病毒侵犯人体免疫系统，导致免疫功能缺陷而引起各种机会性感染发生，具备艾滋病的临床表现，感染者便转变为艾滋病患者。

Q: 什么是艾滋病的潜伏期和窗口期？

艾滋病的潜伏期和窗口期是两个不同的时间段，属于不同的概念，有一个共同点在于这两个时间段均无相关临床症状出现。潜伏期一般包含窗口期，艾滋病窗口期是指艾滋病病毒感染人体后到通过医学手段检测到艾滋病抗体或病毒之间的一段时间，所以说窗口期的长短与检测手段的敏感性直接相关，而医学上研究艾滋病窗口期时间的重要意义在于避免把那些在窗口期献血的艾滋病病毒携带者的血液输给正常人，从而导致艾滋病的传播。而过了窗口期艾滋病病毒就能够完全被检测到，所以医学上一直在努力通过改进检测技术来缩短艾滋病窗口期的时间，这样就能减少献血导致感染艾滋病的事件发生。目前大多数医院均采用第三代检测技术，窗口期平均为 22 天，范围是 14 ~ 35 天。而潜伏期为感染艾滋病病毒后到出现临床症状之前的这段时间，平均 8 ~ 9 年，可短至数月，也可长达 15 年。同时，如果窗口期已过，在潜伏期是可以检测到艾滋病抗体的。

Q: 艾滋病患者有哪些症状？

从初始感染艾滋病病毒到终末期，与艾滋病病毒相关的临床表现呈多种多样。首先，艾滋病相关症状主要表现为持续 1 个月以上的发热、盗汗、腹泻，体重减轻 10% 以上。部分患者表现为神经精神症状，如记忆力减退、精神淡漠、性格改变、头痛、癫痫及痴呆等。另外，还可出现持续性全身淋巴结肿大，其特点为①除腹股沟以外有两个或两个以上部位的淋巴结肿大；②淋巴结直径 ≥ 1 cm，无压痛，无粘连；③持续时间 3 个月以上。

出现各种机会性感染及肿瘤。①呼吸系统：人肺孢子菌引起的肺孢子菌肺炎，表现为慢性咳嗽、发热，发绀，血氧分压降低，少有肺部啰音。胸部 X 线显示间质性肺炎。结核分枝杆菌、鸟胞内复合体分枝杆菌可引起肺结核。巨细胞病毒、假丝酵母菌及隐球菌可引起病毒性肺炎、复发性细菌性肺炎、真菌性肺炎。卡波西肉瘤也常侵犯肺部。②中枢神经系统：可发生新型隐球菌脑膜炎、结核性脑膜炎、弓形虫脑病、各种病毒性脑膜脑炎。③消化系统：引起白色念珠菌食管炎、巨细胞病毒性食管炎、肠炎，沙门菌、痢疾杆菌、空肠弯曲菌及隐孢子虫性肠炎；表现为鹅口疮、食管炎或溃疡、吞咽疼痛、胸骨后烧灼感、腹泻、体重减轻，男男同性恋感染性肛周炎、直肠炎，粪检和内镜检查有助诊断；隐孢子虫、肝炎病毒及巨细胞病毒感染可导致血清转氨酶升高，偶可有胆囊机会性感染和肿瘤等。④口腔：发生鹅口疮、舌毛状白斑、复发性口腔溃疡、牙龈炎等。⑤皮肤：发生带状疱疹、传染性软疣、尖锐湿疣、真菌性皮炎和甲癣。⑥眼部：发生巨细胞病毒性视网膜炎和弓形虫性视网膜炎，表现为眼底絮状白斑。眼睑、眼板腺、泪腺、结膜及虹膜等常受卡波西肉瘤侵犯。⑦肿瘤：引起恶性淋巴瘤、卡波西肉瘤等。卡波西肉瘤侵犯下肢皮肤和口腔黏膜，可出现紫红色或深蓝色浸润斑或结节，融合成片，表面溃疡并向四周扩散。这种恶性病变可出现于淋巴结和内脏。

Q: 及早发现艾滋病病毒感染者的措施是什么？

艾滋病主要经性接触、血液及母婴传播，诊断需密切结合流行病学史（如不安全的性生活史、静脉注射毒品史、输入未经 HIV 抗体检测的血液或血液制品、HIV 抗体阳性者所生子女或职业暴露史等）、临床表现和实验室检查等进行综合分析，并慎重做出诊断。其中实验室检查至关重要，经筛查试验、确诊试验证实 HIV 抗体阳性，即可明确 HIV 感染，同时检测时间需关注"窗口期"。窗口期是指艾滋病病毒感染人体后到通过医学手段检测到艾滋病抗体或病毒之间的这段时间。

Q: 艾滋病可分为哪几期？

根据我国有关艾滋病的诊疗标准和指南，将艾滋病分为急性期、无症状期和艾滋病期。

急性期：通常发生在初次感染艾滋病病毒的 2 ~ 4 周，部分感染者出现艾滋病病毒血症和免疫系统急性损伤的临床症状。大多数患者临床症状轻微，持续 1 ~ 3 周后缓解。临床表现以发热最为常见，可伴有全身不适、头痛、盗汗、恶心、呕吐、腹泻、咽痛、肌痛、关节痛、皮疹、淋巴结肿大及神经系统症状等。此期血清可检出 HIV RNA 及 p24 抗原。p24 抗原有利于早期诊断，但价格昂贵，多用于特殊需求。而艾滋病病毒抗体则在感染后 2 ~ 4 周才出现，其中仅中和抗体具有抗病毒作用。CD4$^+$T 淋巴细胞计数一过性减少，同时 CD4/CD8 比例倒置，部分患者可有轻度白细胞和（或）血小板减少或肝功能异常。

无症状期：可从急性期进入此期，或无明显的急性期症状而直接进入此期。此期持续时间一般为 6 ~ 8 年，其时间长短与感染病毒的数量、病毒型别、感染途径、机体免疫状况的个体差异、营养、卫生条件及生活习惯等因素有关。此期由于艾滋病病毒在感染者体内不断复制，具有传染性。因免疫系统受损，CD4$^+$T 淋巴细胞计数逐渐下降，多数在 350 个 /mm^3 以下。

艾滋病期：此为感染艾滋病病毒后的终末期。患者 CD4$^+$T 淋巴细胞计数明显下降，多 < 200 个 /mm^3，血浆病毒载量明显升高。此期主要的临床表现为艾滋病相关症状、各种机会性感染及肿瘤。

Q: 感染了艾滋病病毒该怎么办？

首先不必过度惊慌，而应正视现实，保持积极乐观的情绪，积极与专科医生建立联系，需要尽可能及时行抗病毒治疗，最大限度地抑制病毒复制，使病毒载量降低至检测下限并减少病毒变异；重建免疫功能；降低异常的免疫激活；减少病毒传播，预防母婴传播；降低 HIV 感染的发病率和病死率，降低非艾滋病相关疾病的发病率和病死率，使患者获得正常的预期寿命，提高生命质量。同时戒烟、戒酒，养成良好的生活习惯，适当锻炼身体。

Q: 预防艾滋病母婴传播应该注意什么事项？

预防艾滋病母婴传播应该综合考虑三个原则：①降低艾滋病母婴传播率；②提高婴儿健康水平和婴儿存活率；③关注母亲及所生儿童的健康。预防艾滋病母婴传播的有效措施为尽早服用药物干预＋安全助产＋产后喂养指导。艾滋病感染母亲所生婴儿应在出生后尽早（6 小时内）预防性服用抗病毒药物，具体服药方案根据暴露风险而确定。对于已确定艾滋病感染的孕妇，主动提供预防艾滋病母婴传播的咨询与评估，由孕产妇及其家人在知情同意的基础上做出终止妊娠或继续妊娠的决定。应当对艾滋病感染孕产妇所生的儿童提倡人工喂养，避免母乳喂养，杜绝混合喂养。

Q: 什么是 HIV 职业暴露？

HIV 职业暴露是指医务人员从事诊疗、护理等工作过程中意外被艾滋病病毒感染者或艾滋病病患者的血液、体液污染了皮肤或者黏膜，或者被含有艾滋病病毒的血液、体液污染了的针头及其他锐器刺破皮肤，有可能被艾滋病病毒感染的情况。预防职业暴露的措施主要是规范操作，做好标准预防。

Q: HIV 暴露后如何预防？

无论是由于职业暴露还是性行为暴露，在可能暴露后通过短期使用抗病毒药物治疗以减少感染 HIV 的可能。暴露的途径 80%～90% 见于针刺伤，其他包括锐器割伤，破损的皮肤黏膜接触，血液、体液喷溅到眼、鼻腔等。但大多数的接触是不至于引起感染的，当然暴露源病毒载量越高、暴露源为晚期 HIV 患者，危险性越大。

职业暴露后的处理原则：用肥皂液和流动的清水清洗被污染局部；污染眼

部等黏膜时，应用大量等渗氯化钠溶液反复对黏膜进行冲洗；存在伤口时，应轻柔地由近心端向远心端挤压伤处，尽可能挤出损伤处的血液，再用肥皂液和流动的清水冲洗伤口；用75%乙醇、0.5%碘伏对伤口局部进行消毒，并预防性用药。

Q: HIV 职业暴露后的预防用药是什么？

开始用药的时间及疗程：在发生 HIV 暴露后尽可能在最短的时间内（尽可能在 2 小时内）进行预防性用药，最好不超过 24 小时，最迟不超过 72 小时，连续服用 28 天。

HIV 职业暴露后预防性用药的原则及阻断方案：首选推荐方案为替诺福韦/恩曲他滨＋拉替拉韦（或多替拉韦）；也可考虑选择比克替拉韦/恩曲他滨/丙酚替诺福韦。如果整合酶链转移酶抑制剂不可及，根据实际情况，可调整使用蛋白酶抑制剂，如洛匹那韦/利托那韦和达芦那韦/考比司他；对合并肾功能下降并排除有 HBV 感染的患者可以使用齐多夫定/拉米夫定。国内有研究显示，含艾博韦泰的 PEP 方案（艾博韦泰＋多替拉韦，或艾博韦泰＋替诺福韦＋拉米夫定）具有较高的治疗完成率和依从性，以及很好的安全性，但这方面尚需积累更多的研究证据。

Q: HIV 职业暴露后的监测及咨询是什么？

HIV 职业暴露后的监测：发生 HIV 职业暴露后立即、4 周、8 周、12 周和 24 周检测 HIV 抗体。对合并 HBV 感染的暴露者，注意停药后对 HBV 相关指标进行监测。

HIV 职业暴露后咨询：包括有关艾滋病测试血清由阴性转为阳性的危险概率，感染 HIV 后出现的早期症状（急性期），如发热、咽痛、盗汗、恶心、呕吐、腹泻、皮疹、关节疼痛、淋巴结肿大等。预防进一步传播的措施包括跟踪期内不应该献血和母乳喂养，性生活时戴避孕套。

Q: 非 HIV 职业暴露后的处置是什么？

非 HIV 职业暴露指除职业暴露外其他个人行为发生的 HIV 暴露。暴露评估及处理原则尤其是阻断用药与职业暴露相同。尤其注意评估后阻断用药是自愿的原则及规范随访，以尽早发现感染者。需注意的是，任何阻断都是在当事人自愿的前提下开展和实施，并签署知情同意书，强调规范随访。关注阻断前的 HBV 感染状态、肝肾功能和血常规的基线检测。

Q: 可以注射疫苗来预防艾滋病吗？

目前尚无艾滋病疫苗应用于临床，仍处于试验研究阶段。但令人欣慰的是，一种新型的 HIV 基因靶向疫苗已经开始人体试验，这种创新的 HIV 疫苗可强化艾滋病患者的免疫系统，使其对艾滋病病毒产生抗体。同时应注意对 HIV 感染者 / 艾滋病患者进行疫苗接种指导。如在乙肝表面抗原、乙肝表面抗体阴性的 HIV 感染人群，需尽早接种乙型肝炎疫苗。CD4$^+$T 淋巴细胞计数 < 200 个 /mm^3 的人群疫苗接种的成功率低于 HIV 阴性人群及 CD4$^+$T 淋巴细胞更高的 HIV 感染者，但仍建议接种乙型肝炎疫苗。HIV 感染者 / 艾滋病患者感染新型冠状病毒后易出现重症而导致病死率升高，HIV 感染者 / 艾滋病患者建议接种灭活新冠疫苗，也可考虑接种重组亚单位疫苗。

Q: 医生会拒绝给艾滋病患者提供诊疗服务吗？

为增进人们对艾滋病的认识，世界卫生组织于 1988 年将每年的 12 月 1 日定为世界艾滋病日，号召世界各国和国际组织在这一天举办活动，宣传和普及预防艾滋病的知识。世界艾滋病日的标志是红丝带，象征着大众对艾滋病感染者和艾滋病患者的关心和支持，唤起大众的同情与理解。世界艾滋病日设立以来，每年都有一个明确的宣传主题，2021 年艾滋病日宣传主题为"生命至上　终结艾滋　健康平等"。同时，根据国务院颁布的《艾滋病防治条例》第四十一条，"医疗机构不得因就诊的病人是艾滋病病毒感染者或者艾滋病病人，推诿或者拒绝对其其他疾病进行治疗"。因此，医生不会拒绝为艾滋病患者提供诊疗服务。

Q: 如何预防艾滋病？

艾滋病威胁着每一个人和每一个家庭，预防艾滋病是全社会的责任。公民应积极参加预防和控制艾滋病的宣教工作，学习和掌握预防艾滋病的基本知识，避免不洁性行为，加强自我保护，并把了解到的知识告诉他人。

学习掌握性健康知识，提高自我保护意识与技能，培养积极向上的生活方式，掌握科学的性知识，树立正确的性观念，保证安全的性行为。

艾滋病目前没有疫苗可以预防，掌握预防知识、拒绝危险性行为、做好自身防护才是最有效的预防手段。坚持每次正确使用安全套，选择质量合格的安全套，确保使用方法正确，可有效预防艾滋病/性病的感染与传播。

艾滋病通过含有艾滋病病毒的血液和体液（精液/阴道分泌物等）传播，共用学习用品、共同进餐、共用卫生间、握手、拥抱等日常接触不会传播。艾滋病病毒在下面这些体液中存在量大，具有很强的传染性：血液、精液、阴道分泌物、母乳、伤口渗出液。可以归纳为血液传播、性传播、母婴传播。日常学习和生活接触不会传播艾滋病病毒；蚊虫叮咬也不会传播艾滋病病毒。

注射吸毒会增加经血液感染艾滋病病毒的风险。与艾滋病病毒感染者共用针具吸毒会使病毒通过污染的针具传播。使用新型合成毒品（冰毒、摇头丸、K粉等）或者醉酒可刺激或抑制中枢神经活动，降低自己的风险意识，性伴侣数量和不安全性行为的频率增加，那么也会间接地增大 HIV 和性病的传染风险。

性病可增加感染艾滋病病毒的风险，必须及时到正规医疗机构诊治，性病患者感染艾滋病的危险更高。特别是像梅毒、生殖器疱疹和软下疳等以生殖器溃疡为特征的性病，溃疡使艾滋病病毒更容易入侵。

Q: 什么是鸡尾酒疗法？

鸡尾酒疗法最初被称为"高效抗反转录病毒疗法"（HAART），是由美籍华人科学家何大一于1996年提出的3种或3种以上抗病毒药物联合治疗艾滋病。该疗法把蛋白酶抑制剂与多种抗病毒药物联合使用，可以降低单一药物引起的耐药性，最大限度地抑制病毒的复制，使受损的机体免疫功能部分甚至完全恢复，从而延缓疾病的进展，延长患者的生命，提高生活质量。高效抗反转录病毒治疗是目前已被证实的针对艾滋病病毒感染最有效的治疗方法。近年来，在其他疾病中，也有类似的联合疗法，被称为相应的"鸡尾酒疗法"。

Q: 艾滋病的最新研究进展如何？

截至目前，艾滋病仍然是全球最大的公共卫生问题之一，亟须深入研究 HIV 的功能，以帮助研究人员开发出可以对抗这种疾病的新方法。随着鸡尾酒疗法的问世，HIV 感染者体内的病毒水平已可得到有效控制，甚至能达到临床指标上的低传染性，寿命接近正常人。2022 年 6 月 1 日，《自然》发表了一项关于艾滋病治疗的研究，试验中，作为常规抗反转录病毒治疗的替代疗法，联合使用两种广谱和单克隆抗体后，在长达 43 周的时间内，感染者体内的 HIV

水平得以控制且无反弹。目前比较新的研究，并没有提出有效根治艾滋病的方法，以后的骨髓移植或者是一些干细胞移植，可能是解决治疗艾滋病的方法。

Q: 2030 年人类能终结艾滋病吗？

2016 年 6 月，联合国大会艾滋病问题高级别会议召开，会议通过了《关于艾滋病毒 / 艾滋病问题的承诺宣言》。宣言承诺，将实现 2020 年快速具体目标和 2030 年终结艾滋病流行目标。2030 年的目标更加宏伟：新感染艾滋病毒者人数减少至 20 万人；死于艾滋病相关疾病的人数减少至 20 万人；艾滋病毒感染者面临的污名化和歧视减少 90%，弱势人群和重点人群实现零歧视。

2021 年初，联合国艾滋病规划署发布了关于艾滋病的最新统计概况：仅在 2020 年这一年内，全球艾滋病毒感染者人数为 3760 万人，全球新感染艾滋病毒者人数为 150 万人，死于艾滋病相关疾病的人数为 69 万人；所有艾滋病感染者中，有 84% 知道自己的情况，有 73% 正接受治疗，有 66% 体内病毒载量得到抑制。与五年前相比，全球在艾滋病预防与诊治方面确实取得了不错的进展，但是距离 2016 年制定的目标，还是有着不小的差距。

从我国来看，全球三大公共卫生问题——艾滋病、结核、疟疾，其中疟疾已经得到很好的控制，但结核、艾滋病仍是重大的健康危害问题。2004 年国家开始实施艾滋病"四免一关怀"政策。国家对于艾滋病的免费治疗投入很高，但还有一部分患者拒绝治疗。除了上述问题，在我国艾滋病还有一些问题值得特别关注，例如，男男性行为人群感染率持续上升，而且在中学生、大学生和青少年中比例较高；中老年异性商业性活动感染 HIV 没有得到控制；社会流动人口持续增加并将成为未来的一种常态，对流动人口的艾滋病预防成为一个薄弱点。这些问题的存在，都需要全社会共同参与艾滋病的防治工作。

Q: 艾滋病能被治愈吗？

1981 年，艾滋病首次在美国被发现，通过破坏人体的 T 细胞，进而阻断免疫过程，对人类健康造成极大威胁，艾滋病能不能治愈，这是广大患者最关心的问题，从 20 世纪 80 年代到现在，发现艾滋病已经过去 30 多年了，人类虽然进行了不懈的努力，但仍然没有找到一个根治的方法，即目前艾滋病还不能根治。

经过多年努力，人类在艾滋病的防治上已经取得了很大进步。2022 年 2 月

15 日，美国加州大学洛杉矶分校和约翰霍普金斯大学的研究团队在反转录病毒和机会性感染会议上报告了一个艾滋病治疗案例：一名接受脐带血干细胞移植治疗急性髓细胞白血病的女性艾滋病患者，在停止艾滋病药物治疗后，已经长达 14 个月没有检测到 HIV 病毒。这是全球第三个经干细胞移植实现艾滋病长期缓解的病例。艾滋病已经成为慢性病，经过治疗以后，这些艾滋病患者生活状态都非常好，生活质量也得以改善，病毒被控制到最低检测水平，CD4$^+$T 细胞能够达到很高的水平，甚至有些人 CD4$^+$T 细胞能够达到正常人水平，生活并不受到影响。干细胞移植技术给人类彻底治愈艾滋病带来曙光。

Q: 艾滋病"四免一关怀"政策是什么？

四免是指：①对农村居民和城镇未参加基本医疗保险等医疗保障制度的经济困难人员中的艾滋病病人，免费提供抗病毒治疗；②所有自愿接受艾滋病咨询检测的人员都可得到免费咨询和检测，且咨询和检测是保密的；③为感染艾滋病病毒的孕妇提供免费母婴阻断药物及婴儿检测试剂；④对艾滋病遗孤免收上学费用。

一关怀是指国家对生活困难的艾滋病患者给予必要的生活救济，积极扶持有生产能力的艾滋病感染者开展生产活动，不得歧视艾滋病感染者和患者。我们国家希望把所有 HIV 阳性患者都纳入治疗的范畴里面。

Q: 什么是梅毒？什么是梅毒螺旋体？

梅毒病简称梅毒，是由梅毒螺旋体（TP）引起的一种慢性传染病，主要通过性接触传播。早期主要侵犯皮肤黏膜、血管、中枢神经、骨骼系统及全身各器官，是一种复杂的全身性疾病。在《中华人民共和国传染病防治法》中，梅毒被列为乙类传染病。

TP 属于密螺旋体属，是一种小而纤细的螺旋状微生物，用普通染料不易着色，故又称为苍白螺旋体。有伸缩、旋转、蛇形 3 种运动方式。人是梅毒螺旋体唯一宿主，也就是说梅毒只能在人类中罹患。梅毒螺旋体的抵抗力极弱，离开人体后会很快死亡。肥皂水、一般的消毒剂（如苯酚、酒精）、煮沸、干燥等很容易将其杀死。TP 不耐热，加热至 42 ℃，2 个小时可将其杀死；但耐低温，TP 在 –78 ℃下可保存数年仍具有传染性。TP 对青霉素敏感。

Q: 梅毒在生活中常见吗？

梅毒在全世界流行，据世界卫生组织估计，全球每年约有 1200 万新发病例，主要集中在东南亚、南亚和次撒哈拉非洲这些地区，我国主要集中在广东省。近年来我国梅毒报告病例数持续增加，是报告病例数最多的性病，在这些报告病例中，以隐性梅毒最多，其次，一期梅毒、二期梅毒及胎传梅毒报告病例数也在增加。因此，梅毒在生活中并不鲜见。

Q: 梅毒的传染源是什么？

梅毒是人类特有的疾病，显性梅毒和隐性梅毒患者均是传染源，感染者的皮肤分泌物、血液、精液、乳汁和唾液均含有梅毒螺旋体。

Q: 梅毒通过什么途径传播？

梅毒传播途径包括性传播、垂直传播、血液传播及其他途径传播。

性传播是主要的传染途径，约 95% 的患者通过性接触由皮肤黏膜微小破损传染。

垂直传播发生在怀孕的任何阶段，梅毒螺旋体可通过胎盘及脐静脉由母体传染给胎儿，在分娩过程中新生儿通过产道时皮肤擦伤处也可以发生接触性感染。

血液传播是由梅毒患者或者潜伏期梅毒患者提供的血液或血液制品输入的传播方式。

其他途径传播：可经医疗侵入性操作、哺乳、接吻、接触污染的生活用具而感染。

Q: 什么人易感染梅毒？

人群对梅毒螺旋体普遍易感，嫖娼、卖淫、同性恋、双性恋等有不洁性行为者及静脉吸毒者均为高发人群。多位性伴侣、滥交，特别是未采取安全措施的性行为易感染梅毒。2014 年欧洲皮肤病学会制定的指南推荐：所有的孕妇、献血者、血液制品、器官移植、新近有性传播感染者、乙肝患者、丙肝患者、艾滋病感染者、疑有早期神经梅毒、高危性行为者都应常规筛查梅毒，并且所有的梅毒患者均应检测 HIV、HCV 及其他性病病原体。

Q: 接触梅毒患者后，多久发病？

获得性梅毒潜伏期一般为 9 天 ~ 3 个月，此期实验室检查血清反应呈阳性，可以查到梅毒感染证据，但无临床表现。

婴儿胎传梅毒大多数在出生 5 周后出现临床症状。

Q: 什么是潜伏梅毒？

潜伏梅毒是指患者感染梅毒后经过活动期，由于机体免疫力增强或者经过不规范的治疗后，其临床症状暂时消失，但未被治愈，血液中潜伏了梅毒螺旋体，故血清反应仍阳性，而脑脊液检查正常。可分为早期潜伏梅毒和晚期潜伏梅毒，以 2 年为界限，早期潜伏梅毒为感染 2 年以内者，晚期潜伏梅毒为感染 2 年以上者。胎传梅毒若未经过治疗，无临床症状，但血清反应呈阳性，视为先天潜伏梅毒。

Q: 获得性梅毒的表现有哪些？

一期梅毒：①皮肤表现，标志性临床特征为"硬下疳"，发生于不洁性交后 2 ~ 4 周，典型的硬下疳为单个、无痛无痒、圆形或椭圆形、边界清楚的溃疡、高出皮面、触之有软骨样硬度。好发于男性龟头、冠状沟、包皮，女性阴唇、尿道、会阴等处，疳疮不经过治疗，可自然消失。②近部淋巴结肿大，硬下疳出现 1 周内，可出现腹股沟或患部近处淋巴结肿大，呈无痛性、质地较硬、多孤立、无粘连、无红肿、无化脓溃破，也称为硬化性淋巴结炎，可持续较长时间。

二期梅毒：以二期梅毒疹为特征，一般在硬下疳消退后经过一段无症状期再发生，绝大部分发生在梅毒初次感染 3 个月以内。大约 1/4 的患者在初次感染 4 ~ 10 周后会出现二期梅毒征象。①皮肤梅毒疹：大约 90% 的患者会出现，最常见的疹型为斑疹、斑丘疹、脓疱疹及扁平湿疣等，皮疹特点为疹型多样、反复、广泛、对称、不痛、不痒、不留瘢痕。80% 累及躯干，50% 可累及掌跖。②黏膜损害：约一半患者可出现，发生在唇、口腔、扁桃体及咽喉部等，黏膜红肿或出现灰白膜。③脱发：是二期梅毒的唯一征象，为稀疏性、边界不清，如虫蚀样。④骨关节病变：骨膜炎、关节炎、骨炎、骨髓炎、滑膜炎等。⑤眼部病变：虹膜炎、睫状体炎、脉络膜炎、视神经炎、视神经视网膜炎等，常为双侧。⑥神经系统病变：多无明显症状，脑脊液异常，脑脊液快速血浆反应素环状卡片试验（RPR）阳性。

三期（晚期）梅毒：发生在感染梅毒后 2 年，大约 1/3 的患者出现三期梅毒表现，以树胶肿、马鞍鼻较具代表性。①树胶肿：树胶肿是晚期梅毒的非特异性肉芽肿损害，常发生在小腿，为深部溃疡形成，萎缩性瘢痕；皮肤树胶肿表现为结节或结节溃疡，好发于面部、肩胛和四肢；发生在鼻中隔者形成马鞍鼻；舌部者为穿凿样溃疡；骨骼树胶肿症状表现为疼痛、肿胀、骨肿块、僵直和活动受限。②晚期心血管梅毒：好发于升主动脉，引起主动脉瓣关闭不全和冠状动脉狭窄。③晚期神经梅毒：发生率为 10%，分为 5 种类型，即无表现神经梅毒、脑膜梅毒、脑膜血管梅毒、脑实质梅毒、树胶肿性神经梅毒。目前，三期梅毒临床上较罕见。

Q: 胎传梅毒有什么症状？

胎传梅毒分为早期胎传梅毒（< 2 岁）和晚期胎传梅毒（> 2 岁）。

早期胎传梅毒：一般在 2 岁以内发病，临床表现类似获得性二期梅毒，有传染性，多有发育不良，皮损常为红斑、丘疹、水疱、大疱、脓疱、脱屑、扁平湿疣、瘀点等；梅毒性鼻炎、喉炎；骨软骨炎、骨髓炎等；全身淋巴结肿大、肝脾肿大、贫血等。

晚期胎传梅毒：一般在 2 岁后发病，临床表现类似获得性三期梅毒，无传染性。表现为炎症性损害（鼻或腭树胶肿、间质性角膜炎、神经性耳聋、胫骨骨膜炎、克勒顿关节等）或标记性损害（马鞍鼻、前额圆凸、口腔周围皮肤呈放射状皲裂、佩刀胫、胸锁关节骨质肥厚等）。

胎传梅毒早期与晚期临床表现不同，但前者为活动期，具有传染性；后者为固定损害，相对静止，无传染性。

Q: 梅毒有什么危害？

梅毒给社会所带来的危害非常大，如果发病后未及时进行规范治疗，病情会不断加重，甚至死亡。

传染性：梅毒螺旋体有较强的传染性，可以传给他人，尤其是一期梅毒和二期梅毒，三期梅毒理论上不具备传染性而以标记性损害为主。

多脏器损害：梅毒螺旋体可侵犯皮肤黏膜出现皮肤损害；侵犯中枢神经系统，可引发麻痹性痴呆、视神经萎缩等；若侵犯心血管系统，可导致主动脉瓣关闭不全、主动脉瘤等严重心脏疾病；也可侵犯骨骼，导致骨膜炎、关节炎等。

影响生育：梅毒可通过母婴传播，使胎儿也受到感染，或者导致流产、早产、死产等。梅毒螺旋体不仅可侵犯女性子宫，而且也会杀死男性的精子，从而导致不孕不育。

影响心理：梅毒会影响患者的心理健康，在承受面对外界压力的同时，部分患者会产生抑郁、焦虑、恐惧、自卑等心理疾病。

Q: 梅毒可以做哪些检查来确诊？

梅毒螺旋体暗视野检查：对患者的可疑皮损取样（如硬下疳、扁平湿疣等），在暗视野显微镜下检查，可见到运动的梅毒螺旋体，能够作为梅毒的确诊依据，其方法可行性强，但操作较为繁琐。

梅毒血清学试验检查：包括非梅毒螺旋体抗原血清试验（NTT）和梅毒螺

旋体抗原血清试验（TT），是辅助诊断梅毒的重要手段。①非梅毒螺旋体抗原血清试验（NTT）：用心磷脂加卵磷脂及胆固醇为抗原，用来检测心磷脂抗体。包括甲苯胺红不加热血清试验（TRUST）、性病研究试验（VDRL）、不加热的血清反应素试验（USR）、快速血浆反应素环状卡片试验（RPR）等，可用作临床筛选试验，判定复发及再感染，临床意义较大。②梅毒螺旋体抗原血清试验（TT）：用梅毒螺旋体或其他成分检测螺旋体特异性 IgG 或 IgM 抗体。包括梅毒螺旋体血凝试验（TPHA）、梅毒螺旋体颗粒凝集试验（TPPA）、荧光螺旋体抗体吸收试验（FTA-ABS）。TT 敏感性和特异性均较高，可用于确诊梅毒。这类血清反应经过正规的抗梅毒治疗依旧会终身保持阳性，因此不适用于疗效及随访结果评价。

脑脊液检查：梅毒患者出现精神神经症状，或经过抗梅毒治疗无效者，可做脑脊液检查，包括脑脊液常规、潘氏反应、环状卡片试验及梅毒螺旋体颗粒凝集试验等，对神经梅毒的诊断、治疗及疗效判断均具有临床意义。

Q: 感染梅毒后，多久可以检查出来？

从感染梅毒后到发病一般是 2～4 周，但感染梅毒后抗体被检测出来基本需要 2～6 周，如果免疫力较差或感染梅毒螺旋体数量较多，则发病较早。如果经过一些抗生素治疗或者患者免疫力较强，则发病较晚。若有不洁性交史或多性伴者应早就诊、早检查、早诊断、早治疗。

Q: 如何看懂梅毒检查的化验单？（表3-3）

表 3-3　梅毒检查的临床意义

NTT（非梅毒螺旋体抗原血清试验）	TT（梅毒螺旋体抗原血清试验）	临床意义
阴性	阴性	可排除梅毒
阳性	阳性	为现症梅毒
阴性	阳性	为早期梅毒治疗后
阳性	阴性	可能为假阳性，2周后复查

Q: 梅毒血清学试验可出现假阳性吗？

可以，梅毒血清学试验可出现假阳性，主要是针对梅毒非特异性抗体，其原因与体内成分复杂、自身免疫性疾病自身抗体形成较多及特殊人群有关，比如风疹、麻疹、水痘、传染性单核细胞增多症、活动性肺结核、病毒性肝炎、类风湿性关节炎、系统性红斑狼疮、干燥综合征等，此时需要进一步做 TT，以便确诊或鉴别诊断。特别是对于老年、孕妇人群，应检查 TT，以免误诊或导致医疗纠纷。

Q: 为什么梅毒经过治疗痊愈后，梅毒抗体仍为阳性？

目前梅毒的诊断主要依靠实验室检查：甲苯胺红不加热血清试验（TRUST）和梅毒螺旋体颗粒凝集试验（TPPA）。当患者感染梅毒时，TRUST 阳性；当梅毒被治愈后，TRUST 转为阴性，但 TPPA 仍为阳性，并且会终身持续阳性（可参阅本章节"梅毒可以做哪些检查来确诊？"）。

Q: 怎样确诊得了梅毒？

主要根据流行病学史、临床表现及实验室检查来确诊。

流行病学史：要仔细询问流行病学史，包括不洁性交史、婚姻配偶或性伴侣有无梅毒。已婚妇女有无早产、流产、死产史等。

临床表现：梅毒不同分期，有各自的表现特点，一期梅毒表现为硬下疳、局部淋巴结肿大；二期梅毒表现为梅毒疹、虫蚀样脱发；三期梅毒表现为树胶肿、马鞍鼻、佩刀胫。还应注意心血管系统、神经系统、眼、骨骼系统等疾病的发生。

实验室检查：暗视野显微镜检，早期梅毒可查到梅毒螺旋体，作为确诊依据。梅毒血清学试验：用非梅毒螺旋体抗原血清试验做初筛，若怀疑为梅毒患者，需进一步检查梅毒螺旋体抗原血清试验；若阳性，结合病史及体格检查，可以确定诊断。潜伏梅毒主要依据梅毒血清学试验检查。

Q: 梅毒的临床分型与分期？

根据传播途径不同分为胎传（先天）梅毒与获得性（后天）梅毒；根据病程的发展分为早期梅毒及晚期梅毒。具体分期如下。

胎传梅毒 $\begin{cases} \text{早期梅毒（年龄} < 2 \text{岁）} \\ \text{晚期梅毒（年龄} > 2 \text{岁）} \end{cases}$

获得性霉素

早期梅毒:（病程＜2年），包括一期梅毒、二期梅毒和早期潜伏梅毒

晚期梅毒:（病程＞2年），包括晚期良性梅毒、心血管梅毒、晚期潜伏梅毒

神经梅毒在早晚期均可发生。

Q: 梅毒应和什么疾病相鉴别？

一期梅毒硬下疳应与软下疳、生殖器疱疹、药物固定性皮疹等鉴别。

二期梅毒的皮疹应与玫瑰糠疹、多形红斑、银屑病、体癣等相鉴别。扁平湿疣应与尖锐湿疣鉴别。

三期梅毒树胶肿与狼疮性疾病、结节病、硬红斑、结节性红斑、慢性皮肤溃疡、癌肿等鉴别。

神经梅毒与脑膜炎、脑卒中、脑肿瘤、老年性痴呆、精神分裂等疾病相鉴别。

眼梅毒与各种类型的眼疾鉴别。

心血管梅毒需与主动脉硬化症、冠状动脉粥样硬化、感染性心内膜炎等鉴别。

Q: 梅毒有哪些并发症或后遗症？

心血管病变可发生升主动脉炎、主动脉关闭不全、冠状动脉狭窄、心肌梗死、主动脉瘤或猝死；神经梅毒发病缓慢，可引发脑血管病变、脑膜炎，导致肌肉挛缩、瘫痪；黏膜病变易发展为慢性舌炎，是一种癌前病变；还可损害骨骼、眼、呼吸道、消化道，引起组织和器官的破坏，造成功能缺失，严重者致残、致死。

Q: 得了梅毒，如何治疗？

应该早诊断、早治疗，疗程规范，剂量足够。应注意不规范治疗不仅可以增加复发机会，也易使晚期损害提前出现。青霉素类抗生素为治疗梅毒首选药物，常用长效青霉素，1周肌内注射1次，3周为一疗程。近年来证实头孢曲松为高效的抗TP药物，可作为青霉素过敏者的优先选择。但四环素和大环内酯类疗效较差，通常作为对青霉素、头孢曲松过敏者的替代药物。原则上，梅毒治疗应观察3年以上，才可以判断是否有治愈的可能。第1年要3个月复查

1 次梅毒滴度，滴度控制在 1∶4 可停药观察。第 2 年要 6 个月复查 1 次，甲苯胺红不加热血清试验（TRUST）阴性可视为梅毒被治愈，最好做一下脑脊液检查，以排除神经梅毒。

Q: 什么是吉海反应？怎样处理？

吉海反应是在首剂抗梅毒药物治疗数小时后出现的类似流感样的反应，包括发热、畏冷、全身不适、头痛、肌肉骨骼疼痛、恶心、呕吐、心悸等，一般可在 24 小时内缓解。多见于早期梅毒，反应时梅毒皮损可加重；在晚期梅毒中少见，一旦发生，吉海反应较重，甚至可能危及生命；亦可致孕妇早产或死胎，但不可因此推迟治疗或不治疗。正确应对方法是：青霉素由小剂量开始逐渐增加到正常量，并于治疗前口服糖皮质激素如泼尼松片，直到抗梅毒治疗后 2 ~ 4 日逐渐减量至停用。

Q: 梅毒的预后怎么样，可以治愈吗？

经规范治疗，早期梅毒硬下疳可以根治。二期梅毒疹可消失，一般无功能障碍。晚期梅毒皮损及骨关节损害能够稳定或痊愈，但易留瘢痕，功能障碍可缓解或得以部分恢复；有些损害如马鞍鼻、上腭穿孔等只能视病情稳定后，外科矫形处理；心血管梅毒如出现心力衰竭、心绞痛须进行专科诊治。早期神经梅毒如轻症，经规范治疗后可望全部或部分恢复，严重者预后不佳。

Q: 梅毒的治愈标准是什么？

临床治愈：一期梅毒（硬下疳）、二期梅毒及三期梅毒（包括皮肤、黏膜、骨骼、眼、鼻等）损害愈合或消退，症状消失。但是遗留功能障碍或遗留瘢痕、组织缺损；梅毒螺旋体颗粒凝集试验（TPPA）阳性。

血清治愈：抗梅毒治疗后 2 年内，非梅毒螺旋体抗原血清试验（NTT）由阳转阴，脑脊液检查阴性。但一期梅毒初期，血清反应为阴性时已接受正规抗梅毒治疗，这种不存在血清治愈。

Q: 得了梅毒，需要定期随访吗？

需要。梅毒经足量规则治疗后，应定期随访观察，重点是复查非梅毒螺旋体抗原血清试验滴度。原则上至少检查 3 年，第 1 年每 3 个月复查 1 次，第 2

年每半年复查 1 次，第 3 年在年末复查 1 次；神经梅毒同时每 6 个月进行脑脊液检查；梅毒孕妇分娩出的婴儿应在生产后第 1、第 2、第 3、第 6、第 12 个月进行随访。如有血清复发或临床症状复发，除药物剂量加倍进行复治外，还应考虑做腰椎穿刺进行脑脊液检查（可参阅本章节"得了梅毒，如何治疗？"）。

Q: 什么是血清固定现象？怎样处理？

少数患者在经过正规抗梅毒治疗后，非梅毒螺旋体抗体滴度下降至一定程度即不再下降，且长期维持，甚至终身，即为血清固定现象。对于血清固定者，首先应进行全面的体检来分析原因，其次要进行全方位的检查，包括 HIV 检测，心血管系统、神经系统和脑脊液检查，以便早期发现心血管梅毒或无症状神经梅毒。关键是通过早期诊断及规范治疗预防血清固定现象的发生。

Q: 生活中应该怎么预防梅毒？日常生活中应注意什么？

预防梅毒，首先要洁身自爱，杜绝不良性行为。遇有可疑梅毒接触史，应及时进行梅毒血清学试验检查，早发现、早治疗。其次，发现梅毒患者必须强制进行隔离治疗并按照乙类传染病进行管理，对患者衣物、用具进行严格消毒，同时对其所有性伴侣进行相应的血清学检查及治疗，并定期跟踪随访。最后，对患梅毒的孕妇，应及时有效的治疗，防止传染给胎儿；未婚的梅毒感染者，原则上治愈后再结婚；成人有活动性梅毒，治疗前应避免与婴幼儿密切接触。

在日常生活中，要注意个人卫生，不共用碗筷、马桶等，梅毒患者的内衣裤、洗具用品、毛巾及时单独清洗，单独煮沸消毒，提倡淋浴、不共用澡盆、浴衣，不去公共场所游泳；在治疗期间应禁止性行为，如有发生则必须使用安全套等安全措施；要均衡营养，注意休息。

第六节　布鲁菌病

Q: 什么是布鲁菌病？有哪些类型？

布鲁菌病也称为布氏杆菌病、波状热，在农村养殖户及畜牧区因该病常伴有疲乏无力、少气懒动，故而人们形象地称其为懒汉病。该病是一种人畜共患的传染病，在我国归为乙类传染病管理范畴，该病可为急性起病，也可为慢性发病。主要表现为发热、乏力、多汗、关节痛、肝脾淋巴结肿大、睾丸炎、脑脊髓炎及心内膜炎等，急性期以多汗常见，慢性期则以脊柱炎、心内膜炎等多见。根据发病的宿主不同，分为羊种、牛种、犬种、猪种、绵羊附睾种及沙林鼠种6种类型。在我国流行的主要为羊种、牛种、猪种，以羊种布鲁菌病较为多见。

Q: 布鲁菌病发病率及其在我国区域分布情况如何？

由于养殖业及畜产品加工业及街头烧烤等行业快速发展，缺少对相关动物及从业人员检疫措施，相关动物及其产品交易频繁，近几年布鲁菌病发病率呈上升趋势，据估计全球每年新发布鲁菌病在50万例以上。据2016年统计，全国共报告该传染病47 139例，发病率约为3.44/10万。本病在我国发布传染病报告病例中排名较为靠前，排名前五的传染病为乙型病毒性肝炎、丙型病毒性肝炎、肺结核、布鲁菌病、梅毒。布鲁菌病在我国疫区分布较广，以畜牧业发展区域为主，报告最多的省份为新疆、内蒙古及与之相邻省份，如山西、吉林、河北、黑龙江等地报告病例达90%以上，而非牧区的省份如广东、广西也有报告病例，河南、福建等地发病率也呈持续上升趋势。

Q: 布鲁菌病是如何被传染的？

在我国布鲁菌病的传染源主要为羊，其次为牛和猪等其他动物，牲畜患病主要表现为死胎、流产，其阴道分泌物带菌最多、传染性最强，所以从事养殖及为病畜接生的兽医等工作人员成为主要易感人群，病畜皮毛、脏器、胎盘、乳汁、尿液也常带菌，尤其病畜乳汁带菌较多且存在时间较长，可长达数年，所以从事皮革加工、挤奶、切病畜肉、饮用带菌乳制品和加工鲜奶均可能经破损的皮肤被传染，布鲁菌尚可以气溶胶方式长期悬浮于空气中，所以可经呼吸道黏膜及眼结膜引起感染，所以到相关疫区旅居也可感染该病。非职业人群通过与羊戏耍、饮用未经消毒的生乳及乳制品和进食半熟肉类可经消化道被感染。

Q: 布鲁菌病是如何发病的？ 是否能够预防？

布鲁菌病有极强的组织嗜性，可在巨噬细胞等细胞内增殖，布鲁菌可在许多哺乳动物细胞内增殖，在增殖过程中不利于宿主免疫应答，同时也减弱了抗菌药物杀伤作用。布鲁菌经消化道、呼吸道黏膜及皮肤侵入机体后，首先到达附近的淋巴结，突破淋巴防卫功能后进入血液循环，不断释放内毒素，随之侵犯肝、脾、骨髓、关节等组织，并且多次进入血循环引起菌血症。

布鲁菌病是可以预防的，发达国家由于常规执行动物检疫及为动物接种疫苗，所以此病发病很少。目前有 14 个国家已宣布消灭了布鲁菌病。

Q: 怎么尽早发现得了布鲁菌病？

养殖户、动物皮毛及肉类加工工人或有可疑动物及相关产品接触史，如相关动物交易、协助相关动物及产品加工、进食未经煮熟的动物肉类、奶类等，这些都属于该病易感人群，如出现长期发热、出汗、疲乏、肌肉关节痛等症状及时就医以明确诊断。有可疑动物及相关产品接触史的妇女，如出现流产等症状，也需要做虎红平板凝集试验以除外该病。笔者在平时诊疗工作中曾多次遇到患者因食用烧烤、帮邻居抱送羊羔、饮用散装牛、羊奶等导致布鲁菌病的，所以强烈建议发热患者及时到发热门诊就诊。

Q: 患布鲁菌病需要做哪些辅助检查？ 如何诊断该病？

血培养是布鲁菌病实验室检查诊断金标准；血液、骨髓、子宫分泌物、乳汁、关节液、脓性分泌物、脑膜炎患者的脑脊液等均可做细菌培养，阳性为确诊本病的依据。布鲁菌血清学检查应用便捷，结果易于判读，适用于人群筛查及确诊。布鲁菌血清学检查包括：虎红平板凝集试验、试管凝集试验、酶联免疫吸附试验、补体结合试验、2-巯基乙醇试验、荧光偏振免疫分析法等。此外，心电图检查可发现心肌损害，骨关节影像检查可明确关节损害情况。

具体诊断如下：急性期：具有发热、多汗、乏力、关节痛等临床表现，病程在 3 个月以内，出现确诊的血清学阳性反应。亚急性期：具有发热、多汗、乏力、关节痛等临床表现，病程在 3 ~ 6 个月，出现确诊的血清学阳性反应。慢性期：病程超过 6 个月仍未痊愈，有布鲁菌病的症状和体征，并出现确诊的血清学阳性反应。

Q: 布鲁菌病如何治疗？

急性感染。①患者应卧床休息，注意多饮水及补充含电解质溶液、给予足够 B 族维生素及维生素 C，注意营养补充，易消化饮食，体温大于 38.5 ℃时给予退热处理，肝功能异常时注意保肝治疗。②抗感染治疗：目前世界卫生组织推荐治疗方案为多西环素联合氨基糖苷类（庆大霉素或链霉素），疗程 45 天。备选方案为：多西环素联合利福平治疗，也可多西环素加氟喹诺酮类治疗。孕妇、新生儿及 8 岁以下儿童尚未确定最佳方案，8 岁以下儿童可选用复方磺胺甲噁唑加利福平或氨基糖苷类治疗，疗程为 7 ~ 10 天。

慢性感染。脓性病灶可手术引流，布鲁菌病性骨髓炎应彻底清创并给予长期抗菌治疗，除庆大霉素和多西环素外可试用氯霉素与庆大霉素联合治疗，脊柱炎或椎间盘感染一般无须外科引流，关节炎可外科协助治疗。合并心肌炎基本同急性期治疗方案，合并脑膜炎或脑膜脑炎患者可采用在多西环素联合利福平治疗基础上联合复方磺胺甲噁唑疗程 5 ~ 6 个月，或头孢曲松代替复方磺胺甲噁唑治疗（疗程为 1 个月）。上述治疗方案强力推荐药物治疗应在感染科等专业医生指导下应用，并注意监测药物不良反应。

Q: 针对布鲁菌病特殊人群的用药需注意什么？其治疗药物有哪些？

这里指的特殊人群包括儿童，妊娠期妇女，哺乳期妇女，肝、肾功能不全患者等，这类特殊人群对抗菌药物使用有更严格要求，多西环素因影响牙齿发育、牙齿黄染、牙釉质损害，以前称为四环素牙，故禁用于 8 岁以下儿童；氨基糖苷类及四环素类对妊娠期母体及胎儿均有毒性作用，故妊娠期应避免使用；氟喹诺酮类可致幼年动物软骨损害，虽然在人类中无类似损害发生，但仍建议

18 岁以下儿童及孕妇避免使用。复方磺胺甲噁唑在新生儿期可导致胆红素脑病，所以在新生儿期慎用；而在妊娠期动物研究无明显毒性，所以应在权衡利弊后使用。肝功能减退时，经肝脏代谢药物清除减少导致毒性增加，利福平、多西环素均为肝脏代谢所以在肾损害时仍可使用，链霉素等氨基糖苷类有明显肝、肾毒性，肝功能、肾功能减退时均应避免使用。

治疗 8 岁以下儿童可使用利福平联合复方新诺明治疗。8 岁以上儿童治疗药物选择同成年人但应避免使用氟喹诺酮类。孕妇可使用利福平联合复方新诺明治疗；妊娠 12 周内选用第三代头孢菌素类联合复方新诺明治疗。

Q: 如何预防布鲁菌病？

一般人群预防方法如下：①应在正规商场购买经过卫生检验合格的肉类，切生肉要用专用案板，并戴薄膜手套，使用案板后及时消毒处理；生奶应进行巴氏消毒，并严格消毒相关器皿，肉类须煮熟后再食用，尽量不食路边、街头烧烤。②如出现布鲁菌病可疑症状时应及时就医治疗。③不随意到养殖场、动物产品加工工厂及其周边旅居。

从事养殖、加工等职业预防布鲁菌病方法如下：①养殖户、养殖场购进牲畜必须经相关动物检疫部门做血清学及细菌学检查，检疫正常后方可购进，购进前饲养场地要彻底消毒，检出带菌动物应全部捕杀后消毒处理，流产胎羔应加生石灰深埋，对所有牲畜均应按每年 2 次接种布鲁菌病疫苗。②养殖户、屠宰工厂、皮革及肉类加工厂均应采取隔离消毒防护措施，包括戴口罩、戴手套、穿防护服等，以避免接触传播；防护用品、污染场地应用苯酚（石炭酸）、含氯石灰（漂白粉）消毒，废弃物应及时消毒、焚烧、深埋等处理。③加强粪水管理，防止病畜排泄物流入水源导致水污染，养殖户要做到人畜分居；生乳必须巴氏消毒处理。④定期检测家畜，发现感染动物及时清除。⑤养殖户种畜发生死胎、流产现象，应及时排查家畜是否被感染布鲁菌病。

Q: 长期抗布鲁菌感染治疗有什么不良反应？长期服药治疗需检测什么指标？

利福平和多西环素均可出现胃肠道反应如恶心、呕吐、腹泻等症状，饭后服药可减轻。利福平主要不良反应为肝毒性，发生率约为 1%。多西环素对肝、肾功能重度不全者则应慎用，多西环素对 8 岁以下小儿及孕妇、哺乳妇女一般应禁用。服用利福平后患者大小便、唾液、痰液、泪液等可呈橘红色为正常现象，可见白细胞及血小板减少、凝血酶原时间缩短、头痛、眩晕、视力障碍等。氨基糖苷类不良反应包括肝肾损害及耳毒性，如出现听力减退应及时停药，并更改治疗方案。在服用上述药物期间应监测肝肾功能及血常规。

Q: 布鲁菌病性脊柱炎好发部位在哪？临床表现如何？

布鲁菌病性脊柱炎好发于中青年，多累及腰椎，其次是胸椎，主要表现除发热、乏力、多汗、肝脾淋巴结肿大、关节疼痛等症状外，可出现腰背痛等症状。很多患者以腰痛为由就诊，表现为持续性腰痛及背痛，可有局部压痛，伴肌肉痉挛，可有脊柱活动受限，骨关节损害多发生于负重关节，病变常侵犯脊柱导致脊柱炎，如局部淋巴结破溃可出现腰大肌脓肿，甚至可能因硬膜外脓肿而引起截瘫，病变在脊柱不同部位出现相应神经根痛及脊髓压迫症状，易被误诊为椎间盘突出、化脓性脊柱炎、脊柱结核等。

Q: 中医是如何认识布鲁菌病的？

布鲁菌病属于中医湿热痹症范畴，因其具有传染性，所以又可纳入湿热疫病范畴。本病为感受湿热疫毒之邪，早期以发热或呈波状热，大汗出而热不退，伴恶寒、烦渴、伴全身肌肉、关节疼痛，睾丸肿痛为主要特点；继而表现为面色萎黄、乏力、低热、自汗、盗汗、心悸、腰腿酸困、关节屈伸不利等症状。其基本病机为早期湿热痹阻经筋、肌肉、关节，慢性则久病入络耗气伤阴，耗伤肝肾等脏腑。因此，其辨证论治出发点是清热利湿、除痹通络、活血化瘀、滋补肝肾等。代表方剂有藿朴夏苓汤、三仁汤、宣痹汤、芩连四物汤等。

Q: 布鲁菌病的并发症有哪些？

急性期可出现心内膜炎、心肌炎、心包炎、脑膜炎、脊髓炎、支气管肺炎、胸膜炎、男性睾丸炎、女性子宫内膜炎等并发症，少部分患者可出现失语、瘫痪、耳聋、角膜炎、视神经炎、视网膜炎、肾盂肾炎、肾炎等，女性妊娠可导致流产，发病率约为1%。慢性期及恢复期可出现软脑膜炎、弥漫性脑炎、蛛网膜下隙出血、发音困难、失语、瘫痪等后遗症。出现心内膜炎及神经系统受累常可导致死亡。

Q: 布鲁菌病性脊柱炎药物能治愈吗?

大部分布鲁菌病性脊柱炎患者依靠规范的抗感染治疗可获得满意疗效，但相当部分患脊柱炎的布鲁菌感染患者在急性发作期临床症状较重，常因局部疼痛影响日常生活甚至丧失生活能力，严重影响患者生活质量，其中有经保守治疗效果不佳导致截瘫，也有患者在保守治疗后脊柱病变局部炎症得以控制，但出现椎体失稳而产生临床症状的，故在严格把握手术指征的基础上早期手术可减轻患者疼痛，改善生活质量，缩短治疗疗程。目前布鲁菌病性脊柱炎的手术时机学术界尚存在争议。

Q: 布鲁菌病能治好吗? 会不会留下什么后遗症? 目前有没有布鲁菌病疫苗?

布鲁菌病绝大部分是可以治愈的，一般经正规治疗 3 ~ 6 个月可以康复，仅有 10% ~ 15% 的病例超过 6 个月，未经治疗的病死率为 2% ~ 3%，主要死亡原因为合并心内膜炎、中枢系统并发症、全血细胞减少等。慢性患者遗留关节病变、肌腱挛缩等可引起肢体活动功能受限。

目前减毒活疫苗保护效果较好，适用于畜类的有 S19、S2、M5、RB51 和 Revl 等，健康牲畜预防接种应连续 3 ~ 5 年，且易感动物要全部接种。人用减毒活疫苗主要有 19BA、104M 菌苗，牧民、兽医、实验室工作人员均应接受预防接种，有效期为 1 年，每年应加强复种 1 次。

▶▶▶ 第四章

常见急性
中毒性疾病

第一节　　一氧化碳中毒

Q: 什么是一氧化碳中毒?

一氧化碳（CO）是一种无色、无臭、无味、无刺激的化学窒息性气体。凡含碳物质燃烧不完全时均可产生一氧化碳。一氧化碳中毒，俗称煤气中毒。家庭或生产场所等环境通风差的情况下，煤炉产生的煤气、液化气管道漏气、工业生产煤气或矿井中的一氧化碳吸入都可导致中毒，以发生在家庭居室内常见。

Q: 人体吸入多少一氧化碳会导致中毒?

人吸入空气一氧化碳含量超过 0.01%，即可引起急性中毒。空气中的一氧化碳浓度达到 50 ppm 时，健康的成年人可以承受 8 小时；浓度达到 200 ppm 时，成年人 2 ~ 3 小时后有轻微头痛、乏力。人体一次吸入一氧化碳含量超过 0.5% ~ 1% 或浓度达到 667 ppm 时，1 ~ 2 分钟可昏倒，甚至迅速死亡。

Q: 一氧化碳的中毒机制是什么?

当人吸入的一氧化碳与血液中的血红蛋白结合，可形成稳定的碳氧血红蛋白（COHB）。一氧化碳与血红蛋白的亲和力比氧与血红蛋白的亲和力大 240 倍，碳氧血红蛋白无携带氧的能力，不易解离，会引起动脉血中的含氧量降低，导致对缺氧最敏感的中枢神经系统能量供应障碍，出现以中枢神经系统损害为主的表现，并可伴有不同的并发症。

Q: 什么是非职业性一氧化碳中毒?

区别于生产场所发生的职业性一氧化碳中毒事件，泛指公众在日常生活中发生的一氧化碳中毒，事件原因多以煤炭取暖为主，还包括炭火取暖、煤气热水器使用不当、人工煤气泄漏及汽车尾气等。

Q: 一氧化碳中毒的临床表现有哪些?

轻度中毒（COHB 为 10% ~ 20%）：主要表现为剧烈的头痛、头晕、视物模糊、耳鸣、恶心、呕吐、全身乏力、心动过速、短暂昏厥。脱离中毒环境、吸入新鲜空气后，症状可很快消失。

中度中毒（COHB 为 30% ~ 40%）：除上述症状加重外，口唇、指甲及皮肤黏膜出现樱桃红色，表现为多汗、心率加速、心律失常、烦躁、一时性感觉和运动分离（即尚有思维，但不能行动）。

重度中毒（COHB 为 50% 以上）：患者迅速进入昏迷状态。初期四肢肌张力增加，或有阵发性强直性痉挛；晚期肌张力显著降低，患者面色苍白或青紫，血压下降，瞳孔散大。常并发肺水肿、脑水肿、呼吸困难、心律失常等。如呼吸中枢麻痹，可在短时间内死亡。经抢救存活者可有后遗症。

Q: 中毒后应做哪些化验检查?

COHB：正常成人 COHB 可达 5% ~ 10%，而中毒患者在脱离 CO 接触 8 小时内则高于此水平。

血生化：血清谷丙转氨酶 ALT 及非蛋白氮一过性增高。乳酸脱氢酶于中毒后即可增高，血清 AST 活性于中毒早期亦开始增高，24 小时增至最高，如超过正常 3 倍则提示病情严重或有并发症。合并横纹肌溶解症时，血清肌酸激酶活性明显增高。血气提示氧分压低，氧饱和度可正常，血 pH 降低或正常，血钾可降低。

头颅 CT：急性期显示脑水肿，2 周后可显示典型的定位损伤影像，以及大脑皮层下广泛脱髓鞘病变，基底核苍白球梗死、软化。

Q: 一氧化碳中毒治愈后有后遗症吗?

轻度中毒可较快清醒，一般无并发症和后遗症。中、重度中毒患者可有精神衰弱、震颤麻痹、偏瘫、偏盲、失语、吞咽困难、智力障碍、中毒性精神病或去大脑强直。部分患者可发生迟发性脑病。

Q: 什么是迟发性脑病?

迟发性脑病又称急性一氧化碳中毒后续症、急性一氧化碳中毒后发症、急性 CO 中毒续发症等，是指一氧化碳中毒患者神志清醒后，经过一段假愈期，突然发生以痴呆、精神症状和锥体外系为主的神经系统疾病。一般发生在急性CO中毒后的 2 ~ 60 天，据统计 87% 的患者发生在急性一氧化碳中毒后的 1 个月内。许多患者及患者家属因患者中毒症状好转而轻视后续的治疗，导致患者致残甚至致死。

Q: 迟发性脑病有何表现？

假愈期：本病从急性期中毒症状改善到脑病发作之间有一段类似痊愈的时间，称为假愈期。

起病症状：多数起病急，症状以人格改变和定向力减退多见，如不认家门、乱走、语无伦次、行为怪异、性格改变等。脑病发作的严重程度与急性期中毒程度无密切相关，可能与继发脱髓鞘及脑血管病变有关。

主要症状及体征：①锥体外系症状：震颤麻痹是最常见的症状。患者表现为表情呆滞、面具脸、慌张步态，与帕金森不同之处在于四肢肌张力增高比较显著而震颤不明显。部分患者也可见舞蹈症及手足徐动症，扭转痉挛不常见。②精神症状：包括行为怪异、哭笑无常、易激怒、狂躁、抑郁及各种幻觉（如幻听、幻视）。③智力障碍：以痴呆为主，表现为不同程度的记忆力、计算力、理解力、定向力的减退或丧失。反应迟钝，不知饥饱，不会穿衣、袜，二便失禁，生活不能自理，不能行走。

Q: 临床上怎么治疗迟发性脑病？

药物治疗。①增加脑血流量，改善脑血液循环。应用血管扩张药如烟酸、川芎嗪、碳酸氢钠、盐酸倍他司汀，亦可吸入含 3% ~ 5% 二氧化碳的氧气。②抑制血小板聚集：阿司匹林、硫酸氢氯吡格雷片等可抑制血小板聚集，预防和减轻血栓形成。③脑细胞赋能剂及脑细胞代谢促进剂：如吡拉西坦、三磷酸腺苷、细胞色素 C、辅酶 A 等。④抗震颤麻痹药：金刚烷胺、苯海索、左旋巴等。

高压氧治疗。

Q: 迟发性脑病患者预后怎么样？

如及时发现并治疗，80% 患者生活可以自理，部分患者遗留有不同程度的痴呆及肢体功能障碍。本病死亡率较低，约为 1%，死亡多由护理不当继发压疮、肺部感染导致。

Q: 怎么预防迟发性脑病的发生？

首先应加强对于一氧化碳中毒高危人群的健康宣传，避免出现急、慢性的一氧化碳中毒。急性一氧化碳中毒患者一经发现，应立即开门通风、注意保暖，保持呼吸道通畅，尽快转送医院抢救。无禁忌的患者及时进行高压氧治疗，可在一定程度上减少迟发性脑病的发生。

Q: 一氧化碳中毒后现场如何处理？

立即打开门窗通风，切断污染气体来源，迅速将患者转移至空气新鲜的流通处，卧床休息，保持安静并注意保暖。

确保呼吸道通畅，对神志不清者应将头部偏向一侧，以防呕吐物吸入呼吸道导致窒息。

现场抢救病员时，抢救者应注意防止自身中毒，必要时须佩戴有效的防护口罩或面具。

Q: 中毒后急诊如何处理？

对有昏迷或抽搐者，可在头部置冰袋，以减轻脑水肿症状。

注意观察患者病情变化。对轻度中毒者，经数小时的通风观察后即可恢复；对中、重度中毒者应尽快向急救中心呼救，在转送医院的途中，一定要严密监测中毒者的神志、面色、呼吸、心率、血压等病情变化。呼吸停止者，即进行人工呼吸，给予呼吸兴奋剂治疗。输血可迅速增加氧合血红蛋白，改善组织缺氧。如上述治疗无效可考虑静脉输氧或放血后，在体外进行氧合处理后回输。昏迷时间较长或呼吸循环衰竭患者给予冬眠疗法，降低患者基础代谢，保护缺氧组织。细胞色素 C 可改善组织缺氧状态。

预防中毒性脑水肿和迟发性神经精神并发症，可做面罩加压给氧或高压氧治疗。

Q: 高压氧治疗需多长时间？

一氧化碳中毒的高压氧治疗通常需要 1 ~ 2 周，是临床最有效的治疗方法。通常吸收纯氧需要 40 分钟，这样治疗才会有效，对患者的身体伤害也会比较小。高压氧治疗不仅是一氧化碳中毒的一种特殊抢救措施，而且能促进碳氧血红蛋白的解离，加速一氧化碳的排出，减少迟发性脑病的发生。

Q: 高压氧治疗有风险吗？

高压氧治疗的安全性较高，通常情况下没有风险，治疗后也基本没有不适感，少部分患者会在高压氧舱治疗后出现氧中毒、气压伤、减压病等并发症，通过规范的操作流程，这些并发症在临床上较为少见。

Q: 什么是氧中毒？如何缓解？

氧中毒又分为肺氧中毒、中枢神经系统氧中毒、眼氧中毒及其他组织器官氧中毒，总的发病率为 1/10 000 ~ 1/1000，可出现咳嗽、呼吸困难、乏力、头晕、眼花、视物模糊等症状，治疗过程中一旦出现以上症状，医生会立即终止高压氧治疗，让患者改吸空气，通常情况下可以快速缓解。

Q: 什么是气压伤？

气压伤常见为中耳气压伤、鼻窦气压伤、肺气压伤 3 种，造成气压伤的原因为人体内外压力差过大。中耳气压伤常见于第一次治疗的患者，可出现耳痛、耳闷、耳鸣等症状，通常医生进行减压后症状即可消失。肺气压伤可出现胸痛、咳嗽、咳粉红色泡沫痰、咯血、肺出血、皮下气肿等症状，严重的甚至可以出现昏迷，多在减压过程中出现，一旦出现肺气压伤，医生会立即进行加压治疗，必要时需要进行手术治疗。鼻窦气压伤的主要症状为鼻窦位置疼痛，减压后症状消失。

Q: 什么是减压病？

减压病是指当环境压力突然降低，惰性气体快速从组织中分离，造成气体原位逸出，并聚集形成气泡，继而对机体组织和器官等产生刺激、压迫或血流阻塞。可以累及皮肤、骨骼、神经、循环、消化等多个系统。轻者仅表现为皮肤瘙痒、关节疼痛，患肢多呈屈曲状。重者多伴有其他系统的严重症状，可有瘫痪、休克，甚至猝死。

Q: 如何治疗减压病？

加压治疗是减压病的最佳治疗方法，应对当时未能及时或正确加压治疗而留有症状者尽快进行加压治疗，同时进行综合性的辅助治疗，如供氧、补液、对症处理、营养支持等，可提高加压治疗的效果和促进加压治疗后某些残留症状的消除。

Q: **一氧化碳中毒的预防措施有哪些?**

农村火炉取暖时尽量要人火隔离,或加装通风漏斗,保持烟道通畅,室内空气流通。

定期维护煤气管道,防止煤气泄漏。尽量避免使用室内燃气热水器,按时检查线路阀门,防止漏气。屋内安装煤气报警器。

进入一氧化碳高浓度环境时,要关闭气源,打开门窗,用防毒面具或湿毛巾捂住口鼻。

开车时不要过久开空调,避免在空调车内关窗睡觉,定期打开车窗,保持空气流通。

生产或使用一氧化碳的企业要定期检修煤气管道,配备防毒面具,安装一氧化碳报警装置,定期举行一氧化碳泄漏应急演练。

第二节　镇静、催眠类药物中毒

Q: 镇静、催眠类药物有哪几类?

传统的镇静、催眠药:巴比妥类,包括超短效、短效、中效及长效的巴比妥类,是中枢神经系统非特异性抑制药,随剂量逐渐增加而产生镇静、催眠、抗惊厥和麻醉作用,中毒量可致呼吸麻痹而死亡。此外,本类药物尚有抗高胆红素血症的作用。

苯二氮䓬类:可分为长效类、中效类、短效类,由于有较好的抗焦虑和镇静催眠作用,安全范围大,目前已完全取代巴比妥类等镇静、催眠药。

其他:醛类(如水合氯醛)、溴化物、环吡格酮类(如佐匹克隆)等,佐匹克隆是新一代的催眠药。

Q: 每个种类的代表药有哪些?

苯二氮䓬类:①长效类(半衰期 > 30 小时),地西泮、氟西泮、氯氮卓。②中效类(半衰期为 6 ~ 30 小时),阿普唑仑、替马西泮、奥沙西泮。③短效类,三唑仑。

巴比妥类:①长效类,巴比妥、苯巴比妥。②中效类,戊巴比妥、异戊巴比妥。③短效类,司可巴比妥、硫喷妥钠。

非巴比妥非苯二氮䓬类:包括水合氯醛、格鲁米特、甲喹酮、甲丙氨酯。

酚噻嗪类(抗精神病药):又称强安定药或神经阻断剂。①脂肪类,氯丙嗪。②哌啶类,硫利达嗪。③哌嗪类,奋乃静、氟奋乃静、三氟拉嗪。

Q: 镇静、催眠类药物过量有什么危害?

镇静、催眠、安定药物过量可麻醉全身,包括延髓中枢。其中毒可出现昏迷、呼吸抑制和休克。长期滥用可引起耐药性和依赖性。突然停药或减量可引起戒断综合征。

Q: 苯二氮䓬类中毒机制是什么？

苯二氮䓬类的中枢神经抑制作用与增强 γ–氨基丁酸能神经的功能有关。选择作用于边缘系统，影响情绪和记忆力。巴比妥类与苯二氮䓬类机制相似，主要作用于网状结构上行激活系统而引起意识障碍。非巴比妥非苯二氮䓬类镇静、催眠药对中枢的作用与巴比妥类相似。酚噻嗪类药物主要作用于网状结构，以减轻焦虑紧张、幻觉妄想和病理性思维等精神症状。抑制中枢神经系统多巴胺受体，减少邻苯二酚胺的生成；抑制脑干血管运动和呕吐中枢，阻断 α 肾上腺素受体、抗组胺及抗胆碱能等作用。

Q: 巴比妥类中毒机制是什么？

抑制丙酮酸氧化酶系统，从而抑制中枢神经系统，特别对大脑皮质、下丘脑和脑干网状结构上行激活系统有抑制作用。随着剂量由小到大，抑制程度由浅到深，反射功能逐渐消失，表现为镇静—催眠—止惊—麻醉作用。

巴比妥类药物中毒早期即可引起肺水肿，应用长效巴比妥类药物，在中毒后期可发生坠积性肺炎；对心脏有负性肌力作用，使心排血量下降，损害毛细血管，使周围血管扩张，毛细血管通透性增加，血压下降，导致休克。

Q: 巴比妥类中毒剂量是多少？

巴比妥类药物可促使肝对药物代谢加快，对长期使用者易产生耐受性，人体需要不断地增加剂量以维持睡眠效果。其耐药性达到顶峰时催眠剂量可增大 6 倍。安全范围窄，治疗量和中毒量十分接近，苯巴比妥用于催眠时剂量为 60 ~ 100 mg，若应用 5 ~ 10 倍催眠剂量时可引起中度中毒；15 ~ 20 倍时，则可致严重中毒而危及生命。

Q: 镇静、催眠类药物中毒的临床表现有哪些？

急性中毒。①轻度中毒：嗜睡，但可被唤醒，患者有判断力和定向力障碍，表现为步态不稳、言语不清、眼球震颤、各种反射存在，生命体征正常。②中度中毒：浅昏迷，用强刺激可被唤醒，不能应答，很快又陷入昏迷。呼吸浅而慢，血压仍正常，腱反射消失，角膜、咽反射存在。③重度中毒：深昏迷。早期：四肢肌张力增强，腱反射亢进，病理反射阳性；后期全身肌肉弛缓，各种反射消失，瞳孔散大；呼吸浅慢不规则，呈潮式呼吸，肺水肿，脉细速，心律不齐，血压下降，尿少，体温下降。患者会因呼吸衰竭、休克、长期昏迷并发肺感染而死亡。

慢性中毒。①意识障碍和轻躁狂状态：一时性躁动不安或意识蒙眬状态；言语兴奋、欣快、易疲乏、震颤、步态不稳。②智力障碍：记忆力、计算力、理解力均明显下降。③人格变化：丧失进取心，对家庭社会缺乏责任感。④戒断综合征：主要为自主神经兴奋性增高和神经精神症状。

Q: 中毒后应做哪些检查？

血液、呕吐物、尿液中药物浓度测定。

血气分析，$PaCO_2$ 升高。

血生化检测：血糖、尿素氮、肌酐、电解质测定。

Q: 如何诊断镇静、催眠类药物中毒？

起病急，具有典型的中枢神经系统抑制症状和体征，缺乏定位体征。

除外其他引起昏迷的疾病。

确定病因，诊断靠药物接触史和药物鉴定。

Q: 病情危重指标是什么？

昏迷：气道阻塞、呼吸衰竭。

休克、感染和肺炎。

Q: 中毒后如何治疗？

清除毒物。①洗胃：用活性炭吸附各种镇静催眠药有效。②碱化利尿：对巴比妥有效，对酚噻嗪类药物无效。③血液净化：血液透析，血液灌流。④纳洛酮：能与内啡肽竞争阿片受体，从而使患者的昏迷和呼吸抑制状况趋于恢复，效果明显，安全可靠。

特效解毒剂：氟马西尼是苯二氮草类拮抗剂。

对症治疗。①中枢神经系统抑制过重：苯丙胺、安钠咖。②昏迷：哌甲酯肌内注射。③震颤麻痹：苯海索、东莨菪碱。④肌张力障碍、肌肉痉挛：苯海拉明肌内注射。⑤血压低者，用升压药。

治疗并发症。①肺炎：抗生素。②皮肤大疱：注意翻身，护理。③肾衰竭：扩容纠正休克。④慢性中毒：逐渐减量并停用。⑤戒断综合征：逐渐减量，更换其他药物。

一般治疗。长期昏睡、昏迷的患者应采取平卧位，定期翻身，防止压疮及坠积性肺炎。保持呼吸道通畅，防止舌后坠，清除口咽部分泌物，防止吸入性肺炎和窒息。维持水电解质和酸碱平衡，保暖、避免受凉。

Q: 镇静、催眠类药物中毒可以用中枢兴奋剂吗？

中枢兴奋剂因是非解毒剂，且反复或大量使用可使中枢神经系统过度兴奋，加重中枢神经系统的衰竭，故不主张使用。

Q: 镇静、催眠类药物中毒怎么预防？

镇静、催眠类药物中毒发生的主要原因为自杀、吸毒、误服，以下措施可减少本病的发生。

医疗机构、药店应加强镇静、催眠、药物的管理，防止滥用。

加强宣传，杜绝吸毒。

生活习惯良好，学会自我排压，必要时找心理医生帮助，避免轻生、自杀。及时治疗焦虑、抑郁等精神疾病，防止精神类药物过度使用。

关注镇静、催眠药物的用药安全，加强家庭药物的管理，防止老年人、儿童等误服。

第三节　有机磷农药中毒

Q: 什么是有机磷农药中毒？

有机磷农药（OPs）是全球使用最广泛、用量最大的杀虫剂之一。急性有机磷农药中毒（AOPP）为临床常见疾病，据 WHO 估计每年全球有数百万人发生 AOPP，其中约 20 万人死亡，且大多数发生在发展中国家。我国每年发生的中毒病例中 AOPP 占 20% ~ 50%，病死率为 3% ~ 40%。AOPP 起病急、进展快，及时、规范的干预及救治可明显降低 AOPP 的死亡率。

Q: 有机磷农药如何分类？

OPs 的毒性按大鼠急性经口进入体内的半数致死量（LD 50）分为 4 类，人体对 OPs 的反应与大鼠并不完全一致，可为临床诊治提供参考。

剧毒类：LD 50 < 10 mg/kg，如甲拌磷（3911）、内吸磷、对硫磷等。

高毒类：LD 50 10 ~ 100 mg/kg，如甲基对硫磷（1605）、甲胺磷、氧乐果、敌敌畏等。

中毒类：LD 50 100 ~ 1000 mg/kg，如乐果、乙硫磷、敌百虫、二嗪农、毒死蜱等。

低毒类：LD 50 1000 ~ 5000 mg/kg，如马拉硫磷、辛硫磷、氯硫磷等。

Q: AOPP 的常见原因是什么？

生活性中毒：主要由于误服、故意吞服，或饮用、食入被 OPs 污染的水源、食品，滥用 OPs 治疗皮肤病、驱虫等而引起中毒。

使用中毒：在使用过程中，施药人员因药液污染皮肤或湿透衣服由皮肤吸收，或吸入空气中的 OPs 造成中毒。

生产中毒：主要在 OPs 精制、出料和包装过程中防护不到位，或因生产设备密闭不严造成化学物泄漏，或在事故抢修过程中 OPs 污染手、皮肤、吸入呼吸道引起的中毒。

Q: 有机磷农药的中毒机制是什么？

有机磷农药对人体的毒性主要是胆碱酯酶的抑制，其进入体内可与胆碱酯酶结合，形成化学性质稳定的磷酰化胆碱酯酶，使胆碱酯酶分解乙酰胆碱的能力丧失，导致体内乙酰胆碱大量蓄积，胆碱能神经持续冲动，产生先兴奋后抑制的一系列症状。由于有机磷农药与乙酰胆碱酯酶是稳定的结合，早期尚可部分水解恢复乙酰胆碱酯酶活性，但随着中毒时间的延长最终形成老化的磷酰化胆碱酯酶，结构更加稳定，其需要新的乙酰胆碱酯酶再生后，乙酰胆碱酯酶活性才会恢复，故其毒性作用较重，症状恢复较慢。

Q: AOPP 的临床表现有哪些？

AOPP 发病时间与毒物种类、剂量、侵入途径及机体状态（如空腹或进餐）等密切相关。口服中毒在 10 分钟～2 小时发病，吸入者在数分钟至半小时内发病，皮肤吸收者 2～6 小时发病。典型的中毒症状包括：呼出气大蒜味、瞳孔缩小（针尖样瞳孔）、大汗、流涎、气道分泌物增多、肌纤维颤动及意识障碍等。

急性胆碱能危象。①毒蕈碱样症状：又称 M 样症状。可有面色苍白、恶心、呕吐、腹痛、腹泻、尿频、瞳孔缩小、胸闷气短、呼吸困难、大小便失禁、多汗、流涎、气道分泌物增多、双肺干（湿）性啰音等。重者表现为针尖样瞳孔并有肺水肿。②烟碱样症状：又称 N 样症状。由于乙酰胆碱堆积在骨骼肌、神经肌肉接头处，出现肌纤维颤动、全身紧缩和压迫感，甚至全身骨骼肌强直性痉挛。骨骼肌过度兴奋后就会出现抑制，使肌力减退，甚至出现呼吸肌麻痹引起呼吸停止。乙酰胆碱还可刺激交感神经和肾上腺髓质，出现血压升高和心律失常。③中枢神经系统症状：由于乙酰胆碱在脑内蓄积，出现头痛、头晕、倦怠、烦躁不安、言语不清、不同程度的意识障碍。重者发生脑水肿甚至呼吸中枢麻痹。

Q: 中毒后病情如何分级？

轻度：以毒蕈碱样症状为主，全血胆碱酯酶活力正常值在 50%～70%。

中度：上述症状加重，出现烟碱样症状，全血胆碱酯酶活力正常值在 30% ~ 50%。

重度：除毒蕈碱样症状及烟碱样症状外，出现脑水肿、呼吸衰竭、昏迷等重要脏器功能衰竭的临床表现，全血胆碱酯酶活力正常值在 30% 以下。

如果临床表现程度与胆碱酯酶活性结果不一致时，应弱化胆碱酯酶活力的意义，更加重视临床情况的综合判断。

Q: 什么是有机磷农药中毒反跳现象？

有些急性有机磷农药中毒患者，经积极抢救症状明显好转，稳定数天至 1 周后，病情突然急剧恶化，再次出现胆碱能危象，甚至肺水肿、昏迷乃至死亡，称为反跳现象。这种现象多发生在乐果和马拉硫磷口服中毒者。中度和重度中毒者应避免过早活动，防止病情突变。

Q: 什么是中间综合征？

在有机磷急性中毒后 1 ~ 4 天，胆碱能危象基本消失且意识清楚，出现以屈颈肌，四肢近端肌肉，第 III、VII、IX、X 对脑神经支配的肌肉，呼吸肌无力为主的临床表现者。因其发生时间介于中毒急性期之后和迟发性多发性神经病之前，故称为中间综合征。胆碱酯酶活力多在 30% 以下。

Q: 什么是迟发性多发性神经病？

迟发性多发性神经病是在急性有机磷重度中毒和中度中毒后 2 ~ 4 周，胆碱能症状消失出现的感觉、运动型多发性神经病。其先出现腓肠肌酸痛及压痛，数日后出现下肢无力，远端最明显，逐渐影响到下肢近端和上肢，多伴有肢体远端套式感觉减退。神经肌电图检查显示神经源性损害，胆碱酯酶活力可正常。目前认为这是有机磷农药使神经病靶酯酶老化所致。

Q: 有机磷农药中毒后的抢救措施有哪些？

现场急救：AOPP 患者早期可能因胆碱能危象而出现呼吸功能衰竭，部分患者出现心搏骤停，因此，在现场环境安全、患者脱离中毒环境后，应初步评估患者生命体征，维持生命体征稳定，呼吸、心搏骤停者立即进行心肺复苏术，同时给予足量解毒剂应用。衣物、皮肤等被 OPs 污染者，脱去污染的衣物，用肥皂水清洗污染的皮肤、毛发。无催吐禁忌证时尽早进行现场催吐，有条件的可在现场予以解毒剂，保持气道通畅，开通静脉通道，并尽快将患者转运至有救治条件的医疗机构。

现场救治时应注意评估患者生命体征，维持生命体征稳定，迅速清除毒物，有条件时应尽早给予解毒剂治疗并尽快转运至有救治条件的医疗机构。

阻止毒物吸收：被 OPs 污染的皮肤、毛发等尚未清洗或清洗不彻底者，应彻底清洗，以终止与毒物的接触，避免毒物继续经皮肤黏膜吸收。眼部接触者应立即用清水或生理盐水冲洗。经消化道接触者，应尽快予以洗胃、吸附等肠道去污措施。

洗胃与催吐：洗胃应在口服中毒后尽早进行，早期、彻底的洗胃是抢救成功的关键。而催吐仅在不具备洗胃条件时进行，不主张药物催吐。对明确 AOPP 中毒的患者宜用温清水、2% 碳酸氢钠（敌百虫禁用）或 1：5000 高锰酸钾溶液（对硫磷禁用）洗胃。当无法立刻明确患者中毒药物的种类时，临床救治中多应用清水洗胃。其他洗胃液如去甲肾上腺素、活性炭混悬液、氯解磷定等尽管有报道效果满意，但临床上少用。对于意识障碍的患者，在洗胃前应做好气道保护，必要时可行气管插管后再行洗胃。目前尚无证据显示 AOPP 患者可从反复洗胃中获益，因此，除有明确的证据显示胃内尚有大量 OPs 残留，不主张反复洗胃。洗胃与催吐前应严格把握适应证与禁忌证，并注意防止并发症。凡口服 OPs 中毒者，在中毒后 4 ~ 6 小时均应洗胃。口服 OPs 量大、中毒程度重的患者，若就诊时已超过 6 小时，仍可考虑洗胃（AOPP 应常规尽早、彻底进行洗胃，但需注意维护气道的安全性）。

Q: 有机磷农药中毒的解毒药物有哪些？

急性有机磷农药中毒的患者应根据中毒的严重程度选择合适的解毒药物，应尽早、足量、联合应用，常用药物包括胆碱酯酶复能剂如氯解磷定、碘解磷定，胆碱受体阻断剂如阿托品、盐酸戊乙奎醚注射液和复方制剂。

Q: 什么是"阿托品化"？

阿托品是胆碱受体阻断剂代表药物，主要作用在外周 M 胆碱能受体，缓解 M 样症状。根据中毒轻重、用药后 M 样症状缓解程度决定剂量、用药途径和间隔时间，尽早使患者达到并维持"阿托品化"。指征：瞳孔较前扩大、口干、皮肤干燥、心率增快和肺湿啰音消失。

Q: 中间综合征和迟发性多发性神经病时如何处理?

中间综合征:在治疗急性中毒的基础上,再加用氯解磷定肌内注射,主要给予对症和支持治疗。重度呼吸困难者,及时建立人工气道进行机械通气。

迟发性多发性神经病:可给予维生素 B_1、维生素 B_2 等营养神经的药物治疗及运动功能的康复锻炼。

Q: 有机磷农药中毒的预防措施有哪些?

对生产、运输、使用农药的有关人员进行宣传教育,制定合理的规范制度,做好防护。农药应集中储存管理,禁止农户家中存留剩余农药,加强和谐社会建设,村里设专职调解员,及时化解矛盾。

第四节　酒精中毒

Q: **酒为什么会成为人类日常饮用品？**

酒是人类生活中的主要饮料之一。中国制酒历史源远流长，品种繁多，名酒荟萃，享誉中外。黄酒是世界上最古老的酒类之一，约在三千多年前，商周时代，中国人独创酒曲复式发酵法，开始大量酿制黄酒。酒渗透于整个中华五千年的文明史中，从文学艺术创作、文化娱乐到饮食烹饪、养生保健等各方面在中国人生活中占有重要的位置。

Q: **酒精的成分及中毒现状是什么？**

酒精一般指乙醇，是一种有机物，结构简式 CH_3CH_2OH 或 C_2H_5OH，是带有一个羟基的饱和一元醇。乙醇在常温、常压下是一种易燃、易挥发的无色透明液体，无毒，浓度低可饮用；具有特殊香味，并略带刺激气味；微甘，并伴有刺激的辛辣滋味。全世界每年因有害使用酒精导致大概 300 万人死亡，占所有死亡人数的 5.3%。酗酒是导致 200 多种疾病和损伤病症的一个因素，由酒精导致的全球疾病和事故占经济负担的比例为 5.1%。在生命相对较早的时期，多喝酒容易导致死亡和残疾。在 20 ~ 39 岁这一年龄组，所有死亡者中约有13.5% 是由酒精造成的。

酗酒与一系列精神和行为障碍、结核病等传染病发病率及艾滋病毒 / 艾滋病病程之间确立了因果关系。

Q: **人喝酒后酒精是如何被人体吸收的？**

水溶性小分子可被迅速从胃肠道吸收。口服相等剂量的乙醇后，女性具有比男性更高的峰值浓度。其一般通过口腔、食管、胃、肠黏膜等吸收到体内的各种组织器官中，并于 5 分钟即可出现于血液中，待到 30 ~ 60 分钟时，血液中的酒精浓度就可达到最高点。空腹饮酒比饱腹时的吸收率要高得多，胃可吸收 10% ~ 20%，小肠可吸收 75% ~ 80%。空腹时，只要 15 分钟左右，50% 的乙醇就能进入血液。

一次饮用的酒 60% 于 1 小时内被吸收，2 小时可全部被吸收。

Q: 酒精进入人体后是如何分布的？

其分布迅速，组织水平接近血液中的浓度。在中枢神经系统（CNS）乙醇的浓度上升很快，口服相等剂量的乙醇后，女性具有比男性更高的峰值浓度。酒精容易通过胎盘进入胎儿，并通过母体代谢消除。

Q: 什么是酒精肝？

肝脏清除了超过 90% 的酒精，乙醇经两个主要途径代谢为乙醛，乙醛通过另一个代谢过程被氧化转化为乙酸盐。酒对肝脏有明显的毒性作用，酒精性肝病的发生主要与饮酒量和持续时间有关，但仅有 10% ~ 20% 的慢性酗酒者会进展为晚期肝病或肝硬化，行为、环境和遗传等因素也发挥一定的作用。短时间内大量酗酒也可造成肝脏严重损害，甚至肝衰竭。

Q: 为什么有的人喝酒会"上脸"或不胜酒力？

乙醛具有让毛细血管扩张的功能，会引起脸色泛红甚至身上皮肤出现潮红等现象，也就是我们平时所说的"上脸"。乙醛脱氢酶在体内的含量具有较大个体差异，乙醛脱氢酶含量较少的人，乙醛代谢缓慢，就只能积累在体内靠 P450 一点一点氧化排出体外。中国人代谢酒精的有毒中间产物乙醛脱氢酶缺乏的比例高于西方国家，喝酒脸红者比西方人多，此类人一般不胜酒力。

Q: 酒精经什么器官排泄？

乙醇大部分通过肝脏代谢，2% ~ 5% 经尿液、汗液或呼吸以原型排出。

通过肺排泄的乙醇量少但稳定。在许多国家中，都通过呼吸中的乙醇测试来设定醉酒驾驶（driving under the influence，DUI）的指标。

Q: 酒精中毒后人体的反应有哪些？

早期有神经兴奋、冲动、健谈，或有暴力倾向，心血管反应有血管扩张、心跳加速，以及胃肠道的刺激；后期可有严重的呼吸抑制，平均的致死乙醇血液浓度是 400 mg/dL。

Q: 酒精中毒如何解救？

最重要的目标是预防严重的呼吸抑制和呕吐物的吸入，因以上情况是酒精中毒死亡常见原因。

纠正电解质失衡。

葡萄糖治疗低血糖和酮症酸中毒。

维生素 B_1 可预防韦尼克脑病。

失水并且呕吐的患者应补水、补钾。

Q: 长期饮酒有何危害？

消化系统：①肝硬化；②慢性胰腺炎；③肠胃炎；④出血、贫血和营养不良；⑤腹泻，体重下降，多种维生素缺乏。

神经系统：长时间大量饮酒（通常是几年）通常会导致神经系统疾病和缺陷。慢性酗酒最常见的神经系统异常是对称性周围神经损伤，从手脚远端感觉异常开始。退化的变化也会导致步态异常和共济失调，也可导致痴呆。酒精耐受性和依赖性：长期大量饮酒会导致耐受性及身体和心理依赖性。随着酒精使用量的增加，长期饮酒者被迫减少或停止饮酒时会出现戒断综合征（存在生理依赖性）。酒精戒断症状通常包括轻度兴奋、过度兴奋和癫痫发作、中毒性精神病及重度癫痫症状。

视力危害：乙醇还会损害视觉，大量饮用酒精数周后出现无痛的视觉模糊，变化通常是双侧的和对称的，之后可伴有视神经变性。摄入乙醇替代品如甲醇会导致严重的视觉障碍。

心血管系统：心肌病和心力衰竭、酒精性心肌病、心律不齐、高血压、冠心病。

血液系统：叶酸缺乏症导致的轻度贫血、缺铁性贫血、某些溶血综合征。

内分泌紊乱：睾丸萎缩及男性乳房发育。

电解质紊乱：腹腔积液、水肿、呕吐和腹泻引起的低钾综合征，继发性醛固酮增多症。

代谢紊乱：低血糖、酮症。

Q: 什么是酒精依赖综合征？

酒精依赖综合征是由于反复或持续性饮酒所致对酒精渴求的特殊心理状态，以及减少或停饮后出现的心理、躯体的特殊反应。酒精依赖是指个体主观上对饮酒的强烈渴望。当酒精依赖较为强烈，难以自制的渴求饮酒时，对酒精依赖具有诊断价值。躯体依赖是指反复饮酒使中枢神经系统发生了某种生理、生化变化，以致需要酒精持续地存在于体内。

Q: 什么是酒精戒断综合征？

酒精戒断综合征指长期饮酒后已形成躯体依赖，一旦停止饮酒或减少饮酒量，可出现与酒精中毒相反的症状。其机制可能是戒酒使酒精抑制 γ - 氨基丁酸（GABA）的作用明显减弱，同时血浆中去甲肾上腺素浓度升高，出现交感神经兴奋症状。

Q: 酒精戒断综合征有哪些表现？

单纯性戒断反应：长期大量饮酒后停止或减少饮酒量，在数小时后出现手、舌和眼睑震颤，并有恶心或呕吐、失眠、头痛、焦虑、情绪不稳和自主神经功能亢进，如心跳加快、出汗、血压增高等。少数患者有短暂性幻觉、错觉。

震颤谵妄：长期大量饮酒者如果突然断酒，大约在 48 小时后会出现震颤谵妄，表现为意识模糊，分不清东西南北，不认识亲人，不知时间，有大量的知觉异常，如常见形象歪曲而恐怖的毒蛇猛兽、妖魔鬼怪，患者极不安宁、情绪激越、大喊大叫；另一个重要特征是全身肌肉粗大震颤，伴有发热、大汗淋漓、心跳加快，部分患者因高热、器官衰竭、感染而死亡。

癫痫样发作：多在停饮后 12 ~ 48 小时出现，多为大发作。

Q: 什么是韦尼克脑病？如何治疗？

韦尼克脑病是由慢性酒精中毒引起维生素 B_1 缺乏导致中枢神经系统损害的代谢性疾病。酒是高热量的，但不含维生素、矿物质和氨基酸等必需营养成分的饮料。长期大量饮酒时进食减少，可造成明显的营养缺乏。本病由 Carl wernicke 于 1881 年首先报道。当时描述的 3 例患者，急性起病，以精神障碍、眼肌麻痹和共济失调性步态为主要症状。3 例患者均以死亡为结局。病理解剖后发现为血管损害，主要累及了脑室和灰质。20 世纪后对本病有了广泛的认识，现在大多数文献认为韦尼克脑病大部分为慢性酒精中毒引起，约占慢性酒精中毒疾病的 3%。本病主要治疗药物是维生素 B_1，有明显效果，配合其他维生素类，加强营养。

Q: 酒精戒断综合征如何治疗？

患者应安静休息，保证睡眠，加强营养，给予维生素 B_1、维生素 B_6，有低血糖时可静脉注射葡萄糖。重症患者用短程镇静药控制症状，多使用苯二氮䓬类，常用地西泮，病情严重者可静脉给药。症状稳定后，可给予维持镇静的剂量。逐渐减量，1 周内停药。有癫痫史者可用苯妥英钠，有幻觉者可用氟哌啶醇。长期大量饮酒者，切不可在家盲目强制戒酒，一定要到专业医院规范戒酒。

Q: 如何预防急、慢性酒精中毒？

开展反对酗酒的宣传教育，从青少年抓起，全社会参与。实行酒类专卖制度，以低度酒代替高度酒。早期发现嗜酒者，早期戒酒，及时进行治疗及康复治疗。

▶▶▶ 第五章

地方常见
职业病：尘肺病

Q: 尘肺病是什么？

尘肺病是在职业活动或生活环境中长期吸入无机矿物质粉尘并在肺内潴留而引起的以肺组织弥漫性纤维化为主的疾病。一般来说，早期尘肺病患者多无明显症状和体征，肺功能也多无明显变化。随着病情的进展，逐渐出现以胸痛、呼吸困难为主并可伴有不同程度的咳嗽、咳痰、喘息等呼吸系统症状，目前仍没有药物或措施可以明确有效地延缓或阻断肺纤维化的进展。

Q: 尘肺病有哪些类型？

尘肺病可分为职业性尘肺病和非职业性尘肺病。职业性尘肺病是指在职业活动中长期吸入生产性矿物性粉尘并在肺内潴留而引起的以肺组织弥漫性纤维化为主的疾病。非职业性尘肺病主要是在农业生产、有机化学工业、医药等行业生产过程中产生的粉尘在肺内潴留而引起的以肺组织弥漫性纤维化为主的疾病。尘肺病是国家法定职业病。《职业病分类和目录》中规定了各种尘肺病共13种：矽肺、煤工尘肺、石墨尘肺、炭黑尘肺、石棉肺、滑石尘肺、水泥尘肺、云母尘肺、陶工尘肺、铝尘肺、电焊工尘肺、铸工尘肺，以及根据标准可以诊断的其他尘肺。

Q: 尘肺病发病率如何？

尘肺病病因明确，是完全可以预防和控制的疾病，但目前仍是我国危害最严重和最常见的职业病。自 2010 年以来每年报告尘肺病新发病例数均突破 2 万例。截至 2017 年，我国累计报告职业病病例 95 万余例，其中尘肺病 85 万余例，占比 89.8%，主要是矽肺和煤工尘肺。全球疾病负担（2015 年）公布的资料显示，我国 2015 年死亡的尘肺病例为 9538 例（95% 可信区间为

8430 ~ 11 013 例），矽肺病例为 6456 例（95% 可信区间为 5656 ~ 7533）。

Q: 如何预防尘肺病？

通过替换工作中的粉尘材料，来消除粉尘暴露，从而降低发生尘肺病的风险；通过工程控制（如封闭工作过程或排气罩），将暴露最小化；应用合理的劳动保护措施，施工时，使用防护系数高的呼吸器（如正压面罩或全面罩）等。

Q: 尘肺病高危因素有哪些？

尘肺病的高危人群主要是尘肺作业人员，即从事粉尘工作的执业人员，最常见的是采石工、坑道工和石料粉碎工、矿山坑道的工作者和电焊工，还有甘蔗、谷物的操作工。

Q: 尘肺病有什么症状？

尘肺病的病程和临床表现取决于患者在生产环境中所接触矿物粉尘的性质、浓度、接尘工龄、防护措施、个体特征，以及患者有无合并症等，不同类型的尘肺病是有差异的。二氧化硅粉尘（矽尘）致肺纤维化的能力最强，其所致矽肺也是尘肺病中病情最严重的。一般来说，早期尘肺病多无明显症状和体征，或有轻微症状，往往被患者忽视，肺功能也多无明显变化。随着病情的进展，尘肺病的症状逐渐出现并加重，主要是以呼吸系统为主的咳嗽、咳痰、胸痛、呼吸困难 4 大症状，以及喘息、咯血和全身症状。

Q: 矽肺是什么？

矽肺是尘肺病中最为严重的一种类型，由长期吸入含有游离二氧化硅的粉尘所引起。肺部有广泛的结节性纤维化，严重时影响肺功能，可丧失劳动能力。

Q: 石棉肺是什么？

石棉肺是由长期吸入大量石棉粉尘引起的尘肺病，其主要病变是肺部广泛的间质纤维化及胸膜增厚，肺功能受到明显影响，易并发肺部感染和肺癌，或胸膜间皮瘤。

Q: **煤工尘肺是什么?**

煤工尘肺是煤矿工人长期吸入生产环境中的粉尘（矽尘和煤尘）所引起的尘肺病。由于工人吸入煤尘和矽尘的时间和量各异，其病变程度和临床表现也不一致。煤工尘肺一旦发生，即使脱离接触粉尘，仍可缓慢进展。

Q: **尘肺病的病因是什么?**

尘肺病的病因明确，是在职业活动或生活环境中长期吸入无机矿物质粉尘引起的弥漫性结节状或网格状肺间质纤维化疾病。

Q: **尘肺病的诱发因素有哪些?**

不同类型尘肺病的发病与下列因素有关。

粉尘粒径：粒径在 10 ~ 15 μm 的粉尘，可以被上呼吸道阻挡，阻止进入到下呼吸道；粒径在 5 ~ 10 μm 的粉尘，可以直接进入肺脏的深部，达到末细支气管、肺泡道和肺泡，导致肺脏炎症反应；粒径 2.5 ~ 5 μm 的粉尘，甚至可以穿过气血屏障，进入血液循环。

粉尘浓度：空气中悬浮的粉尘浓度越大，其致病性越高，发病时间越短。

接触时间：劳动者接触粉尘时间越长，尘肺病发病概率越高。

慢性呼吸系统疾病：罹患慢性呼吸系统疾病者，呼吸道防御能力减弱，更容易患尘肺病。吸烟与粉尘暴露对于尘肺病具有协同作用。

个体易感性：尘肺病是遗传因素和环境因素相互作用的结果。

生产工艺与防尘措施：尘肺病是一类可预防的疾病，改进生产工艺、完善防尘措施，可以预防尘肺病的发生，或者使发病时间延长。

Q: **尘肺病有哪些伴随症状?**

尘肺病并发肺结核：可以出现低热、盗汗、乏力、咯血等结核中毒症状。

尘肺病并发慢性肺源性心脏病、慢性呼吸衰竭：可出现呼吸衰竭及肺源性心脏病的典型临床表现，如严重呼吸困难、呼吸频率增快、不能平卧、双下肢水肿等临床表现。

尘肺病合并肺部感染：可以出现发热、咳嗽、咳痰及喘息等肺炎表现。

尘肺病合并气胸：可以出现呼吸困难加重症状。

尘肺病合并慢性阻塞性肺疾病：可以出现慢性咳嗽、食欲下降、体重下降、外周肌肉萎缩和功能障碍，精神抑郁和焦虑症状。

尘肺病合并恶性肿瘤：可以出现乏力、消瘦及肿瘤压迫症状等。

Q: 诊断尘肺病需要哪些相关检查？

常规血液检查：一般无异常结果。合并感染时可出现血常规、红细胞沉降率、C 反应蛋白等指标异常。生化检查无特异性。

痰液病原学检查：当合并肺结核、肺炎、肺部真菌感染时，痰涂片、痰液培养及痰液核酸检查有提示意义。

肺功能检查：通过该检查，可明确肺功能的损害程度，包括轻度、中度、重度。

动脉血气分析：目前动脉血气分析与肺功能检查都是工伤劳动能力鉴定的必要项目。对评估疾病严重性、鉴别是否并发低氧血症具有价值。

影像检查：X 线检查是职业性尘肺病筛查的检查手段，也是诊断的依据。尘肺病患者还需要做胸部 CT 平扫或高分辨率 CT（HRCT），以协助诊断和鉴别诊断。

其他检查：根据病情，医生酌情采取检查方法，包括支气管镜检查、肺组织病理检查等。

Q: 尘肺病如何诊断？

国家职业卫生标准 GBZ70–2015《职业性尘肺病的诊断》规定：根据可靠的生产性矿物性粉尘接触史，以技术质量合格的 X 线高千伏或数字化摄影（DR）后前位 X 线胸片表现为主要依据，结合工作场所职业卫生学、尘肺流行病学调查资料和职业健康监护资料，参考临床表现和实验室检查，排除其他类似肺部疾病后，对照尘肺病诊断标准片，方可做出尘肺病的诊断。

Q: 尘肺病鉴别诊断的要点包括哪些？

本病与肺结核、肺癌、特发性肺纤维化、肺结节病、过敏性肺炎等疾病有相似之处，鉴别要点包括：①职业史，尘肺病必须有明确的矿物性粉尘接触史，没有粉尘接触史则不会患尘肺病；②尘肺病典型的 X 线胸片特征改变是出现圆形或不规则小阴影，随着病变的进展，小阴影可逐渐由少到多，密集度逐渐增高，继而可出现小阴影聚集或形成大阴影，小阴影聚集或大阴影一般发生在肺野的上部，典型者双侧可呈对称性改变；③尘肺病早期多无明确的临床表现，而其他需要鉴别的疾病多有特征性临床表现和病程；④诊断性治疗的结果不同，如肺结核经过一段时间治疗后，X 线胸片病变会好转吸收等。

Q: 尘肺病的治疗原则是什么？

尘肺病的治疗原则是加强全面的健康管理，积极开展临床综合治疗，包括氧疗、肺康复治疗、对症治疗、并发症 / 合并症治疗，达到减轻患者症状，提高生活质量和社会参与程度。评估患者病情，有利于制订出详细、科学的治疗方案。

Q: 尘肺病可以用哪些药物治疗？

由于个体差异大，用药不存在绝对的最好、最快、最有效，除常用非处方药外，应在医生指导下充分结合个人情况选择最合适的药物。

药物对症治疗：给予止咳、化痰、平喘药物治疗，改善症状。

Q: 治疗尘肺病可以用的平喘药物有哪些？

β_2 受体激动剂：主要通过刺激 β_2 肾上腺素受体，增加环腺苷酸（cAMP），使气道平滑肌放松，其分为短效 β_2 受体激动剂（SABA）、长效 β_2 受体激动剂（LABA）。该药不良反应较少，主要有肌肉震颤、窦性心动过速等。

茶碱类药物：具有相对弱的支气管扩张作用，同时有抗炎及免疫调节作用。因茶碱有效血药浓度与其发生毒副作用的浓度十分接近，因此有条件时，建议检测茶碱类药物血药浓度，指导临床调整剂量。

抗胆碱能药物：通过阻滞乙酰胆碱与位于呼吸道平滑肌、气道黏膜下腺体的胆碱能 M3 受体结合，发挥松弛支气管平滑肌、抑制腺体分泌的作用，其分为短效抗胆碱能药物（SAMA）、长效抗胆碱能药物（LAMA）。少数患者出现口干、咽部刺激感、恶心和咳嗽。青光眼和前列腺肥大患者慎用。

Q: 治疗尘肺病可以用的祛痰药物有哪些？

粉尘对气道的刺激可致慢性非特异性炎症，如并发呼吸道感染则痰量明显增多，大量痰液阻塞气道会引起气急甚至窒息，同时又容易滋生病原菌引起继发感染，故祛痰治疗是重要的对症治疗措施之一。祛痰药物种类很多，其中黏液溶解剂因祛痰效果好，不良反应少，在临床上使用广泛。

Q: 治疗尘肺病可以用的止咳药物有哪些？

镇咳药有中枢性和外周性两大类，前者通过直接抑制延髓咳嗽中枢而发挥作用，适用于干咳患者；后者通过抑制咳嗽反射感受器及效应器而发挥作用。

Q: 尘肺病并发症和合并症的治疗有哪些？

尘肺病合并呼吸系统感染（可能病原体包括分枝杆菌、其他细菌、病毒、真菌、不典型病原体等）、合并气胸、合并慢性阻塞性肺疾病、合并恶性肿瘤、并发呼吸衰竭、并发慢性肺源性心脏病等的治疗。

Q: 尘肺病抗纤维化治疗有效吗？

目前没有延缓尘肺病肺纤维化进展的药物，应积极探索和研发以延缓或阻断肺纤维化进展的药物。

Q: 全肺灌洗能治疗尘肺病吗？

没有证据证实全肺灌洗对尘肺病的有效性，全肺灌洗有一定的风险，且增加患者的医疗花费。全肺灌洗不是尘肺病规范的治疗方法。

Q: 尘肺病可以手术治疗吗？

目前终末期尘肺病患者数量在我国等待肺移植患者名单中占第四位。终末期尘肺病患者经肺移植前评估，接受单肺或双肺移植均可获益，5 年生存率为 77%。

Q: 尘肺病患者为什么容易合并呼吸系统感染？

①因为尘肺病患者肺里面的结构发生了改变，它会出现支气管的扭曲，所以不利于支气管的引流，导致病原菌吸入肺内后，排出困难；②尘肺病患者本身吸入这些粉尘带有一些病原菌附着，可能在吸入之后未及时排出，导致感染加重；③尘肺病患者长期的气喘、营养不良导致他的抵抗力下降，也是一个易感因素；④临床上长期、反复滥用抗生素和激素，加之治疗过程中常用侵袭性诊疗，常致复杂多菌群感染。相对于普通人群的呼吸系统感染而言，尘肺病并

发呼吸道感染的治疗难度加大。

Q: 尘肺病患者为什么容易合并气胸？

尘肺病肺组织纤维化部位通气功能下降，周边部位代偿性气肿，泡性气肿互相融合形成肺大泡，细支气管狭窄、扭曲，产生活瓣机制也是形成肺大泡的原因。肺脏脏层胸膜下的肺大泡破裂是发生气胸的主要原因，胸膜的纤维化及纤维化组织的牵拉和收缩，也可发生气胸。气胸发生往往有明显诱因，任何使肺内压急剧升高的原因都可导致发生气胸，如呼吸系统感染引起咳嗽、咳痰、气喘加重，过度用力憋气，如提取重物或用力大便等，引起通气阻力增加，肺内压升高导致肺大泡破裂发生气胸。意外的呛咳，如异物对咽部及上呼吸道的刺激等。根据发生气胸的原因不同，分为自发性气胸和创伤性气胸两种。

Q: 尘肺病的预后怎样？

尘肺病是一种慢性疾病，是一种可以预防和治疗的疾病，轻症患者可以不影响生存时间。患者的预后情况主要取决于尘肺病的类型、分期、肺功能情况、是否有合并症等。采取一些积极措施，比如及时脱离职业性粉尘作业、戒烟、积极进行健康管理监测、及时控制合并症，让患者改变生活方式，以及对尘肺患者进行健康宣教、提高尘肺患者对自身疾病的认知水平等，均有利于改善尘肺病患者的预后。

Q: 得了尘肺病进行康复治疗重要吗？

尘肺病康复治疗是与尘肺病临床医学治疗并重的一种系统治疗。

根据不同病情在患者个体化治疗中加入综合性肺康复方案，通过采取呼吸肌训练、心理干预、健康教育、合理营养等多学科综合干预措施，以期储备和改善呼吸功能，延缓病情进展，减少临床症状，减轻患者痛苦，增强患者抗病信心，最大限度地提高患者生活质量，实现带病延年的生存目标。

Q: 尘肺病的康复治疗包括哪些内容？

健康教育：教育患者认识尘肺病，提高治疗依从性；同时认识康复治疗的重要性，以及可获得的相关益处。

呼吸康复：主要包括呼吸控制训练、呼吸肌训练、胸廓放松训练、咳嗽训练、体位排痰法、力量耐力训练和有氧运动（全身呼吸体操）等。

心理康复：因患者存在焦虑、恐惧、孤独、寂寞、自卑等不良情况，可由心理治疗师专人辅导，临床医师亦应该具备开展心理康复的基本知识。

营养康复：全身营养支持、科学膳食。

肺保护策略：避免粉尘暴露，戒烟，预防感冒、呼吸道及肺部感染，冬春季及时注射流感疫苗及肺炎疫苗。

Q: 尘肺病患者如何进行康复训练？

尘肺病不会遗传，个体间不会造成传播，不能自愈。尘肺病虽然很难治愈，但可通过一些医学康复的方法延缓疾病进程，提高生活质量。

肺康复也称呼吸康复，是在对呼吸系统疾病患者病情进行全面评估的基础上，以维护、改善和提高肺功能为主要目标而进行的，包括医学的、社会的、家庭的、全方位的综合干预措施，主要内容包括对患者的社区管理和自我管理教育，不良生活习惯干预，生活环境的改善，社会心理干预和以呼吸保护和呼吸训练为主的康复治疗，旨在改善呼吸系统疾病患者的身体及心理状况，同时提高利于健康的长期行为依从性。肺康复是慢性呼吸道疾病管理的核心组成部分。尘肺病肺康复治疗是以慢性病健康管理的基本原则为指导，贯穿于尘肺病病程的全过程，是最有效的尘肺病患者健康管理对策。根据不同病情，在患者个体化治疗中加入综合性肺康复方案，通过健康管理、健康教育、心理干预和改变生活行为方式，采取运动训练、呼吸肌训练、合理营养等综合干预措施，以期储备和改善患者呼吸功能，延缓病情进展，减少临床症状，减轻患者痛苦，增强患者信心，最大限度地提高患者生活质量，实现带病延年的生存目标。

Q: 尘肺病患者日常生活中要注意些什么？

避免接触致病性粉尘；戒烟，同时避免二手烟吸入；避免感冒、肺部感染；冬春季及时注射流感疫苗及肺炎疫苗；科学膳食，增加优质高蛋白饮食如蛋类、奶类、瘦肉等的摄入，食物多样化；避免焦虑、恐惧等不良心理，有条件的可由心理治疗师专人辅导。

Q: 矽肺如何预防？

矽肺缺乏有效特异的治疗，其病理变化是不能逆转的。控制或减少矽肺发病，关键在于防尘。我国在防尘工作中总结出了一套较好的经验，可归纳为八个字：宣、革、水、密、风、护、管、查。"宣"是指进行宣传教育，认识粉尘对健康的危害，调动各方面的防治尘肺病的积极性。"革"是指进行生产工艺和设备的技术革新的改造，做到生产机械化、连续化、管道化、密封化、自动化，使操作工作与发尘设备尽可能隔离。"水"是指进行湿式作业，喷雾洒水，防止粉尘飞扬，这是一种容易做到的经济有效防尘降尘办法。如用水磨石英代替干磨，铸造业可在开箱前、清砂时浇水，保持场地潮湿等。"密"是指把生产性粉尘密闭起来，再用抽风的办法将粉尘抽走。"风"是指通风除尘，但通风系统内的含尘空气必须经过除尘降尘才能排放到大气中，以免造成环境污染。"护"指个人防护。作业工人应使用防护用品，戴防尘口罩或头盔，防止粉尘进入人体呼吸道。"管"是指加强防尘管理，建立和健全降尘防尘制度，及时更新和维修防尘设备。"查"是指定期对接触粉尘的职工进行体格检查，监测环境中粉尘的浓度和督促改进。凡有活动性肺内外结核，以及各种呼吸道疾病患者，都不宜参加矽尘工作。如发现有疑似矽肺，应重点密切观察和定期复查；如确诊矽肺，应立即调离矽尘作业，根据劳动能力鉴定，安排适当工作，并做综合治疗。有矽尘的厂矿要做好预防结核工作，以降低矽肺合并结核的发生。

参考文献

[1] 陈灏珠，林果为，王吉耀.实用内科学.14版.北京：人民卫生出版社，2013.

[2] 贾建平，陈生弟.神经病学.北京：人民卫生出版社，2019.

[3] 王维治.神经病学.北京：人民卫生出版社，2008：1395-1426.

[4] 王拥军.神经内科学高级教程.北京：人民军医出版社，2016.

[5] 林果为，王吉耀，葛均波.实用内科学.15版.北京：人民卫生出版社，2017.

[6] 田金洲，解恒革，王鲁宁.中国阿尔茨海默病痴呆诊疗指南.中华老年医学杂志，2021，40（3）：269-283.

[7] 肖健，胡军生，高云鹏.老年心理学.北京：北京大学出版社.2013.

[8] 孟祥军.对心脑血管疾病康复期患者使用中医疗法进行治疗的效果研究.双足与保健，2017（12）：2.

[9] 范学顺，张玉波.肛肠疾病防治100讲.北京：化学工业出版社，2017.

[10] 陈孝平，汪建平.外科学.北京：人民卫生出版社，2013.

[11] 王昆，王杰军.难治性癌痛诊断与治疗.北京：人民卫生出版社，2018.

[12] 钟南山，王辰.呼吸内科学.北京：人民卫生出版社，2008：131-132.

[13] 北京医学奖励基金会肺癌青年专家委员会，中国胸外科联盟.肺癌骨转移诊疗专家共识（2019版）.中国肺癌杂志，2019，22（4）：7-27.

[14] 中国恶性胸腔积液诊断与治疗专家共识组.恶性胸腔积液诊断和治疗专家共识.中华内科杂志，2014，53（3）：252-256.

[15] 段如麟，陈解民.妇产科症状鉴别诊断学.北京：人民军医出版社，1995.

[16] 连利娟.林巧稚妇科肿瘤学.2版.北京：人民卫生出版社，1996.

[17] 谢幸，孔兆华，段涛.妇产科学.9版.北京：人民卫生出版社，2018.

[18] 赵雁林，陈明亭.中国结核病防治工作技术指南.北京：人民出版社，2021.

[19] 中国防痨协会骨关节结核专业分会，中国华北骨结核联盟，中国西部骨结核联盟.布鲁氏菌性脊柱炎诊断及治疗专家共识.中国防痨杂志，2022（6）：531-538.

[20] 首都医科大学附属北京胸科医院，北京市结核病胸部肿瘤研究所，中国防痨协会《中国防痨杂志》编辑委员会.耐药肺结核全口服化学治疗方案中国专家共识（2021年

版）. 中国防痨杂志，2021，43（9）：859-866.

［21］中华医学会感染病学分会，中华医学会肝病学分会. 慢性乙型肝炎防治指南（2019 年版）. 临床肝胆病杂志，2019，35（12）：2648-2669.

［22］李兰娟，任红. 传染病学.9 版. 北京：人民卫生出版社，2018.

［23］杨甲.2020 年欧洲肝病学会推荐意见：丙型肝炎的治疗. 临床肝胆病杂志，2020，36（12）：2681-2687.

［24］中华医学会肝病学分会，中华医学会感染病学分会. 丙型肝炎防治指南（2019 年版）. 中华传染病杂志，2020，38（1）：9-28.

［25］中华医学会感染学分会艾滋病丙型肝炎学组，中国疾病预防控制中心. 中国艾滋病诊疗指南（2021 年版）. 中华传染病杂志，2021，39（12）：715-735.

［26］中华人民共和国卫生部. 布鲁氏菌病诊疗指南（试行）. 传染病信息，2012，25（6）：323-324，359.

［27］中华人民共和国国家卫生健康委员会. 职业性尘肺病的诊断.（2023-5-24）[2023-07-15].
http://www.nhc.gov.cn/wjw/pyl/202305/a96e9f48238d45f29443d73a1b0c5a07.shtml.

［28］李德鸿. 不要把尘肺病防治引入歧途. 环境与职业医学，2018，35（4）：283-285.